CHIRURGIE IN EINZELDARSTELLUNGEN
BAND 40

P. ROSTOCK / TETANUS

TETANUS

VON

PROF. DR. PAUL ROSTOCK

CHEFARZT DES WAGNER-KRANKENHAUSES BAYREUTH

Mit 18 Abbildungen

1950

WALTER DE GRUYTER & CO.

vorm. G. J. Göschen'sche Verlagshandlung, J. Guttentag, Verlagsbuchhandlung
Georg Reimer, Karl J. Trübner, Veit & Comp.

BERLIN W 35

vorm. G. J. Göschen'sche Verlagshandlung, J. Guttentag, Verlagsbuchhandlung,
Georg Reimer, Karl J. Trübner, Veit & Comp.
Berlin W 35

Archiv-Nr. 51 52 50/40, Printed in Germany
Druck: Thormann & Goetsch, Berlin SW 61

Inhalt

I. Kurzer Abriß der Geschichte des Tetanus

Die älteste Beschreibung des Tetanus ist 4500 Jahre alt und ist enthalten im Papyrus Smith, der zur Zeit des Baues der Cheopspyramide in Ägypten verfaßt wurde. Die damaligen Ärzte beschrieben die Kieferklemme mit den Worten: „Der Strang seines Unterkiefers ist zusammengezogen, das bedeutet ein Steifwerden der Bänder am Ende seines Kieferastes, welche an seinem Schläfenbein — das ist das Ende seines Unterkiefers — befestigt sind, indem ihm Hin- und Herbewegung aufgehoben ist, so daß es ihm nicht leicht wird, den Mund zu öffnen wegen des Schmerzes." Der Risus Sardonicus wird mit folgenden Worten beschrieben: „Sein Mund ist fest geschlossen, seine beiden Augenbrauen sind hochgezogen, während sein Gesicht ist, als ob er weinte." Die alten ägyptischen Ärzte kannten durchaus den Verlauf der Kieferklemme und schrieben vor, daß dem Kranken rechtzeitig ein Holzkeil zwischen die Zähne zu stecken sei, um die Ernährung zu gewährleisten. Auch für diese werden Vorschriften gegeben, wie überhaupt die Ernährungsbehandlung der verschiedensten Krankheiten bei den Ägyptern auf beachtlicher Höhe stand.

Aus den Schriften des Hippokrates geht hervor, daß der Tetanus den Ärzten des Altertums sehr wohl bekannt war, wenngleich über seine Ursachen nur, wie wir heute wissen, nichtzutreffende Vermutungen bestanden. Die Beobachtung und Beschreibung des Krankheitsverlaufs selbst war aber gut. So war schon bekannt der verschiedene Verlauf nach Kriegsverletzungen und aus anderen Ursachen. Ersterer galt als absolut tödlich, letzterer nicht unbedingt. Die Kombination des Wundstarrkrampfs mit brandigen und fauligen Wunden war ebenfalls bekannt. Man unterschied (nach Aretaeus) drei verschiedene Formen, je nachdem ein

Opisthotonus (Krampf der Rumpf-Streck-Muskulatur),
Emprosthotonus (Krampf der Rumpf-Beuge-Muskulatur),
Tetanus (Krampf der gesamten Körper-Muskulatur)

bestand. Bekannt war auch schon, daß ein Teil der Kranken an einem Krampf der Atemmuskulatur und damit an einer Erstickung zu Grunde gehen kann. Ergreifende Worte findet Aretaeus dafür, daß der Arzt machtlos am Krankenbett steht und „der Wunsch, der früher den Anwesenden unerlaubt, wird jetzt ein guter, der Leidende möge aus dem Leben scheiden, um mit dem Leben sowohl von der Drangsal als von dem entsetzlichen Leiden befreit zu werden."

Die vorstehende Unterteilung des Krankheitsbildes blieb bis in das 16. Jahrhundert bestehen, obwohl damals die Ärzte nicht mehr den Tetanus von Krämpfen anderer Art abtrennten. Dazu kam zu dieser Zeit eine vierte Form, der „Pleurothotonus" (Boeneken), bei dem die Muskulatur einer Körperhälfte befallen war, so daß eine reine Rückwärtskrümmung des Rumpfes zustande kommt. De Halte fand 1741 folgende Worte: „Opstipo capite laborans per intervalla in laevum latus sic incurvatur, ut Romanum litteram referat.“ Später wurden dann erneut (FUCHS, Professor der Medizin in Tübingen) zur Zeit der Reformation die Krämpfe des Tetanus von denen der Epilepsie abgetrennt.

Zur Zeit Napoleons I. haben seine Chefchirurgen LARREY und DAZILLE dem Institut de France „Mêmoire sur le tetanus traumatique“ eingereicht, welche auf die Beobachtungen im ägyptischen Feldzug zurückgingen. Sie unterschieden:

1. Den Trismus Krampf der Kau- und Schluckmuskulatur),
2. den Tetanus (Krampf des Gesamtkörpers mit Mittelstellung des Rumpfes),
3. den Emprosthotonus (Krampf mit Vornüberbeugung des Rumpfes),
4. den Opisthotonus (Krampf mit Rückwärtsbeugung des Rumpfes).

Form 3 soll nach LARREY häufiger gewesen sein als Form 4, während später zeitweise die gegenteilige Auffassung vorherrschte. LARREY beschrieb 42 Tetanusfälle mit 7 Heilungen. Es erscheint aber nicht ganz sicher, ob es sich bei allen geheilten Fällen tatsächlich um einen Tetanus in unserem Sinne gehandelt hat. Diesen Einwand muß man überhaupt bei dem älteren Schrifttum häufiger machen. Die Unklarheit über die Ätiologie mußten frühere Fehldiagnosen im heutigen Sinne geradezu begünstigen.

Den Namen Tetanus prägte 1852 CORVISAT, 1884 bewiesen CARLE und RATTONE, daß Tetanus mit Wundsekret übertragbar ist. 1884 zeigte der Göttinger Student NICOLAIER in seiner Doktorschrift unter der Leitung FLUEGGES, daß man Tetanus mit Erde künstlich erzeugen kann. Mit 18 Erdproben gelang dies 12 mal. Er sah im Wundsekret der Tiere die Tetanusbazillen mit Köpfchensporen.

Um die Wende vom 18. zum 19. Jahrhundert setzte sich aber die Anschauung durch, daß der Tetanus eine Nervenerkrankung sei. Bei seiner Entwicklung aus einer Wunde erklärte man sich das Zustandekommen so, daß eine direkte Reizung größerer Nervenstämme in der Wunde, besonders wenn sie faulig gewesen war, die Ursache sei. Und wenn einmal ein Tetanus sich an eine nicht eiternde Wunde anschloß, so wurde eine Nervenverletzung in derselben angegeben. Typisch hierfür ist ein klassisch gewordener, von DUPUYTREN beobachteter Fall, bei dem sich der Starrkrampf als Folge einer schwer vernarbten Wunde ausgebildet hatte. In ihr wurde ein Stück Peitschenschnur am Nervus ulnaris gefunden. Das regte französische Chirurgen dazu an zu versuchen, durch starke mechanische Reizung periferer Nervenstämme einen Tetanus zu erzeugen. Sie mußten naturgemäß negativ enden.

Zur Erklärung der Tetanusfälle, bei denen keine Verwundung vorausgegangen war, half man sich mit der Annahme allgemeiner Schädigungen des Nervensystems, z. B. der Erkältung. Hieraus entwickelte sich der Begriff des „Tetanus rheumaticus“. Sehr lange auch noch nach der Entdeckung des Wundstarrkrampfes hat sich der Gedanke an die Erkältung als zum mindesten mitbegünstigende Ursache für die Entstehung des Wundstarrkrampfes gehalten. (Vergleiche den Deutschen Marine-Sanitätsbericht über den ersten Weltkrieg.) Ganz so abwegig, wie man auf der Höhe der bakteriologischen Aera immer annahm, war oft dieser Gedanke gar nicht.

Die Annahme eines rheumatischen Tetanus führte zu der Auffassung, daß klinische Einwirkungen einen Einfluß hätten. Der französische Militärarzt DAZILLE berichtet um die Mitte des 18. Jahrhunderts über seine Forschungen mit dem Wundstarrkrampf in den französischen Kolonien in Amerika. Nach seiner Auffassung disponierten „niedrige, feuchte, frische“ Länder zum Ausbruch des Tetanus, aber auch heiße Gegenden mit schwülen, warmen Nächten, welche das Schwitzen verhinderten. Von anderer Seite wurde die salzige Seeluft (von Cayenne) als ätiologischer Faktor angeschuldigt.

Wir wissen, daß die Krankheitshäufigkeit in den einzelnen Ländern durchaus verschieden ist. Ob bakteriologische Eigentümlichkeiten allein zur Erklärung dieser Tatsache ausreichen, möge dahingestellt bleiben. Auch allerhand seelische Störungen, heftige Gemütsbewegungen, psychische Depressionen sollten geeignet sein, einen Tetanus „idiopathicus“ zu erzeugen.

Zu Beginn des 19. Jahrhunderts konzentrierten sich die Versuche zur Erklärung dieser rätselhaften und unheimlichen Erkrankung auf genaueste pathologisch-anatomische Untersuchungen des Rückenmarks und der peripheren Nerven. Romberg stellte die These auf, daß der Tetanus zusammen mit der Hysterie und Hydrophobie (Lyssa) den „Reflexneurosen“ zuzurechnen sei. Veranlaßt wurde er zu der Anschauung durch die Überbewertung des Symptoms der erhöhten Reflexerregbarkeit in allen, besonders auch den Anfangsstadien der Erkrankung. Das Gewicht der Bedeutung von Romberg hat längere Zeit die Forschung über die Ätiologie des Wundstarrkrampfes in eine Sackgasse geführt. Dann entwickelte sich (etwa um 1870 herum) die Auffassung, daß der Wundstarrkrampf wie auch die anderen Wundkrankheiten eine „Gärungskrankheit (Zymose)“ sei. Man glaubte, daß sich in der Wunde und dem von ihr befallenen Gesamtorganismus chemische Stoffwechselvorgänge ähnlich der Gärung abspielten, und man suchte nach den Produkten dieses Vorgangs. Nicht klar war man sich darüber, welches „Miasma“ den Prozeß auslöste und unterhielt. Als seine Herkunftsart nahm man Luft, Wasser, Erde an, ohne ihn in seiner Natur näher präzisieren zu können. Auch zahlreiche andere Erkrankungen (zum Beispiel die Malaria) sollten „miasmatische Erkrankungen“ sein. Intuitiv wurde noch vor der Aera der Bakteriologie die wirkliche Ursache des Tetanus (und ebenso auch der Malaria) vorausgeahnt. Die führenden Chirurgen der Zeit, z. B. Billroth, Rosé, Spencer-Wells, bekannten sich zur miasmatischen Ätiologie. Und Billroth ahnte das Tetanustoxin voraus, wenn er einen im Körper des Tetanuskranken vorhandenen (strychninähnlichen) Stoff annahm, welcher die Krämpfe hervorzurufen in der Lage war.

Man suchte nach diesem Stoff. In Tierexperimenten übertrugen Arloing und Trippier Blut und Eiter von tetanuskranken Menschen auf Hunde und Kaninchen, konnten aber auf diese Weise die Krankheit oder ihre Symptome nicht erzeugen. Dies gelang erstmalig 1884 Carle und Rettone. Sie übertrugen eine Aufschwemmung des Gewebes, von dem ein Tetanus ausgegangen war, durch intraneurale und intramuskuläre Injektionen auf 12 Kaninchen, von denen 11 an einem Tetanus erkrankten. Auch die Übertragung des Wundstarrkrampfes von Tier auf Tier gelang ihnen. Die Internisten Strümpell und Griesinger vertraten die Anschauung der infektiösen Ätiologie, die nicht wesensverschieden der miasmatischen betrachtet werden kann.

Der richtige Umschwung in der Auffassung in der Ätiologie des Wundstarrkrampfes wurde durch die Untersuchungen von Nicolaier am hygienischen Institut Göttingen herbeigeführt. Er konnte durch Verimpfung von Erde auf Kaninchen, Meerschweinchen und Mäuse bei ihnen (jedoch nicht bei Hunden) einen typischen Wundstarrkrampf erzeugen. Gleichzeitig konnte er nachweisen, daß bei Mensch und Tier der Tetanus durch ein stäbchenartiges Bakterium mit endständiger Spore erzeugt wurde, das er in Wundeiter fand. Es gelang ihm die Fortzüchtung auf erstarrtem Hammelblutserum aber nur in Mischkultur. Damit muß man NICOLAIER das Verdienst zusprechen, als erster erkannt und bewiesen zu haben, daß ein Bakterium der Erreger des Wundstarrkrampfes sei. ROSENBACH bestätigte drei Jahre später diese Befunde. Die Reinkultur gelang nach vier Jahren (1890) KITASATO am Kochschen Institut mit den Methoden der Anaerobierzüchtung. Damit war die Ätiologie der Erkrankung geklärt, obwohl noch so manche Versuche, die in den folgenden Kapiteln geschildert werden sollen, angestellt wurden.

Der nächste theoretische und praktische Fortschritt wurde von v. BEHRING und seinen Mitarbeitern (1890) erzielt, indem sie zunächst in der Bazillenkultur das Toxin nachweisen, und im weiteren Verfolg durch Injektion dieses Giftes bei Versuchstieren das spezifische Antitoxin erzeugen konnten. Dies war wiederum der Ausgang zur schrittweisen Immunisierung der Tiere und Erzeugung eines antitoxischen Serums, von dem später eingehend zu sprechen sein wird. Alle weiteren Fortschritte, die erzielt wurden, werden Gegenstand der Ausführung dieses Buches sein.

Eine bis in das 18. Jahrhundert zurückreichende Schilderung der Bedeutung des Tetanus im Kriege stammt von LATTEN, welcher interessante Zahlen veröffentlicht.

II. Morphologie und Biologie des Tetanusbazillus

1. Der Tetanusbazillus

Der (1885 von NICOLAIER entdeckte und 1889 von KITASATO gezüchtete) Tetanusbazillus ist ein bewegliches 2—4 μ langes und 0,3—0,5 μ schlankes Stäbchen, welches unter differenten Kulturbedingungen und zu verschiedenen Zeiten ein anderes Aussehen haben kann. Manchmal kann man eine ganz leichte Krümmung des Bakterienleibes erkennen. In älteren Kulturen zeigen die Bakterien Neigung zur Bildung von Fäden und von Sporen. Ist diese Dauerform gebildet, dann löst sich der Bakterienleib teilweise oder ganz auf, so daß in 10—14 Tagen alten Kulturen fast nur noch Sporen enthalten sind.

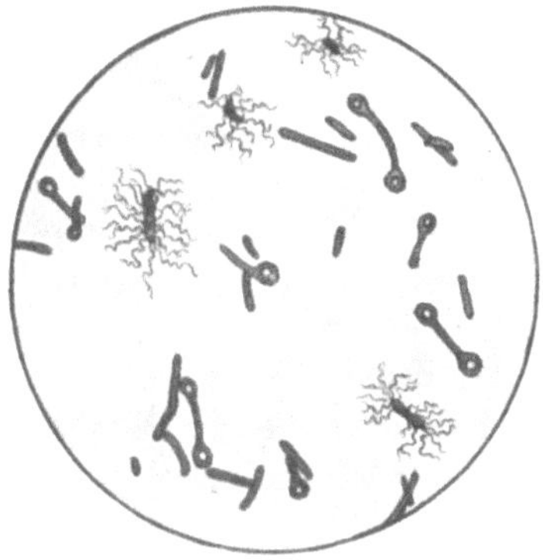

Abb. 1. Tetanusbazillen in verschiedenen Wuchsformen

Die Beweglichkeit des Tetanusbazillus ist nur in sauerstoffreiem Medium (junge, 12—16 Stunden alte Kulturen unter Wasserstoffatmosphäre) und auf dem heizbaren Objekttisch zu erkennen. Sie wird bewirkt durch reichlich Geißeln, die auf 30 (KAUTHAK und CONNEL) oder 50—100 (VOTTELER) geschätzt werden. Auch an Bakterien mit Sporen sind die Geißeln noch vorhanden und können eine Ortsveränderung hervorrufen. Dabei kann sich die Spore sowohl am Kopfende wie auch am Schwanzende entwickelt haben. Mit Zunahme des Sauerstoffgehalts im Kulturmedium geht die eigene Beweglichkeit der Bakterien sehr schnell verloren.

Die Färbung des Tetanusbazillus gelingt relativ leicht mit den gewöhnlichen Anilinfarben, am besten im verdünnten Methylenblau bei 10—15 Minuten Färbedauer. In alten Kulturen ist die Farbintensität der Sporen sehr groß, während der Bakterienteil mitunter nur als schmaler Schatten zu erkennen ist. Die selektive färberische Darstellung der Sporen gelingt durch die ZIEHLsche Lösung mit anschließender Entfärbung in 25 % Schwefelsäure. Für die Geißelfärbung eignen sich am besten die Methoden von LÖFFLER oder ZETTNOW. Die Färbbarkeit des Tetanusbazillus nach Gram ist verschieden. Frisch dem Gewebe entnommene Bazillen und solche aus ganz jungen Kulturen sind grampositiv, während in alten Kulturen die gramnegativen Tetanusbakterien deutlich überwiegen.

Die **Tetanussporen** sind rundliche, ring- oder knopfförmige Gebilde von 1—1,5 μ Durchmesser, welche dem Bazillus endständig aufsitzen. Jeder Bazillus besitzt nur eine Spore. Mitunter sieht man lange Stäbchen, an deren beiden Enden eine Spore sitzt, sogenannte „Hantelform". Sie kommt dadurch zustande, daß zwei Bakterien mit ihrem sporenfreien Ende dicht aneinander liegen. Dies kommt nur in Kulturen vor. Die Sporen verleihen den Bakterien eine typische Form, die als Stecknadel-, Trommelschlägel- oder Tennisschläger-Form bezeichnet wird. Die beiden letzten Worte treffen nicht das Charakteristikum, denn es fehlt dem sporentragenden Tetanusbazillus sowohl die Verdickung des Handgriffs des Trommelschlägels gegenüber dem Kopf (eher müßte man Paukenschlägel sagen) als auch die langsame Zunahme des Sporendurchmessers gegenüber dem Bakterium, wie es für den Tennisschläger charakteristisch ist.

Nach Ausbildung der Sporen gelangt das Bakterium zur Auflösung. Auf diese Weise entstehen die sogenannten „Bürstenformen" oder „Büschelformen" der Bakterien in den Kulturen.

Die Wuchsform des Tetanusbazillus ist gegen Austrocknung, Erwärmung und die üblichen Desinfektionsmittel nicht besonders resistent, wohl aber sind es die Dauerformen der Sporen. Lange Zeit sind sie Testobjekt bei der Prüfung der verschiedensten physikalischen und chemischen Desinfektionsmethoden gewesen und eignen sich auch heute noch recht gut zu diesen Zwecken.

Temperaturen von 60—70 Grad schädigen die Sporen überhaupt nicht. Erst bei 90 Grad und einer Einwirkungsdauer von über einer Stunde werden sie abgetötet, bei trockener Hitze von 120 Grad in 20—30 Minuten. Strömender Wasserdampf von 100 Grad tötet sie nach 5—10 Minuten ab, Sublimat 1 : 1000 in 3 Stunden, 5 % Karbolsäure in 15 Stunden, direkte Sonnenbestrahlung im Sommer innerhalb von 6 Tagen. Diese Zahlen dürfen nicht absolut genommen werden, denn alle derartigen Untersuchungen unter anscheinend genau denselben Bedingungen haben doch erstaunlich differente Ergebnisse gezeitigt.

Sicher ist aber auf jeden Fall, daß die Tetanussporen eine beachtliche Resistenz besitzen und jahre- und jahrzehntelang ansteckungsfähig bleiben können. Dies ist für die Pathologie von erheblicher Bedeutung. Vielleicht ist auch die Art und Weise, wie die Sporen gewachsen waren (Zusammensetzung des Nährbodens), von Einfluß auf die Resistenz ihrer Sporen (SESSLER).

Im Brutschrank tritt in künstlichen Kulturen die Sporenbildung schon nach 24—30 Stunden ein, bei Zimmertemperatur sehr viel später und im Eisschrank nur sehr langsam. Je älter die Kulturen werden, desto mehr Sporen und desto weniger Wuchsformen enthalten sie. Besonders intensiv ist die Sporenbildung in Kulturen, denen Serum oder Organbrei zugesetzt ist. Auch Zuckerfreiheit der Kulturen verstärkt die Sporenbildung. In Gelatinekulturen setzt die Sporenbildung erst nach 8—10 Tagen ein. Durch Zusatz von Glyzerin und Zucker konnte v. HIBLER die Gestalt der Sporen verändern, die mehr elliptisch wurden.

2. Kulturmethoden des Tetanusbazillus

Der Tetanusbazillus ist in seiner Wuchsform ein obligater Anaerobier. Das alte Verfahren KITASATOS zur Gewinnung einer Reinkultur bestand darin, daß Mischkulturen auf Schrägagar für 1 Stunde im Wasserbad auf 80 Grad erhitzt wurden und dadurch die Begleitbakterien mit ihren Sporen abgetötet wurden. Die nicht geschädigten Tetanussporen wurden auf Gelatine unter Wasserstoff weiter gezüchtet. Nach einer Woche konnten sie auf Hochschichtagar weiter verimpft werden. Wenn in den Ausgangskulturen auch andere Anaerobier enthalten waren, dann gelangte man zu keiner Reinkultur, da auch ihre Sporen durch das Erhitzen nicht zugrunde gingen. Durch eine Verlängerung der Erhitzung kann man die Sporen von Rauschbrand und malignem Ödem ausschalten. Man kann auch so vorgehen, daß man die Bouillonröhrchen mit dem unreinen Ausgangsmaterial zunächst zwei Tage unter Sauerstoffabschluß bebrütet und dann erst Kulturen zur Isolierung der einzelnen Kolonien anlegt.

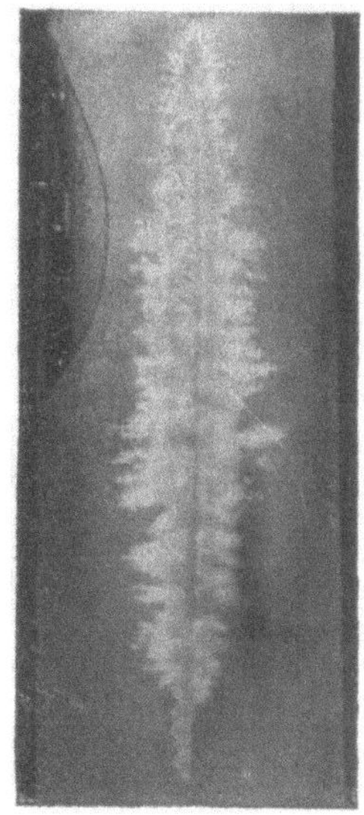

Abb. 2. Tetanus-Gelatine-Stichkultur

Ein für ein klinisches Laboratorium geeignetes Verfahren der Erlangung einer Tetanus-Reinkultur ist in der Hochschichtagar-Schüttelkultur gegeben. Drei Hochschichtagarröhrchen werden sauerstoffrei durch Erhitzen auf 100 Grad und rasches Abkühlen in Eiswasser auf 45 Grad gebracht. Das Untersuchungsmaterial wird dann mit einer Platinöse in ein flüssiges Bouillonröhrchen eingebracht und zwar so, daß dieselbe Öse hintereinander in die drei Röhrchen eingetaucht wird. Alle Röhrchen werden kräftig durchgeschüttelt und ausgerollt. Der Agar erstarrt. Im dritten Röhrchen der stärksten Verdünnung lassen sich die Tetanusbazillen als feine, wolkige, grauweiße Trübungen mit einem dunkleren, rundlichen Kern in der Mitte der Kolonie erkennen.

So kann man, wenn auch nicht absolut sicher, zu einer Reinkultur kommen.

Zur **Züchtung im flüssigen Nährboden** eignet sich am besten die TAROZZI-Bouillon. In jedes Röhrchen einer frisch aufgekochten Bouillon wird je ein haselnußgroßes, frisch aus einem Versuchstier unter aseptischen Bedingungen entnommenes Stück Leber, Niere, Milz oder Hirn getan. Man kann auch Bouillon und Agarstückchen zusammen sterilisieren. Beim Bebrüten unter Sauerstoffabschluß kann man in der Kultur oft schon nach 24 Stunden Tetanusbazillen und auch ihre Toxine auffinden.

Zum Nachweis von Tetanusbazillen in Probeexzisionen aus Gewebe ist das Verfahren ganz besonders geeignet. Man muß aber aus der Kulturflüssigkeit und dem Luftraum über ihr den Sauerstoff (am besten durch Wasserstoff aus einem KIPPschen-Apparat) verdrängen.

In Gelatinekulturen (Bebrütungstemperatur 20 Grad) sind die Tetanusbazillen erst ab dritten Tag sichtbar. In den Gelatinestichkulturen wächst der Tetanusbazillus erst 2 cm von der Oberfläche entfernt. Senkrecht zum Stichkanal gehen unendlich viele kleine Fortsätze ab. Mitunter, aber nicht immer drängen kleine Gasblasen die Gelatine auseinander. Nach 10—14 Tagen wird sie verflüssigt. Auf der Gelatineplatte bilden die Tetanusbazillen eine kompakte Kolonie, von der aus dünne, feine Fäden in die Peripherie ausstrahlen. Die Form ähnelt denen der Agarkolonie, nur sind sie auf der Gelatine deutlich größer als auf dem Agar. Ihre Wachstumneigung ist gering. Dies ermöglicht eine Differentialdiagnose gegenüber anderen Anaerobiern.

Sehr wesentlich für alle Kulturverfahren ist die Sauerstoffreiheit der Züchtungsatmosphäre. Man kann sie durch Wasserstoffeinleitung oder auch durch Verwendung alkalisierter Pyrogallussäure erreichen, und zwar sowohl in der Bouillonkultur (Buchner) als auch auf der hängenden Agarplatte (Lentz).

Die Trennung des Tetanusbazillus von anderen Anärobiern ist dadurch möglich, daß man auf verschiedenem Wege (Anwendung von erstarrtem Kaninchenblut oder Milch als Zwischennährboden) die letzteren zum Auskeimen bringt, nicht aber die Tetanussporen, dann die Kulturen erhitzt und abtötet, so daß die resistenten Tetanussporen übrigbleiben und sie nun auf ihnen zusagendem Nährboden gezüchtet werden können (v. Hibler).

Der Nährboden soll neutral oder ganz schwach alkalisch sein. Sowohl Wachstum als auch Giftproduktion werden durch Änderung der pH wesentlich beeinflußt. Das Optimum liegt bei pH = 7,0—7,6. Leidliche Wachstumsmöglichkeiten bestehen noch bei pH = 5,0—8,5. Unter einer pH = 5 wird das Toxin schnell zerstört. Dernby und Allander haben geraten, die Kulturflüssigkeit mit einer pH = 8 anzusetzen und in den nächsten Tagen darauf zu achten, daß sie nicht unter 6,8 sinkt, gegebenenfalls durch Alkalizusatz wieder zu neutralisieren.

Durch längeres Fortzüchten des Tetanusbazillus auf künstlichem Nährboden verlieren die Bakterien immer mehr an Empfindlichkeit gegen Sauerstoff. Man hat sogar vollkommen aerob wachsende Tetanusbazillenstämme züchten können. (Cbrbonne und Perrero.)

In neuerer Zeit ist die Einwirkung von Vitaminen (vorwiegend B 1 und C) auf das Wachstum des Tetanusbazillus untersucht worden. Giuffré studierte die Wirkung des Zusatzes von reinem Vitamin B 1 in abgestuften Mengen zu einfacher oder 1,5 % Traubenzuckerbouillon von einer pH = 7,2 im Vergleich zur Tàrozzi-Leber-Bouillon. Er fand, daß die aerobe Kultur in den erstgenannten Nährböden bei B 1-Zusatz gelingt und daß dann die Giftbildung die gleiche ist wie bei der Tàrozzi-Bouillon. Ellenyi und Kenessey zeigten, daß bei symbiotischer Züchtung mit einer Reihe anderer Bakterien das Vitamin C nicht der wirksame Stoff ist, welcher das aerobe Wachstum ermöglicht.

3. Methoden zur Untersuchung von verdächtigem Material

Die bakteriologische Untersuchung wird zur Stellung der Diagnose, ob ein Tetanus vorliegt, nicht benötigt, denn das Vorhandensein von Tetanusbakterien in einem Wundsekret ist noch keineswegs gleichbedeutend damit, daß der betreffende Mensch tetanuskrank ist. Andererseits wird es bei vorhandenem Wundstarrkrampf keineswegs immer gelingen, die Erreger in einem Körpergewebe sicher nachzuweisen.

Und doch wird man mitunter Wundsekrete und Gewebstücke auf das Vorhandensein von Tetanusbazillen untersuchen wollen. Dazu kann man die schon kurz geschilderten Verfahren mit den ausgerollten drei Hochschichtagarröhrchen oder der anaeroben Bouillon resp. Gelatinekultur oder die TAROZZI-Bouillon benützen. In 2 bis 3 Tagen kann man gegebenenfalls das typische Wachstum beobachten. Falls man die Einrichtung zur Anaerobenzüchtung in Wasserstoffatmosphäre oder über Pyrogallussäure nicht besitzt, kann an sich so helfen, daß man zur Beimpfung soeben erhitzte und sehr rasch (in Eiswasser) erstarrte Agarröhrchen verwendet, die zum Luftabschluß an sich mit sterilem Öl oder Paraffin überschichtet werden.

Wenn, wie es oft der Fall ist, sich in dem Untersuchungsmaterial reichlich gewöhnliche Eitererreger finden, dann kann man die Tetanusbazillen auch in einer gewöhnlichen Bouillonkultur unter aeroben Bedingungen züchten, weil die Eitererreger den in der Bouillon enthaltenen Sauerstoff für sich verbrauchen. Auch die TAROZZI-Bouillonröhrchen benötigen keinen sicheren Sauerstoffabschluß. Paraffinüberschichtung ist aber ratsam. Sie eignen sich am besten zur Untersuchung der aus Wunden entfernten Fremdkörper (Holzsplitter, Geschossteile, Kleiderfetzen usw.). Zur Reinzüchtung aus einer Mischflora kann man das Material auf 60 Grad erwärmen. Dadurch werden die meisten Bakterien getötet, die Tetanussporen bleiben aber erhalten. (MESECK).

Die Bouillonkultur, in der Tetanusbazillen wachsen, wird diffus getrübt. Ältere Kulturen klären sich wieder unter Bildung eines bräunlichen Bodensatzes. Besonders in der TAROZZI-Bouillon entwickeln sie Gas, das sich als Schaum unter der Ölschicht ansammelt. Gleichzeitig wird ein charakteristischer, faulig süßlicher Geruch bemerkbar, der für Kenner mit gut ausgebildetem Geruchsunterscheidungsvermögen als diagnostisches Zeichen benutzt werden kann. Die chemische Untersuchung dieses Gases ergab, daß es aus Kohlenwasserstoffen und Kohlendioxyd besteht. Die chemische Untersuchung ist als diagnostisches Zeichen nicht verwendbar. Der Zusatz von Lackmus und ameisensaurem Natron (in 0,3 %) zur Bouillon ergibt einen guten Nährboden. v. HIBLER hat einen Nährboden aus sterilisiertem Hirnbrei angegeben, welcher unter Bildung von Schwefeleisen durch das Wachstum des Tetanusbazillus schwarz gefärbt wird. Beschleunigt werden kann der Vorgang durch einen Zusatz von 0,05 % Ferrosulfat (KOWACS). Die Identifizierung der erhaltenen Kulturen erfolgt nach dem von ZEISSLER ausgearbeiteten Verfahren, das aber nur in der Hand eines erfahrenen Bakteriologen Gutes leistet.

So wichtig und aufschlußreich alle diese Kulturverfahren auch sind, so ermöglichen sie doch für sich allein nicht mit genügender Sicherheit die Entscheidung, ob es sich um Kulturen des Tetanusbazillus oder um die eines anderen Anaerobiers handelt. Das gelingt besser durch den Nachweis des Tetanustoxins oder durch den biologischen Tierversuch, indem man feststellt, ob es möglich ist, entweder mit den Kulturflüssigkeiten oder Aufschwemmungen der gezüchteten Kolonien oder auch mit dem zu untersuchenden Ausgangsmaterial selbst beim Versuchstier (Maus) einen Wundkrampf zu erzeugen. Am besten verfährt man so, daß man gleichzeitig mit den Kulturen auch das Ausgangsmaterial auf Tiere verimpft. Man bildet eine Hauttasche unter der Rückenhaut der Mäuse und bringt in sie das zu untersuchende Material. Als unterstützender Kunstgriff hat sich die gleichzeitige Mitverimpfung von Fremdkörpern wie Glasstaub, Bimsstein, Holzsplitter, die, um Fehlerquellen auszuschalten, natürlich vorher sicher sterilisiert werden müssen, bewährt. Sie wirken unterstützend auf das Angehen der Tetanusinfektion. Waren im Impfmaterial Tetanusbazillen enthalten, so entwickelt sich bei den Tieren in 2—3 Tagen ein Starrkrampf, wie er in Abschnitt IV, Seite 24 geschildert ist.

Für die Untersuchung von Erdproben auf Anwesenheit von Tetanuskeimen hat SAUFELICE ein vereinfachtes Verfahren angegeben. Die Bodenprobe wird in einem Kölbchen mit 50 ccm Bouillon übergossen und 8—10 Tage in den Brutschrank gestellt. Dann keimen die Sporen zusammen mit all den übrigen Bakterien aus, welche den Sauerstoff verbrauchen, so daß die Tetanuserreger die notwendige Armut an diesem Gas vorfinden. Nach 10 Tagen wird die grob filtrierte Bouillon Versuchstieren (Meerschweinchen oder Mäusen) eingespritzt und beobachtet, ob dieselben an Starrkrampf erkranken.

Quantitative Untersuchungen über das Auskeimen genau dosierter Sporenmengen bei der Implantation derselben in die Rückenhaut der Maus stellten WAMOSCHER und VASARHELYI an.

Sie fanden:

Zahl der Mäuse	Implantierte Sporenzahl	Es starben
41	1—6	3 davon: 1 mit 2 Sporen, 1 mit 3 Sporen, 1 mit 6 Sporen
19	8—60	16

Einen Spättetanus konnten sie auf diese Weise nicht erzeugen.

HANDUROY und RESSOT weisen darauf hin, daß bei klinisch festgestelltem Tetanus biologische Untersuchungen auf den Tetanusbazillus im letzten Jahrzehnt wenig mitgeteilt wurden. Sie selbst konnten in den Jahren 1942—43 bei 13 Fällen 5 mal Tetanusbazillen im exzidierten Gewebe nachweisen.

4. Bakteriensymbiose und Antagonismus

Über die Vorgänge, welche bei der gleichzeitigen Anwesenheit mehrerer pathogener Bakterienarten in einer Wunde oder an anderen Körperstellen sich abspielen, sind wir noch keineswegs in wünschenswerter Weise unterrichtet. Systematische Forschungen über die verwickelten Verhältnisse wären aber dringend erwünscht und wohl auch aussichtsreich. Dabei können sich die einzelnen Bakterien und die von ihnen produzierten Wirkstoffe sowohl fördern (Symbiose) als auch hemmen (Antagonismus).

SILVESTRINI hat schon 1913 darauf hingewiesen, daß der Wirkstoff des Pyocyaneus-Bazillus einen abschwächenden Einfluß auf das Tetanustoxin besitzt. Andererseits haben schon die ersten Versuche mit Tetanuserregern von NICOLAIER gezeigt, daß es relativ leicht ist, mit einer Mischkultur einen Starrkrampf zu erzeugen. Weitere Beobachtungen ergaben, daß eine gleichzeitige Mitverimpfung anderer Bakterien eine Begünstigung für das Wachstum und die pathogenen Eigenschaften des Tetanusbazillus ergab. Das gleichzeitige Angehen von Tetanus und Gasbranderregern in derselben Wunde ist mehrfach beobachtet worden (TONKOW). Die gemeinsame Züchtung aerober Bazillen mit Tetanuserregern ist möglich. Den Einfluß von Bakterienstoffwechselprodukten auf Tetanuskulturen haben ILLENYI und KENESSY studiert. Sie fanden, daß das Vitamin E nicht der Stoff sein kann, welcher in symbiotischen Kulturen mit aeroben Bakterien das Wachstum des Tetanusbazillus ermöglicht. Aber auch durch diese Untersuchungen sind diese schwierigen Verhältnisse nicht geklärt worden.

III. Verbreitung des Tetanusbazillus in der Natur

1. In der Umgebung des Menschen

Der Tetanusbazillus befindet sich fast in der gesamten Umgebung des Menschen. Die wichtigsten Vorkommen sollen ganz kurz besprochen werden. Nur ein Ausschnitt aus den veröffentlichten Untersuchungen sei hier gegeben. Fast alle Gebrauchsgegenstände unserer Umgebung sind keimbeladen, wir nehmen ihn auch ständig mit der Nahrung in uns auf.

Der Nachweis gelang in:

Staub der Dielenritzen der Zimmer		Kühnan
Staub menschlicher Wohnungen		Heinzelmann
Staub von Eisenbahnwagen		Haertel
Haut des Rumpfes	in 4%	Mollo
Schmutz menschlicher Füße	in 25%	
Kopfhaar	in 16,6%	
getragenen Stiefeln	in 17%	Uhlenhuth und Händel
schmutzigen Fußlappen	in 17%	
getragenen Halsbinden	in 10%	
ungewaschenen Füßen	in 6% pathogene	
dabei 8% „tetanusähnliche“ Keime		Momsen, Riethch
Gras und Heu		—

Auch in Wunden ist der Tetanusbazillus nachgewiesen worden. Als Beispiel se eine Untersuchung von Rathke mitgeteilt, der 140 Wunden auf ihren Gehalt an Tetanusbazillen untersuchte. Das Ergebnis war, daß nur bei 6 (= 4,2 %) diese Erreger gefunden wurden. Aufschlußreich ist folgende Statistik:

Art der Wunde	Gesamtzahl	Enthielten Tetanuserreger	%
Straßenunfälle	44	1	2,3
Landwirtschaftliche Unfälle	24	2	8,3
Maschinenverletzungen	19	—	—
Sportverletzungen	5	1	20,0
Eisenbahnverletzungen	3	1	33,3
Schußverletzungen	4	—	—
Messerstiche	10	—	—
Glasverletzungen	6	1	16,6
Bergwerkverletzungen	1	—	—
Suicid	1	—	—
Verschiedenes	23	—	—

Ein bevorzugter Aufenthalt des Tetanuserregers ist der Erdboden. Die Verbreitung dort ist jedoch nicht allgemein. Man muß Unterschiede anerkennen. In verschiedensten Ländern ist eine große Anzahl von Erdproben untersucht worden, nicht immer mit übereinstimmendem Ergebnis. Jedoch konnte man ermitteln, daß überall dort, wo intensiver Ackerbau und Viehwirtschaft oder Gartenbau betrieben wird und eine regelmäßige Düngung durch die Exkremente von Vieh und Mensch stattfindet, der Bakteriengehalt des Humus groß ist gegenüber dem Walde und unkultivierten Gegenden oder Ödländern. Nur kurz erwähnt seien folgende Untersuchungsergebnisse. Walderde soll fast frei von Tetanuskeimen sein (NICOLEIER, BISSERIE). Bei der Untersuchung des Bodens des Kaiserstuhls fand R. SCHMIDT ein gehäuftes Vorkommen der Tetanusbazillen dort, wo der Mensch hinkommt und wo der Boden mit natürlichem Dünger beschickt wird. Gebiete künstlicher Düngung sollen arm an oder frei von Tetanusbazillen sein. Aber es kommen auch Ausnahmen vor, die nicht erklärt werden können.

Der Typus equinus bzw. bovinus und der Typus humanus des Tetanusbazillus sollen ganz andere Nährböden der Erde verlangen (LOEWE). Aber nicht nur der Bodenzustand ist für die Verbreitung der Tetanuserreger in ihm wichtig, sondern auch Faktoren wie Sonnenbestrahlung, Lufttemperatur, Luftfeuchtigkeit.

Von ausländischen Bodenuntersuchungen seien die von ISHIKARA mitgeteilt, welcher die Erde von Turnplätzen von 36 Schulen einer Stadt auf Formosa durchforschte, und GILLES, der im Straßenstaub von Baltimore in 17,4 % Tetanusbazillen nachweisen konnte, davon 14,2 % toxische Formen. Sie gehörten 11 verschiedenen Tetanusstämmen an. Eine fast gleiche Prozentzahl, nämlich 11,4 %, fand SNONE bei der Untersuchung von Erdproben aus der Umgebung von Mukden.

Weiterhin ist wichtig, daß nur die obersten Schichten der Erdkrume (etwa bis 30 cm) den Tetanuserreger enthalten, während er in Bergwerken nicht oder kaum angetroffen wird und zwar nur dort, wohin Erde von der Oberfläche mit den Stiefeln der Bergleute verschleppt werden kann. Tatsächlich kommt bei Verletzungen unter Tage in Bergwerken ohne Pferdebetrieb der Tetanus praktisch nicht vor. (BODEWIG, ROSTOCK). Von SORMANI wurde behauptet, daß für die Erhaltung der Pathogenität des Tetanusbazillus eine Darmpassage notwendig sei.

Die Erfahrungen des ersten Weltkrieges haben die bekannte Tatsache bestätigt, daß der Boden unterschiedlich mit Tetanuskeimen besiedelt ist. Die Erkenntnis, daß überall da, wo Mensch und Tier mit ihren Exkrementen hinkommen, der Tetanusbazillus in der Erde reichlich vorhanden ist, führte dazu, den Magendarmkanal mit seinem Inhalt näher zu untersuchen. Der Darm von Mensch und Tier bietet dem Tetanusbazillus in Bezug auf Temperatur, Sauerstoffabschluß, Symbiose mit anderen Darmkeimen zweifellos sehr gute Wachstumsbedingungen. In der Erde dagegen mit den verschiedenen Witterungseinflüssen, der wechselnden Durchfeuchtung, Austrocknung und Besonnung sind diese Voraussetzungen eigentlich schlechter, so daß sich hier über längere Zeit hinweg nur Sporen halten können.

Die Untersuchung des Magendarmkanals auf Tetanuserreger ist mit einer Reihe von Schwierigkeiten behaftet, die es mit sich bringen, daß wie auch sonst bei bakteriologischen Untersuchungen nur positive Befunde Beweiskraft haben. Tetanusbazillen wurden gefunden im Darminhalt von Pferden, Rindern und anderen Haustieren, nicht aber beim Geflügel. Beim Menschen liegen zahlreiche Untersuchungen vor, deren Ergebnis BUZELLO in einer Tabelle zusammengestellt hat, die nachstehend abgedruckt ist.

Stuhluntersuchungen auf Tetanusbazillen beim Menschen

Jahr	Autor	Gegend	Zahl der Fälle	Positiver Baz.-Befund
1898	Pizzini	Italien	?	5 %
1919	Tulloch		21	33 %
1919	Tulloch	England	33	16 %
1921	Ten Breck u. Bauer	Peking	28	39,7%
1924	Ten Breck u. Bauer	China	539	26,5%
1924	Buzello u. Rahmel	Greifswald	50	40 %
1924	Fildes	England	200	1 %
1924	Kahn	New York	72	0 %
1926	Bauer u. Meyer	San Franzisko und Los Angeles	487	24,6%
1926	Bauer u. Meyer	USA.	43	26,6%
1926	Bauer u. Meyer	San Soatz u. Luine Valley	46	39,1%
1928	Busello u. Sonnenberg	Greifswald	100	36,4%

Ishikara und Murakani haben behauptet, daß der Kot von Japanern und Chinesen frei vom Tetanusbazillus sei, eine Behauptung, die von anderer Seite bisher meines Wissens nicht nachgeprüft wurde. Die Ergebnisse weichen in ihren Prozentzahlen sehr erheblich voneinander ab, ohne daß im einzelnen besondere Gründe dafür angegeben werden können.

Als Einzelbefund sei eine Beobachtung von v. d. Reiss erwähnt, welcher mit seiner Darmpatronenmethode im unteren Ileum und Coecum eines Kranken mit hochgradiger Anämie eine Reinkultur von Tetanusbazillen fand. Er hatte keinerlei Darmsymptome und keine Spur von einem Tetanus. Tetanustoxin wurde im Blute nicht gefunden, wohl aber Antitoxin. Die gezüchteten Bakterien erwiesen sich im Tierversuch sehr virulent.

Buzello hat an Kranken, die vorwiegend in der Landwirtschaft beschäftigt waren, Stuhluntersuchungen vorgenommen und konnte in rund 40 % Tetanusbazillen im Darminhalt nachweisen, so daß man berechtigt ist zu folgern, daß bei den meisten Menschen diese als Saprophyten vorhanden sind, meist auch in der Form von Sporen. Bei „erdnahen Berufen" sollen sich nach Clarenz in 39—40 % Tetanusbazillen im Stuhl finden gegenüber 5—6 % im Gesamtdurchschnitt aller Menschen.

Ob die Ernährung einen wesentlichen Einfluß auf diesen Befund hat, konnte noch nicht sicher ermittelt werden. Es war deutlich, daß bei den Menschen mit Karzinomen oder ulzerösen Prozessen im Magendarmkanal der positive Bazillenbefund besonders häufig war, jedoch lassen sich aus diesen Tatsachen bisher keine weiteren Schlüsse ziehen. Auch liegen keine Anzeichen dafür vor, daß die absolute oder relative Menge der anwesenden Bakterien einen Einfluß auf das Befinden des Trägers hat. Von den im Darm vorhandenen Bakterien geht auch keine Erkrankung an Wundstarrkrampf aus, es sei denn, daß sie in Wunden gelangen, jedoch verdient an dieser Stelle bereits hervorgehoben zu werden, daß bei der großen Zahl von operativen Eingriffen am Magendarmkanal, bei denen doch stets die Gelegenheit gegeben ist, daß die anwesenden Bakterien in die gesetzten Wunden gelangen, kaum je eine klinisch manifeste Erkrankung an Starrkrampf beobachtet wird, auch wenn man annimmt, daß ein Teil der an sich auch schon seltenen Fälle von idiopathischem Tetanus hierzu zu rechnen ist.

Von Interesse ist weiter, ob die etwa mit der Nahrung in den Körper gelangenden Tetanusbazillen von den Verdauungssäften vernichtet werden und ob andererseits eine nennenswerte Vermehrung der Bakterien im Darm stattfindet. Letzteres muß man schon auf Grund unserer gesamten Kenntnisse annehmen, obwohl ein exakter Sonderbeweis nicht vorliegt.

In Reagenzglasversuchen (Buzello) wurde zunächst der Einfluß der verschiedenen Verdauungssäfte auf Tetanusbazillen (unter Luftabschluß) geprüft. Das Ergebnis kann man folgendermaßen zusammenfassen:

Menschlicher Mundspeichel läßt Tetanusbazillen und ihre Sporen unbeeinflußt und verhindert nicht die Toxinbildung. Der saure Magensaft verhindert das Wachstum der Tetanusbazillen und das Auskeimen der Sporen, tötet sie jedoch nicht ab. Eine Toxinbildung wird verhindert. Der anazide Magensaft hat auf das Wachstum der Tetanusbazillen keinen Einfluß. Die Kulturen vermehrten sich in ihm, bildeten Sporen und erwiesen sich im Tierversuch stark toxisch. Normale menschliche Galle und Pankreassaft begünstigen deutlich das Wachstum der Tetanuskeime und fördern die Giftproduktion.

Die Resorption der gebildeten Gifte im menschlichen Darm kann nur ganz gering sein, wenn sie überhaupt stattfindet. Der vorstehend mitgeteilte Fall von v. d. Reiss ist ein Beweis dafür. Ransom konnte in Tierversuchen zeigen, daß Verfütterung großer Mengen Tetanustoxin an dafür empfängliche Tiere reaktionslos vertragen wird und nicht die Starrkrampfsymptome zu erzeugen in der Lage ist. Das Toxin wird in fast unveränderten Mengen mit den Exkrementen wieder ausgeschieden.

Bakteriolysine der Tetanuserreger konnten in menschlichen Stuhlproben nicht aufgefunden werden. Auch bei den Menschen, bei denen Buzello Tetanusbakterien im Darmkanal nachweisen konnte, gelang es ihm nie, Antitoxin im Blute zu finden. Wohl aber fand er regelmäßig Agglutinine.

Somit ergibt sich aus diesen Untersuchungen, daß der Tetanusbazillus im Magendarmkanal des Menschen und der Tiere ein Saprophyt ist, der kaum je zum Parasiten wird und die gefährlichen Starrkrampferkrankungen hervorruft. Dies geschieht nur, wenn er außerhalb des Magendarmkanals in Wunden gelangt und dort die in späterem Abschnitt zu besprechenden Bedingungen vorfindet.

2. Geographische Verbreitung

Die Zahl der statistischen Arbeiten über den Tetanus ist recht groß. Wenn man das in den üblichen Gesundheitsstatistiken veröffentlichte Zahlenmaterial durcharbeitet, dann kann man eine recht interessante Karte über die geographische Verbreitung des Wundstarrkrampfs zusammenstellen. Dabei muß man sich aber vor Augen halten, daß sie nur dann ein anschauliches Bild von der regionalen Häufigkeit der Erkrankung geben, wenn die Bevölkerungsdichte berücksichtigt wird. Auch die in den Statistiken enthaltenen Zahlen bedürfen einer gewissen Kritik. Nach Ansicht des deutschen Reichsgesundheitsamtes (Rostock) sind in der amtlichen Mortalitäts- und Morbiditätsstatistik nicht einmal die Hälfte der tatsächlich vorkommenden Fälle „erfaßt“ worden. Man kann also in Wirklichkeit annehmen, daß 2—3 mal mehr Fälle vorgekommen sind, als in den nachstehenden Tabellen enthalten sind.

Verschaffen wir uns erst einmal einen Überblick über die Tetanushäufigkeit in verschiedenen Ländern der Erde in den Jahren 1919—1929. Die nachstehenden Zahlen beziehen sich auf je eine Million Einwohner.

	Durchschnitt	Maximal in den einzelnen	Minimal Jahren
Schweiz	2,8	4,1	1,8
England	3,9	4,3	3,4
Neu-Seeland	7,4	10,3	4,8
Palästina	23,8	36,9	9,2
Ceylon	53,0	54,8	51,0
Mexiko	79,2	112,4	44,1
Brasilien	178,8	192,9	144,4
San Domingo	475,5	484,5	396,2

Es ergibt sich also ganz einwandfrei die lange bekannte Tatsache, daß der Tetanus vorwiegend eine Erkrankung der warmen Länder ist. Eine besonders gute Statistik stammt aus Preußen. Ihre Ergebnisse sind in folgender Abbildung zusammengestellt:

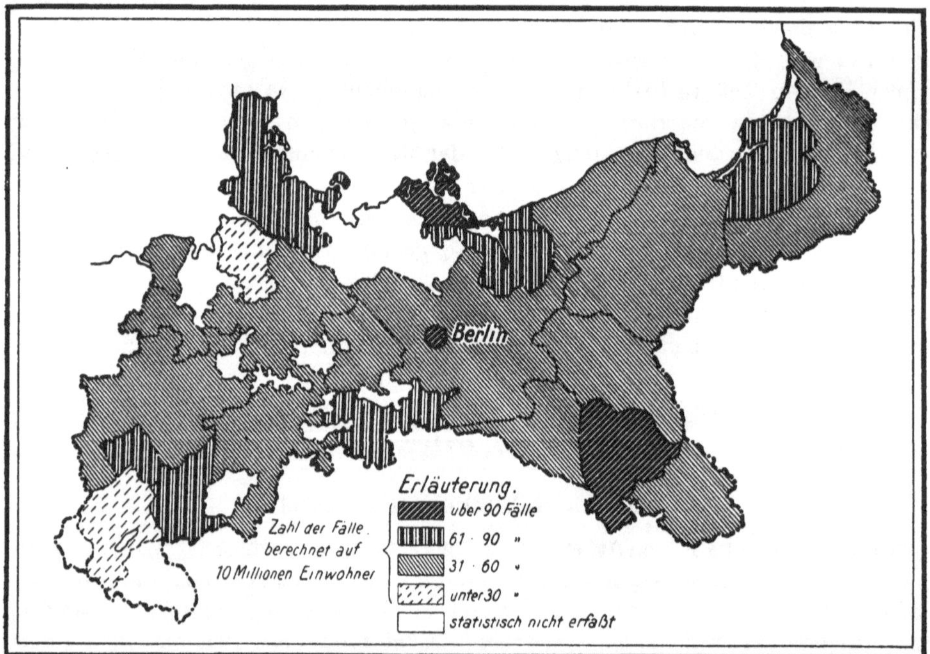

Abb. 3. Tetanushäufigkeit in Preußen 1889—1909

Aus den Jahren 1928—1929 hat HINSTORFF eine Karte von Deutschland veröffentlicht, in welcher er alle in diesem Zeitraum bekannt gewordenen Tetanusfälle als Punkte eingetragen hat. Aber nicht berücksichtigt wurde die Bevölkerungsdichte, so daß der Eindruck des Bildes nicht objektiv ist. Dasselbe gilt von Karten, welche LOEWE und auch MOMSEN von Hessen gezeichnet haben. Die LOEWEsche Karte ist aus dem Grunde interessant, weil er in ihr auch die Fälle von tierischem Wundstarrkrampf vermerkt hat, wobei man sich jedoch darüber klar sein muß, daß gerade auch diese Angaben sicher sehr lückenhaft sein werden. LOEWE kommt zu folgendem Ergebnis:

„Mit einer geradezu unwahrscheinlichen Exaktheit fehlt in den Bezirken, in denen der menschliche Tetanus zu Hause ist, der tierische fast vollständig und umgekehrt, so daß man, wenn man von einzelnen sporadischen Fällen absieht, sagen kann, daß tierischer und menschlicher Tetanus im gleichen Bezirk einander ausschließen."

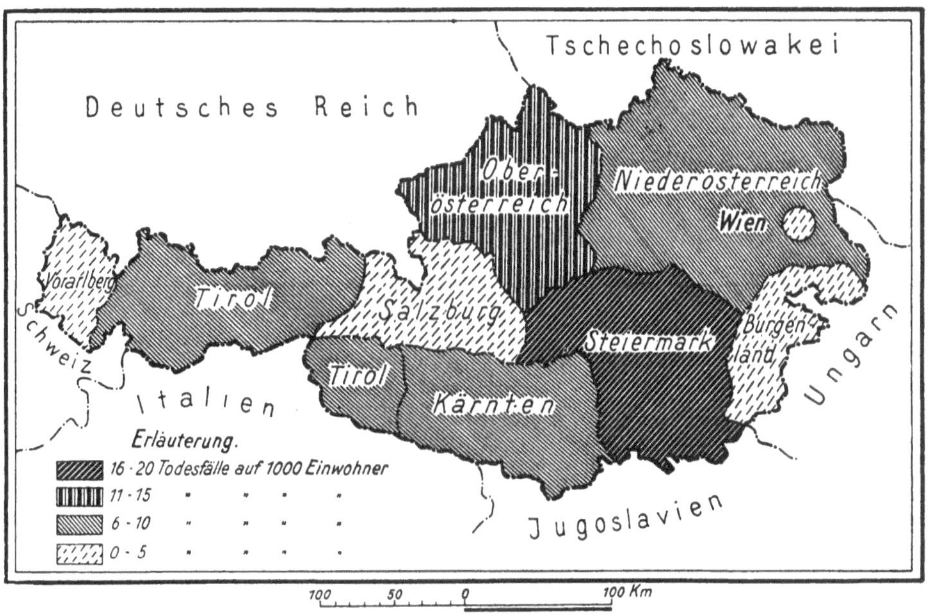

Abb. 4. Sterblichkeit an Wundstarrkrampf in Österreich 1928—1931 nach KUNZ

Diese Wechselbeziehungen zwischen verschiedenen Wundstarrkrampfbakterienstämmen und der menschlichen und tierischen Pathologie sind bisher nicht genügend untersucht worden.

Über die geographische Verbreitung von Tetanus und seine Erreger liegen noch eine Reihe von Untersuchungen vor, von denen mir nachstehende erwähnenswert erscheinen. DRESCHER untersuchte den Waldboden des Hochwaldes auf seinen Gehalt an Coli und Tetanusbazillen. Er konnte ermitteln, daß sich nur dort Wundstarrkrampferreger finden, wo der Waldboden durch Viehweiden „verseucht" war. Junge Schonungen erweisen sich als frei von diesen Kleinlebewesen. Die Tetanussterblichkeit in Baden ist genau ermittelbar an Hand von statistischen Angaben, welche bis 1882 zurückreichen. BERGHANS hat sie ausgewertet. Zunächst seien die absoluten Zahlen genannt:

	Zahl der Fälle	Auf 100 000 Bewohner
1882–1891	393	2,45
1892–1901	300	1,74
1902–1911	222	1,10
1912–1921	241	1,10
1922–1931	198	0,86

Die Sterblichkeit ist also gering und hat seit der Jahrhundertwende deutlich abgenommen. Ein weiteres deutliches Absinken ist mit der Zeit der Serumanwendung erkennbar. In ländlichen Bezirken ist sie größer als in den Städten.

Wenn wir uns Österreich zuwenden, so lassen sich die von KUNZ mitgeteilten Sterblichkeitszahlen in nachstehender Karte veranschaulichen. Nach den Angaben von KUNZ und HUBERT starben im Jahre durchschnittlich 122 Menschen an Wundstarrkrampf.

SIROKI hat sich mit dem Tetanus in Kroatien befaßt. Einige Gegenden z. B. von Koprionica sollen „tetanophil" sein, andere z.B. Ogelin dagegen „tetanophob". In letzterem soll in den Jahren 1926—1936 kein einziger Fall vorgekommen sein, obwohl keine Serumprophylaxe getrieben wurde. In Italien sollen nach den Angaben von TANGARI keine besonderen Starrkrampfgegenden bestehen.

Die Verhältnisse in Finnland sind von KURTTIO eingehend studiert worden. Interessant ist, daß in diesem Lande die Häufigkeit sich stärker vermehrt hat als die Bevölkerung an sich. Dazu folgende Zahlen:

	Jährlicher Durchschnitt	
1900–1910	7,2	
1911–1920	13,5	Nach dem Einwohnerzuwachs dürften
1921–1930	21,6	es nur 8 sein.

Bodenuntersuchungen ergaben, daß die Erreger sich überall auch im Urwaldboden finden (und zwar in der Humusschicht bis 30 cm Tiefe), der noch nicht von Menschen betreten war. Das Kalkgeröll ist angeblich tetanusfeindlich, jedoch liegen anderweitige Beobachtungen aus England und der Champagne während des ersten Weltkrieges vor. Im Darm wildlebender, grasfressender Tiere sollen sich die Erreger nicht finden. Die in einem Landstrich vorhandene Viehmenge soll ohne Einfluß auf die Tetanushäufigkeit sein.

Aus der Gegend von Taskent in Rußland liegen eingehende Bodenuntersuchungen von MAKSIANOVICE vor. Er konnte in 100 % der Bodenproben Tetanuserreger nachweisen. Aus China berichtet BOSHAMER über die Häufigkeit des Tetanus während der Revolutionskämpfe, und von Insulinde sagt BAIS, daß die Erkrankungshäufigkeit in den verschiedenen dortigen Gebieten sehr schwanke.

Nach den Angaben von GIUNTA soll die eingeborene Bevölkerung von Somaliland sehr resistent gegen Tetanus sein.

Auf Grund des statistischen Materials des Völkerbundes hat THIELE die zahlenmäßige Häufigkeit des Tetanus in den tropischen Ländern errechnet und darüber ausgedehnte Tabellen in seiner Dissertation veröffentlicht. Es sei hier auf die Wiedergabe dieser Zahlen verzichtet. Sie zeigen in großen Zügen trotz der Lückenhaftigkeit der Statistik die Häufigkeit der Erkrankung in den Tropen.

Eine Karte über die Verteilung der Tetanusfälle auf die verschiedenen Staaten der USA. haben MOORE und CUYLETON veröffentlicht. Sie konnten ermitteln, daß die

Erkrankungs- und Sterblichkeitsziffern bei Negern größer sind als bei Weißen. Eine Analyse der Erkrankungen in New Orleans (813 Fälle) stammt von GREVES.

„Geographische Karten des Tetanus“ sind mehrfach angefertigt worden. (HINSTORFF und LÖWE für Deutschland, KURTTIO für Finnland, v. BAKAY und v. KLIMKO für Ungarn). Die Ergebnisse waren nicht eindeutig. In Deutschland konnte eine Abhängigkeit der Tetanushäufigkeit von der geologischen Struktur

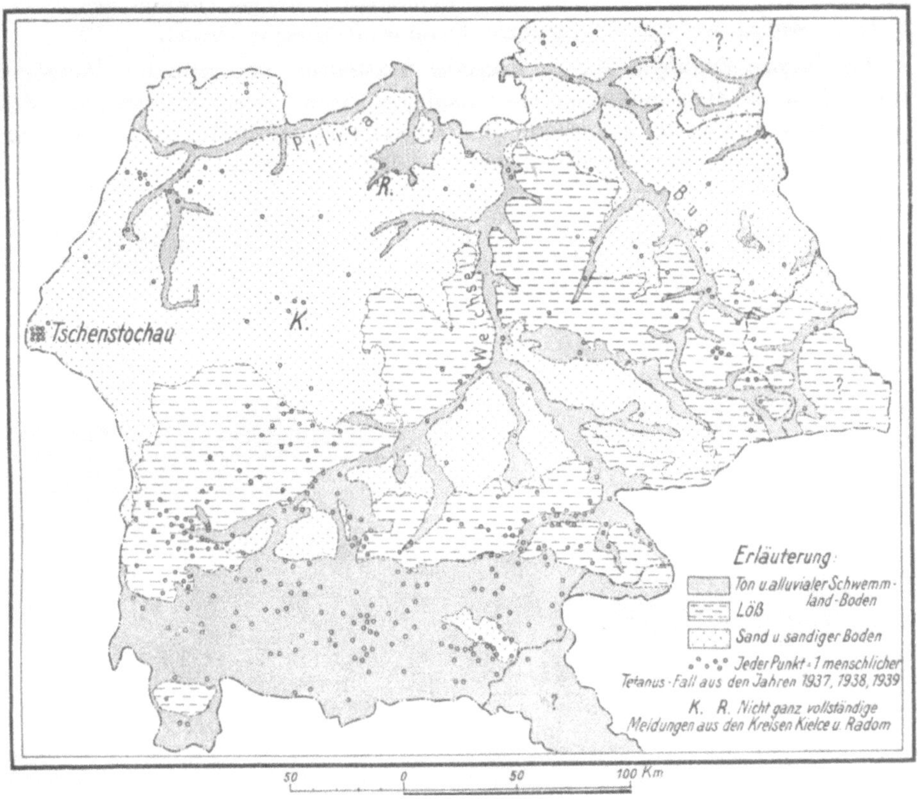

Abb. 5. Tetanushäufigkeit in Polen im 2. Weltkrieg (nach WELLER)

nicht erkannt werden. In Finnland lagen die tetanusreichsten Gegenden in den Tongebieten mit viel organischen Stoffen in der Ackerkrume. Kalkgeröll soll tetanusfeindlich sein, aber im ersten Weltkrieg waren die Gegenden mit Kreideformation (Champagne) besonders tetanusgefährdet.

HINSTORFF fordert, daß nicht nur die Geologie, d. h. die Untergrundkunde, sondern auch die Pedologie, d. h. die Bodenkunde, bei der geographischen Betrachtung der Tetanushäufigkeit eine Rolle spielen müsse. YOUNG glaubt, daß Kreidegebiete besonders zur Begünstigung des Tetanusvorkommens neigen und führt zum Beweis an, daß in der kreidereichen Champagne im ersten Weltkrieg diese Erkrankung besonders häufig vorkam. Auch BULLOCH und CRAMER glauben, eine Begünstigung der Infektion durch Kalksalze gefunden zu haben. HINSTORFF bildet eine geologische Karte Deutschlands mit der Einzeichnung der beobachteten Tetanusfälle ab.

Ähnliche Untersuchungen sind im 2. Weltkriege von WELLER in Polen ausgeführt worden.

Wesentlich dürfte die Pedologie insofern sein, als leichter, sandiger Boden bei seiner Porenweite und der fehlenden Adsorption unter Mitwirkung der Niederschläge die durch Fäkalien in ihn gelangten Tetanussporen weniger festhält als humusreicherer Boden, welcher eine größere Tetanusinfektiosität besitzt.

Für Ungarn konnte v. BAKAY folgendes feststellen. Am seltensten kam der Tetanus vor in Flugsandhügeln mit mergligem Sand. Am häufigsten war er in der Steppenschwarzerde, in Tschernosjun (Untergrund gelber Ton, Löß), in Wiesentonboden mit Seemergeluntergrund und im fahlgrauen Lehm.

IV. Das Tetanustoxin

Schon bevor der Erreger des Starrkrampfs entdeckt war, bestand unter den Ärzten die Auffassung, daß sich während der Erkrankung ein Gift im Körper befinden müsse, welches dem Strychnin ähnliche Eigenschaften besitze. Nach ihm wurde eifrig geforscht. Und diese Untersuchungen erhielten neuen Auftrieb, nachdem der Tetanuserreger entdeckt war. Im Jahre 1887 hat BRIEGER aus Tetanusmischkulturen einige giftige Substanzen, die er Tetanin und Tetanotoxin nannte, isoliert und hielt sie für den Alkaloiden ähnliche Stoffe. Sie waren sehr toxisch, jedoch konnte man mit Ihnen nicht den typischen Starrkrampf erzeugen. Also war es wohl nicht das Gift des Tetanusbazillus, oder es war vermischt mit schneller wirksamen anderen giftigen Stoffen, welche das eigentliche Tetanustoxin nicht zur Entfaltung seiner Eigenschaften kommen ließen. Das erste einwandfreie Präparat wird wohl 1889 von FABER dargestellt worden sein.

Als es dann gelungen war, Reinkulturen des Tetanusbazillus herzustellen, ließ sich auch ihr Toxin aus der Kulturflüssigkeit gewinnen und mit ihm die Erscheinungen der Krankheit beim Tiere hervorrufen. Die nun einsetzenden Forschungen sind ungemein fruchtbringend sowohl für die theoretische Erkenntnis des Krankheitsgeschehens als auch für die praktische Therapie geworden.

1. Darstellungsmethoden

Als Ausgangsmaterial zur Gewinnung eignet sich am besten die Bouillonkultur. Sie muß aus Rind-, Kalb- oder Pferdefleisch frisch bereitet sein. In ihr ist die Giftproduktion lebhafter als in älterer aufgekochter Bouillon. Zusatz von 0,5 % Kochsalz und 1 % WITTE-Pepton ist notwendig. Als Spezialnährböden seien erwähnt die von EISLER und KOVACS, die aus Rindsbouillon mit 10 % WITTE-Pepton und 2 % Traubenzucker bestehen, oder die von DERNBY und ALLANDER, die auf die Einheit einer pH von 8 besonderen Wert legen.

Nach 10 Tagen Bebrütung pflegt der Höhepunkt der Giftentwicklung erreicht zu sein, von nun an nimmt sie langsam ab. Die Kulturflüssigkeit weist dann einen charakteristischen süßlichen Geruch auf. Eine Maus von 10 g Gewicht wird durch Injektion von 0,000005 g Bouillon durch Starrkrampf getötet.

Um aus dieser Kulturbrühe das Toxin rein zu gewinnen, werden zunächst die Tetanusbazillen und Sporen abgeschieden. Es kann durch Zentrifugieren mit hoher Tourenzahl (geringer Toxinverlust) oder mittels Filtration durch CHAMBERLAND- oder BERKEFELD-Kerzen (höherer Toxinverlust) geschehen. Die so gewonnene Mischung aus Bouillon und Tetanusgift ist wenig haltbar und verliert rasch an Wirksamkeit. Durch Zusätze von Natriumphosphat, Kochsalz oder Malachitgrün, Aufbewahrung unter Öl und Toluol, läßt sich der Vorgang wohl verlangsamen aber nicht aufhalten. Daher wurden Verfahren ausgearbeitet, um Trockentoxin herzustellen. Mit Ammoniumsulfat wird eine Ausfällung bewirkt, die zur Abscheidung einer zusammenhängenden braunen Schicht auf der Oberfläche der Bouillon führt. Sie enthält das Toxin mit reichlich Ammoniumsulfat. Durch wiederholtes Umfällen oder durch Dialyse wird Letzteres entfernt und das gereinigte Toxin im Exsikkator getrocknet.

Es stellt ein hygroskopisches Pulver dar, welches nicht feucht werden darf, wenn es nicht seine Wirksamkeit verlieren soll, und daher in Exsikkator oder eingeschmolzen in Vakuum aufbewahrt wird. Die beste Konservierungsmethode dürfte die im Vakuum bei 20 Grad sein (COURMONT und DOYEN). Sie liefert das wirksamste Toxin (Letaldosis 0,000 000 05 g pro 10 g Maus). Auch in Glyzerin (NICOLLE und TRUCHE) oder in Glyzerin und destilliertem Wasser zu gleichen Teilen (Mc. CONKEY) kann es aufbewahrt werden. Im Eisschrank verliert es wochenlang nicht seine Wirksamkeit. Zusatz eines Antiseptikums kann ratsam sein. Aus dieser Stammlösung stellt man sich unmittelbar vor dem Gebrauch die für den Einzelfall benötigten Verdünnungen her, welche sofort verbraucht werden müssen, da sie schon am nächsten Tage an Wirksamkeit eingebüßt haben.

2. Physikalisch-chemische und biologische Eigenschaften

Die chemische Natur des Tetanusgiftes ist nicht genau bekannt. Auch eine absolute Reindarstellung ist bisher nicht gelungen. Es ist wohl ein Gemisch verschiedener Stoffe. Sicher ist es, wie aus seinem Dialysierverhalten geschlossen werden kann, ein hochkolloidaler Körper, der aber keine Eiweißcharaktere hat (BRIEGER und COHN). Wahrscheinlich gehört es zur Gruppe der Albumosen.

Wenn wir auch die Eigenschaften des Stoffes nicht genau chemisch präzisieren können, so sind seine biologischen Wirkungen doch eindeutig unverkennbar. Er erzeugt in Tierkörpern die charakteristische Erscheinung des Starrkrampfs und zwar in dosierter Form.

Die Toxizität der einzelnen Präparate ist sehr verschieden. Die Giftigkeit ist mindestens 500 mal so groß wie die des ähnlich wirkenden Strychnins. EATEN berichtete von einem Toxinpräparat, von dem 0,00015 mg pro kg Meerschweinchen tödlich wirkten. Bekannt ist der Selbstmord eines Arztes, welcher Leiter eines Seruminstitutes war, durch Injektion von Tetanustoxin. Es wird vom Körper nur von den Ganglienzellen, welche selbst nur wenige Gramm ausmachen, gebunden. Somit ist erklärlich, daß Teile eine Milligramms einen Menschen töten können.

Die Veränderung, welche das Toxin bei längerem Lagern erleidet, besteht zunächst einmal in einer Abschwächung seiner Wirksamkeit. Sie tritt bei Aufbewahrung in Lösung schneller ein als in Pulverform, aber stets ist das Tetanustoxin äußerst labil gegen Umwelteinflüsse. Aufbewahrung im Eisschrank, Einwirkung von Licht und Luft, mindern seine Wirksamkeit meßbar (v. BEHRING). Die Belichtung des Tageslichtes zerstört es in 8—14—18 Stunden (FERMI und PERNOSSI). Eine photodynamische Abschwächung durch Eosin ist bekannt (JODLBAUER und TAPPEINER), die auch im Dunkeln vor sich geht (FLEXNER und NOGUCHI). Gentianaviolett wirkt zerstörend auf das Toxin (HALL und TABER). Erhitzung auf 60—68 Grad zerstört das Toxin in 20—25 Minuten (KITASATO). Bei in Lösung befindlichem Toxin geht dieser Vorgang wesentlich schneller (in 15 Sekunden bei 60 Grad) vor sich (G. MEYER). Das in den Sporen enthaltene Toxin ist jedoch widerstandsfähiger gegen die Erhitzung (VAILLARD und ROUGET). Die Giftzerstörung ist aber nicht absolut vollständig und verläßlich.

Die Erforschung der Abschwächungsbedingungen des Tetanusgiftes ist aus dem Grunde wichtig, weil zur Erzeugung einer Immunität erforderlich ist, Präparate zu gewinnen, welche keinen tödlichen Starrkrampf, wohl aber eine Antitoxinbildung zu erzeugen in der Lage sind. LÖWENSTEIN versetzte das Toxin mit Formaldehyd und bestrahlte das Gemisch mit langwelligen Strahlen einer Nernstlampe. Der gewünschte Effekt wurde erreicht. Es stellte sich später heraus (EISLER und LÖWENSTEIN), daß nicht die Bestrahlung sondern das Formol die wirksame Komponente gewesen war. Elektrischer Strom (0,5 Amp. für 2 Stunden) und Bestrahlung mit Radiumemanation hatten ähnliche Wirkung. SCHEINKER fand, daß durch einstündige Bestrahlung mit ultraviolettem Licht gelöstes, aber nicht trockenes Toxin bedeutend inaktiviert wird, ohne die Fähigkeit zu verlieren, eine Immunität zu erzeugen.

Eine größere Verbreitung hat die von v. BEHRING und KNORR gefundene Giftabschwächung mit Jodtrichlorid gefunden. Auch mit Schwefelkohlenstoff konnte dasselbe Ziel nicht erreicht werden (EHRLICH). Diese abgeschwächten Gifte nennt man Toxoide. Untersuchungen, welche den Zweck verfolgten, das Toxin im Tierkörper zu beeinflussen, sind nicht sehr erfolgreich gewesen. Erwähnt sei, daß ölsaueres Natron seine Wirkung abschwächt (RAUBITCHECK und RUSS), ebenso auch das Ptyalin (FERMI und PERNOSSI), das Adrenalin (MARIC), die Pyocyanase (SILVESTRINI). NETTER fand 1945, daß Clavacin und Pyocyanase, im Gegensatz zum Penicillin, Streptomycin und Aktinomycin A, die Giftigkeit des Tetanustoxins herabsetzen. RAMON und RICHON zeigten, daß Filtrate von Bazillus subtilis, Diphtherie- und Staphylokokken-Kulturen Tetanustoxine völlig hemmen können. Denselben Effekt stellten sie mit Filtraten von Penicillin-Kulturen fest. Durch den Produktionsgang geht dem Penicillin diese Eigenschaft verloren, jedoch ist es möglich, daß gewisse Vorsichtsmaßregeln diesen Verlust verhindern können. Für die Wundbehandlung ist es wichtig, daß Oxydationsmittel wie Wasserstoffsuperoxyd das Tetanustoxin angreifen.

Der Kohlehydrat-Stoffwechsel wird durch das Tetanustoxin beeinflußt (VACARÉZZA), welcher wohl auf eine Leberinsuffizienz zurückzuführen ist. Es besteht eine initiale Hyperglykämie, die zu normalen Werten absinkt, wenn die Erkrankung im Ausheilen begriffen ist. Bei experimentellem Tetanus findet sich eine Herabsetzung des muskulären Glykogengehalts.

3. Wirkung auf das Versuchstier

Die Forschungen über die Wirkungsweise des Tetanustoxins auf den tierischen und menschlichen Organismus wurden durch die Darstellung desselben insofern erheblich gefördert, daß man in die Lage versetzt wurde, quantitativ mit abgestuften Dosen zu arbeiten und dadurch verschiedene Giftigkeitsgrade und abgestufte Krankheitserscheinungen erzeugen und beobachten zu können. Es gelang, ziemlich genau die „Dosis toxica“ und die „Dosis letalis“ bei den einzelnen Tierarten zu ermitteln und andererseits auch die Wertigkeit der verschiedenen Toxinpräparate im biologischen Versuch zu bestimmen.

Am häufigsten wurden zu den Versuchen weiße Mäuse, Meerschweinchen und Kaninchen benutzt. Die Krankheitserscheinungen sind bei allen Tierarten und auch bei dem Menschen im Charakter gleich. Die einmal aufgestellte Behauptung, daß das Tetanustoxin an das Hämoglobin gebunden sei, konnte nicht bestätigt werden (SCHMIDT). Man kann den Starrkrampf sowohl durch Injektion des Giftes als auch der Bakterien erzeugen.

Geschildert sei der Verlauf des experimentell erzeugten Tetanus bei der weißen Maus, da sie am häufigsten bei der Prüfung im ärztlichen Laboratorium Verwendung findet.

Die Impfung selbst kann auf verschiedene Weise und in die verschiedensten Körperteile und Organe erfolgen, wenn man irgendeine Spezialfrage beantwortet haben will. Bei der gewöhnlichen Prüfung des Tetanusgiftes sticht man eine lange Kanüle in die Gegend des Schulterblattes ein, führt sie unter der Rückenhaut entlang bis in die Gegend des Hüftgelenkes und verteilt auf diese Weise die zu prüfende Flüssigkeit in ein langgezogenes, im Verhältnis zum Körper der Maus

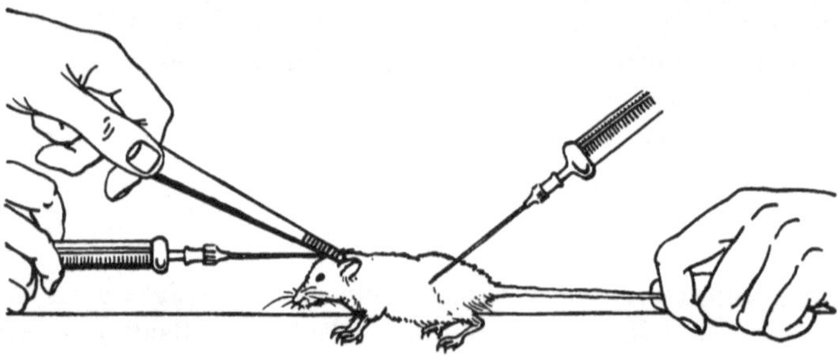

Abb. 6. Impfung einer Maus mit tetanusverdächtigem Material

großes, nahe der Wirbelsäule mit seinen Nervenaustrittsstellen gelegenes Depot, welches den Zugang zu zahlreichen Nervenstämmen ermöglicht.

Die tetanischen Erscheinungen beginnen mit der Bildung einer senkrecht verlaufenden Hautfalte zwischen Vorderbein und Hinterbein auf der Seite der Injektion. Dann folgt sehr bald eine Krümmung der Körperachse der Maus nach derselben Seite. Auch während des Kriechens der Maus wird diese Stellung beibehalten, so daß die Vorwärtsbewegung meist auf einer gebogenen Linie erfolgt. Nunmehr folgt eine starre Streckstellung des Hinterbeins auf der Impfseite, so daß die Zehen gespreizt sind und die Fußsohle nach oben zeigt. Gleichzeitig kann auch der gestreckte Schwanz krampfhafte Schläge gegen die Unterlage ausführen. Dieses Stadium kann man als „Unilateral-Tetanus" bezeichnen. Er ist ein Ausdruck dafür, daß das Gift in zahlreiche Nerven der befallenen Körperseite und auch wohl schon in das Rückenmark eingedrungen ist.

Nunmehr folgt das Übergreifen der tetanischen Erscheinungen auf das andere Hinterbein (Abb. 9), ein Stadium, welches von BUZELLO „Querstarre" genannt wurde. Gleichzeitig tritt eine Erscheinung der allgemeinen Reflexerregbarkeit ein. Durch allerhand Reize, wie Klopfen auf Tischplatte oder an den Käfig, Berühren des Tieres, Anpusten desselben, aber auch durch plötzliche Belichtung, werden Zuckungen in einzelnen Extremitäten oder allgemeine Krämpfe ausgelöst. Weiterhin entwickelt sich ein Übergreifen der Krämpfe auf die Vorderbeine und den Nacken und die

Rückenmuskulatur. Die Heftigkeit der Krämpfe nimmt zu, durch Zwerchfellkrampf setzt die Atmung aus, die Hilfsatemmuskulatur des Bauches und des Brustkorbes wird zu Hilfe genommen („fliegende Flanken"). Schließlich erfolgt der Tod der Tiere in einer charakteristischen Streckstellung des Rumpfes, der Extremitäten und des Schwanzes, so daß man noch an der frischen Leiche die Todesursache zu erkennen vermag.

Wenn eine geringere Giftdosis zur Injektion gelangt, dann können die Krankheitserscheinungen in irgendeinem Stadium stehen bleiben, so daß nur bestimmte Körperteile von dem Krampf befallen werden. Man spricht dann von dem „lokalen Tetanus", der nicht zum Tode führen muß, sondern in Heilung übergehen

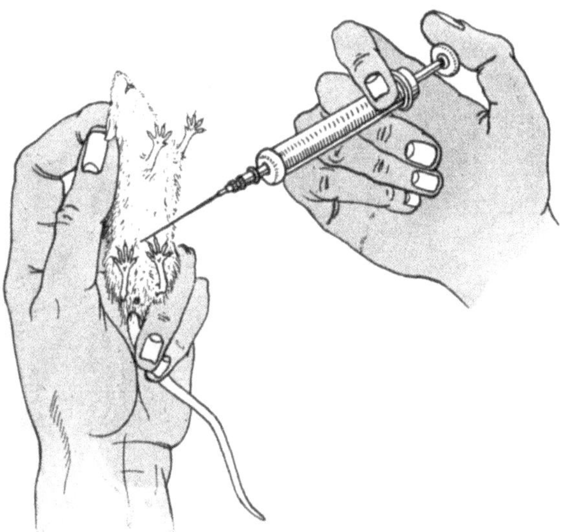

Abb. 7. Impfung einer Maus mit tetanusverdächtigem Material ohne Zuhilfenahme einer anderen Person

kann. Auch beim Menschen ist er bekannt. Beim Tier kann man ihn ebenso durch Wahl einer geeigneten Injektionsart erzeugen wie auch den „allgemeinen" Tetanus ohne Vorstadium des lokalen, beispielsweise durch Injektion des Toxins direkt in das Zentralnervensystem.

Der vorstehend geschilderte Ablauf der Krankheitserscheinungen ist am besten zu beobachten, wenn man zur Injektion diejenige Giftmenge verwendet, welche gerade der tödlichen Dosis entspricht. Wählt man die Dosis um ein Mehrfaches höher, so können die Krankheitserscheinungen so stürmisch verlaufen, daß die einzelnen Erkrankungsstadien so rasch durchlaufen werden, daß sie in charakteristischer Form nicht zur Beobachtung gelangen, und gleich ein „allgemeiner Tetanus" in Erscheinung tritt.

Das nacheinander einsetzende Befallensein der einzelnen Körperteile vom Tetanus, wie es soeben bei der Maus beschrieben wurde, ist von SAWAMURA „Tetanus ascendens" genannt worden. Es kommt aber auch, vorwiegend bei den größeren Haustieren (und beim Menschen), der „Tetanus descendens" vor. Bei ihm tritt eine tonische Muskelstarre zunächst in Muskelgruppen fern der Injektionsstelle auf, z. B. der Kau- und Gesichtsmuskulatur, beim Pferd und Esel besonders der Muskeln des Ohres und des Schwanzes. Warum gerade diese Prädilektionsstellen mit großer Regelmäßigkeit befallen werden, ist nicht sicher bekannt.

Bei Meerschweinchen und Kaninchen verläuft der Starrkrampf ebenso, wie er bei der Maus geschildert wurde, wenn dieselbe Injektionsart gewählt wurde.

Bei der Wahl anderer Einspritzungsarten wird sich eine Änderung der Verlaufsform konstatieren lassen.

Bei intravenöser und intraperitonealer Injektion wird zunächst einmal eine geringere Menge Toxin zur Erzielung des gewünschten Effektes benötigt als bei subkutaner Injektion. Weiterhin verläuft der Tetanus in allen seinen Stadien stürmischer unter Überspringung der Anfangserscheinungen und befällt gleichzeitig alle Muskelgruppen.

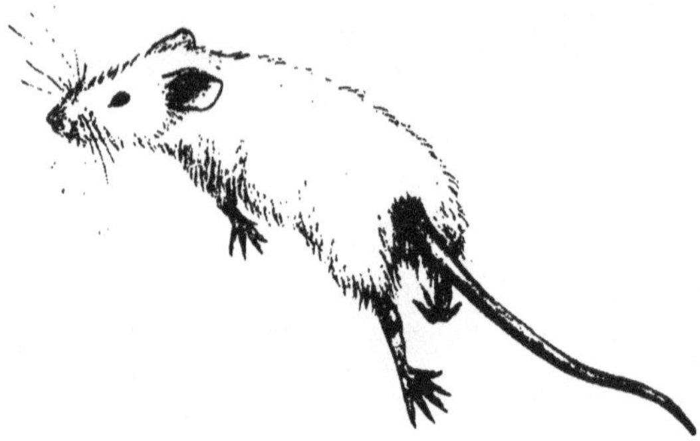

Abb. 8. Tetanische Impfkrümmung der Maus nach linksseitiger paravertebraler Injektion von Tetanustoxin

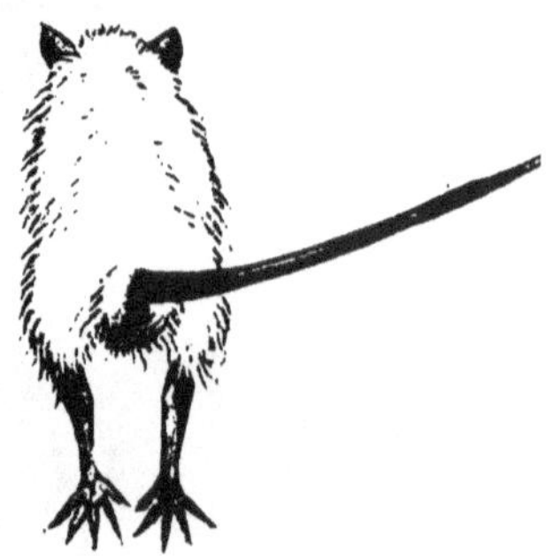

Abb. 9. Tetanischer Streckkrampf der Hinterbeine und des Schwanzes der Maus

Andererseits kann man durch Injektion in Nervenstämme einen geradezu typischen lokalen Tetanus in den abhängigen Muskelgruppen erzeugen. Die Erscheinungen sind um so milder, je weiter entfernt die Injektionsstelle vom Rückenmark liegt. Je näher sie diesem Zentralorgan liegt, desto schneller und typischer setzen die Erscheinungen ein und laufen ab.

Bei Injektion ins Hirn konnte Dönitz einen „Tetanus sine tetano" beobachten. Es bestanden nur geringe Rigiditäten der Muskulatur. Die Tiere gingen nicht an Krämpfen sondern durch Kachexie zugrunde. Eine besondere Form der tödlichen Erkrankung, bei der heftige Schmerzanfälle im Vordergrund standen und die daher „Tetanus dolorosus" bezeichnet wurde, konnten Meyer und Ransom durch zentrale Injektion erzeugen. Auch Roux und Borel beobachteten bei dieser Injektionsart einen veränderten Verlauf des Tetanus. Bei intraspinaler Toxininjektion genügen nach den Untersuchungen von Firor und Lamont 1/400 der tödlichen intravenösen Dosis. Antitoxin kann den Tod der Tiere nicht aufhalten. Injektion von tödlichen Dosen von Tetanustoxin in Lunge, Niere, Hoden, Uterus verursacht allgemeinen Tetanus mit raschem Verlauf. Injektion in das Zwerchfell erzeugt einen rasch tödlichen Atemstillstand auch schon bei Verwendung von nur 1/10 der bei subcutaner Anwendung tödlichen Dosis.

Göpfert und Schäfer haben folgende Erklärung der „Mechanik des Wundstarrkrampfs" gegeben: Der totale Tetanus ist peripher bedingt meist durch eine durch reflektorisch-propriozeptive Reize ausgelöste Tetanusstarre mit Aktionsströmen (in den späteren Stadien vorherrschend). Er ist an die Funktionstüchtigkeit der Endplatten gebunden. Seine Erscheinungen werden am besten durch die Annahme einer allgemein gesteigerten Acetylcholinbildung bzw. eines verminderten Acetylcholinabbaus in den Synapsen verständlich. Die Cholinesterase scheint durch das Toxin angegriffen zu sein, doch spielen andere chemische Faktoren auch noch eine Rolle. Auch der zentrale Tetanus kann als eine Störung des Acetylcholinabbaus betrachtet werden.

Grundsätzlich anders verläuft die Reaktion des Tieres bei oraler Verabreichung des Tetanustoxins. Wir wissen (vgl. S. **14**) daß sich im Magendarmkanal virulente Tetanuserreger aufhalten. Aber schon Ransom konnte 1898 nachweisen, daß die von ihnen auch im Darm produzierten Toxine nicht in den Kreislauf übergehen. Verfütterte Toxine werden durch die Darmpassage deutlich abgeschwächt oder sogar ganz zerstört. (Vinzensi, Sieber und Schoumow-Siemanowski, Carnière.)

Hieraus kann man schließen, daß die Darmschleimhaut nicht permeabel für das Toxin ist. Das gilt nur für die normale Schleimhaut, nicht jedoch für eine erkrankte. Buzello und Rahmel konnten bei Tieren durch Verfütterung von Bakterien blutigen Durchfall erzeugen. Wurden nun Tetanusbazillen verfüttert, so erkrankten die Tiere an einem Starrkrampf und starben auch an ihm. Auch Thalmann gelang dies durch ähnliche Versuchsanordnung. Durch Supravitalversuche mit ausgeschalteten normalen und enterischen Darmschlingen kamen Meyerhofer und Pribram zu ähnlichen Ergebnissen. Man muß also die Möglichkeit zugeben, daß ein enteritisch veränderter Darm die Eintrittspforte für Tetanustoxin abgeben kann, wenn es in nennenswerter Menge in ihm vorhanden ist.

Die Inkubationszeit des Tetanus bei den Tieren hängt ab von der Menge und Giftigkeit des einverleibten Toxins, von der Injektions- oder Implantationstechnik und von der verwendeten Tierart. Abgeschwächte Gifte wie Formol und Jodtrichlorid-Toxoide haben eine sehr lange Inkubationszeit. Verkürzt ist dieselbe bei intravenöser, intraperitonealer, intrazerebraler und intramuraler Injektion. Bei subkutaner Injektion ist die Inkubation länger bei Einspritzung in die Peripherie der Extremität als bei solcher in den Rumpf. Am längsten ist sie bei intraartikulärer Injektion oder in die Markhöhle eines Röhrenknochens.

Einige zahlenmäßige Ergebnisse der Studien von Courmont und Doyen auf diesem Gebiet seien nachstehend mitgeteilt. Die 30000fache Erhöhung der Dosis über die Letaldosis verkürzt beim Meerschweinchen die Inkubation nur um zwei Stunden, bei der 90000fachen Erhöhung um 3 Stunden. Sie betrug dann immer noch 12—13 Stunden. Eine weitere Verkürzung ist auch durch noch so starke Dosierungsvergrößerung nicht zu erreichen.

Am empfindlichsten sind weiße Mäuse, bei ihnen beträgt die Inkubation bei subkutaner Injektion und einfach letaler Dosis etwa 36 Stunden. Etwas länger ist sie beim Meerschweinchen, beim Kaninchen 3—4 Tage, beim Pferd, das sehr empfänglich ist, 9—12 Tage. (Beim Menschen 4 Tage bis 4 Wochen).

4. Die Wertbestimmung des Tetanustoxins

Der durch die Giftinjektion erzeugte Tetanus der Versuchstiere verläuft so gesetzmäßig, daß man aus seiner Beobachtung Rückschlüsse auf die zur Anwendung gebrachten Giftmengen machen und sie sogar zahlenmäßig errechnen kann, wenn man stets dieselben Versuchsbedingungen einhält und dieselbe Tierart von gleicher Größe (Körpergewicht) verwendet.

Von v. Behring stammt eine solche Versuchsanordnung. Er bezeichnet diejenige Giftmenge, die bei subkutaner Injektion eine Maus von 10 g Gewicht unter den vorstehend beschriebenen Krankheitserscheinungen in 4—5 Tagen tötet, als einfache tödliche Dosis oder als tödlichen Grenzwert (Limes +). Diejenige Giftmenge, welche nur die ersten Krankheitserscheinungen erzeugte, nicht aber zum Tode führte, bezeichnete er als den gerade krankmachenden Grenzwert des Giftes (Limes 0). Beide Werte geben den „direkten Giftwert" (der indirekte Giftwert hängt mit der Antitoxinbindung zusammen). Den Unterschied zwischen Limes + und Limes 0 nennt man Differenzwert oder D-Wert. Er pflegt im allgemeinen konstant zu sein. Im allgemeinen beträgt der Limes 0 etwa ein Drittel des Limes +.

Der direkte Giftwert eines Tetanustoxins wird mit „+ Ms" bezeichnet, und es ist „1 + Ms" die gerade noch tödliche Giftmenge für 1 g Körpergewicht einer Maus. Mit „— Ms" bezeichnet man die Tetanusantitoxinmenge, welche die gleiche Menge + Ms zu neutralisieren in der Lage ist. Wirksames Tetanustoxin enthält in 1 ccm 2000000 — 4000000 + Ms.

Die Empfindlichkeit verschiedener Tierarten schwankt in erheblichen Grenzen. Wenn man die Maus als Normaltier betrachtet, kann man folgende Reihe aufstellen:

1/12	Pferd
1/6	Meerschweinchen
1	Maus
2	Ziege
50	Hund
150	Kaninchen
1 000	Gans
14 000	Taube
30 000	Huhn

Diese Tabelle bedeutet, daß das Pferd 12 mal empfindlicher als die Maus, der Hund jedoch nur 1/50 so empfindlich ist. Obenan steht also das empfindlichste Tier, unten das unempfindlichste.

Gänzlich unempfindlich sind Igel, Schlangen, Schildkröten, Alligatoren und auch Frösche. Aber nicht nur gegenüber der tödlichen Dosis verhalten sich die Tiere verschieden, sondern auch gegenüber der krankmachenden Dosis (Limes 0). Sie beträgt pro kg Körpergewicht:

1/5—1/3 + Ms bei der Maus,
1/6 + Ms beim Meerschweinchen,
1/100 + Ms beim Kaninchen.

Auch die Empfindlichkeitsbreiten (D-Wert = Abstand zwischen krankmachender und tödlicher Dosis) schwankt ebenfalls (Knorr). Das Pferd hat (ebenso der Mensch) eine sehr geringe Breite. Die krankmachende Dosis ist nur halb so groß wie die tödliche.

Auch das Alter hat einen Einfluß. Junge Tiere sind empfindlicher als alte (v. BEHRING). Beim Kaninchen verhalten sie sich wie 1 : 4. Hungernde Mäuse sind unempfindlicher als normal ernährte (KNORR), kastrierte Tiere unempfindlicher als normale (SILVESTRINI). ROCKI machte Parabiose-Versuche durch Bildung von Hautbrücken und Überpflanzung des Nervus ischiadicus um festzustellen, ob das Tetanustoxin durch den Blut-Lymph-Weg oder über die Nervenstämme fortgeleitet wird. Das Ergebnis war, daß das Toxin sowohl über die Blutbahn als auch längs der Nerven fortschreitet.

5. Die Verbreitung im Körper bei Mensch und Tier

Aus der Impfstelle oder der Wunde gelangt das Tetanustoxin in die Lymphspalten und die Kapillaren. Der größte Teil desselben wird von den motorischen Nervenstämmen in den Achsenzylindern selektiv aufgesaugt und von dort unaufhaltsam zum Zentralnervensystem transportiert, dessen Zellen eine ganz besondere Affinität zu diesem Gift besitzen. (MEYER und RANSOM, ASCHOFF und ROBERTSON, GOTTLIEB und FREUND). Im Rückenmark geht es seine erste Bindung mit den motorischen Rückenmarksganglien der Impfseite ein.

Der in die Blutbahn gelangte kleine Teil des Giftes wird durch den Kreislauf allen motorischen Nerven des Körpers zugeleitet, von ihnen abgefangen und gelangt nun auf dem schon beschriebenen Wege zum Zentralnervensystem (MEYER und RANSOM, MAZIL und MORAZ). Auch ein direkter Transport zum Zentralnervensystem ist möglich. Auf diese Weise erklärt man das Frühsymptom des Trismus und der mimischen Gesichtsstarre beim Menschen mit einer besonderen Empfindlichkeit der Gegend der Trigeminus-Kerne für das im Blut kreisende Tetanustoxin.

Es gibt zwei verschiedene Formen der Giftbindung (WOLF, EISNER), nämlich einmal die feste chemische Bindung, etwa der in der Histologie üblichen Färbung der Ganglienzellen vergleichbar, und dann noch eine lockere „Attraktion". Vorwiegend die erste Art ruft die Krankheitserscheinungen hervor. Wenn eine gewisse Giftmenge in den motorischen Ganglien des Rückenmarks verankert ist, dann gelangt es in ein Stadium der Übererregbarkeit, welche die tonische Unilateralstarre zur Folge hat. Dann greift im Rückenmark das Gift auf die motorischen Zentren der anderen Seite über und erzeugt die „Querstarre". Weiterhin dringt es in die Elemente des Reflexbogens ein und bewirkt die Reflexsteigerung. Durch Weiterwanderung im Rückenmark in der Richtung zum Gehirn werden immer neue motorische Zentren ergriffen, so daß nacheinander die erhöhte Reflexerregbarkeit und die tetanische Muskelstarre immer mehr Körpergegenden befallen. Unverändertes Gift ist bei tetanischen Tieren in Hirn und Rückenmark nicht nachzuweisen, da es sofort an den Zellen fest verankert wird. Es kommt also zu einer Art von Entgiftung allerdings unter schwerer Schädigung der betreffenden Nervenzelle selbst. Die Bindung an das Nervensystem ist so fest, daß z. B. Implantation von Nervensubstanz tetanischer Tiere in andere bei diesen keinen Starrkrampf erzeugt.

Ein Ausscheidungsweg des Toxins aus dem Körper ist nicht bekannt, wenn man nicht die Bindung an die Nervenzelle als solchen ansehen will. Weder in Speichel, Schweiß, Magensaft, Galle, Darminhalt, noch im Urin von tetanuskranken Tieren und Menschen wurde es gefunden, nur gelegentlich im Urin von Tieren, die mit sehr großen Toxinmengen überschwemmt worden waren. Also „ansteckend" im üblichen Sinne ist der Tetanus nicht. Das Wundsekret von tetanusbehafteten Hunden kann man als einzigen Ausscheidungsort ansehen. Aber wir tun wohl besser daran, den Vorgang so aufzufassen, daß es sich dabei um die Mengen von eben produziertem Tetanustoxin handelt, welche noch nicht zur Resorption gelangt sind.

In frühen Stadien der Erkrankung läßt sich das Gift im Blut nachweisen (Buzello, Nissen). Negative Befunde sind wohl so zu erklären, daß es sich um Spätfälle gehandelt hat. Auch in der Spinalflüssigkeit ist das Tetanustoxin enthalten (Stinzing, Buzello). Die mit der Spinalflüssigkeit der Tetanuskranken geimpften Tiere starben schneller als die mit dem Wundsekret geimpften. Die vorstehende Schilderung beruht auf dem Ergebnis langjähriger und mühevoller, teilweise sich auch widersprechender Forschungen, die hier nicht im einzelnen besprochen werden sollen, um nicht die Klarheit des Bildes zu verschleiern.

Leider haben wir auch heute noch keine Mittel, um das Gift auf seiner Wanderung in den motorischen Nerven aufzuhalten. Das in der Nervensubstanz angelangte Gift ist dort fest verankert, so daß es unseren therapeutischen Maßnahmen nicht mehr zugänglich ist. Auch Nervendurchschneidungen nützen nichts. Eine zentrifugale Wanderung des Toxins vom Rückenmark in noch nicht betroffene periphere Nerven findet nach den Versuchen von Buzello nicht statt.

Wenn man nach den Versuchen von Wassermann und Takadi Gehirnbrei und Tetanustoxin mischt, so kann man mit ihm beim Tier keine Tetanuserkrankung erzeugen. 1 g Gehirnmasse in 10 ccm physiologischer Kochsalzlösung vermögen 10 für Mäuse letale Giftdosen zu binden. Vorbedingung ist jedoch, daß die Mischung vor der Injektion erfolgt. Über die Deutung dieses Phänomens herrscht keine Einigkeit. v. Behring, Besredka, Metschnikoff nehmen an, daß die Gehirnaufschwemmung die Leukozyten des Organismus anlockt und dies zur Neutralisation des Giftes führe.

Daß die Leukozyten mit ihren phagozytären Kräften sich wesentlich an der Unschädlichmachung der eingedrungenen Tetanusbazillen beteiligen, ist wahrscheinlich. Sie tun dies einmal durch direkte Phagozytose der Bakterien, aber auch durch Autolyse der Gewebsnekrosen in der Wunde, denn unbestreitbar ist es, daß sie einen günstigen Nährboden für das Wachstum der Tetanusbazillen abgeben etwa vergleichbar dem Gewebsstückchen in der Tarozzi-Bouillon. Daher ist dann auch die Fortschaffung der der Nekrose verfallenen Gewebsteile in einer Wunde durch chirurgische Mittel die beste Verhütungsmaßnahme gegen den Tetanus.

Weiterhin ist von Wichtigkeit, daß die Tetanusbazillen selbst nur an der Impfstelle oder in der Wunde nachweisbar sind. Ein Einwandern derselben in innere Organe oder eine sonstige bakterielle Invasion in den übrigen Körper findet nicht statt. Die Bazillen bleiben an den Impfstellen liegen und betätigen sich von dort aus als Giftproduzenten. Diese sozusagen „klassischen Auffassungen" sind jedoch in letzten Jahren nicht unwidersprochen geblieben.

Die Fortbewegung des Tetanustoxins im Körper ist Gegenstand sehr eingehender, in ihrem Ergebnis aber keineswegs einheitlicher Versuche gewesen. Nur die wichtigsten Forschungen auf diesem Gebiet seien mitgeteilt.

Wenden wir uns zunächst der Frage der Wanderung der Tetanusbazillen selbst zu. Entgegen der landläufigen Annahme, daß eine solche in nennenswertem Umfang nicht stattfindet, fand Mayer, daß sie mit dem Lymphstrom wandern und aus den Lymphgefäßen gezüchtet werden können. Auch im Herzblut und in den inneren Organen konnte er sie nachweisen. Bei einem Fall menschlichen puerperalen Tetanus gelang der Bazillennachweis in den Organen auch bei ausgeführter Uterus-Exstirpation. Die daraufhin von MAYER angestellten Tierversuche hatten das Ergebnis, daß auf der Höhe des Krankheitsverlaufs die Bakterien in den Kreislauf einbrechen und den Gesamtorganismus überschwemmen. Besonders ausgeprägt ist dies bei Mischinfektion mit Bazillus putrificus verrucosus. Beim Versuchstier findet bei experimentellem Tetanus eine verstärkte Ausscheidung der Bakterien in den Darm statt. Der Nachweis von Tetanusbazillen in Herzblut und Milz gelang durch PIRINGER.

Zahlreich sind auch die Versuche mit Tetanustoxin. BATTILIORO machte Toxininjektionen in den Nervus ischiadicus mit und ohne Durchschneidung desselben oberhalb der Einspritzungsstelle zu verschiedenen Zeiten. Das Ergebnis war, daß das Toxin in den Nervenscheiden, nicht aber in den Gefäßen aufsteigt. Dieser Weg ist wieder durchgängig, wenn neue Achsenzylinder die Narbe überbrücken. Nach den Untersuchungen von ROSSI unterbricht eine Alkoholinjektion in die Nervenstämme den Toxintransport, rettet das Tier aber nicht vor dem Tode.

Die Wanderungsgeschwindigkeit vom Injektionsdepot zu den Nerven und in ihm weiter zum Rückenmark ist von BROMEIS studiert worden. Sie ist außerordentlich schnell, beträgt etwa 1 ccm pro Stunde und damit kaum $^1/_3$ der Inkubationszeit. Daraus ist der Schluß zu ziehen, daß die für eine Antitoxinwirkung mögliche Zeit sehr kurz ist. Beim Menschen spielt aber neben der Nervenleitung der Gifttransport auf dem Blut- und Lymphwege eine größere Rolle als beim Tier.

Die histologischen Veränderungen an den Nervenfasern und Nervenendigungen durch das Tetanustoxin sind von KURA und KAMESAWA studiert worden, indem sie durch Toxininjektionen einen Wundstarrkrampf erzeugten. Es fanden sich an weit von der Injektionsstelle entfernten Nervenstämmen der unteren Extremität eine Quellung der Achsenzylinder, eine Rauhigkeit ihrer Konturen, eine Vermehrung der Windungen und eine Ungleichmäßigkeit der Silberimprägnation. Diese Veränderungen differierten je nach dem Abstand von der Injektionsstelle.

Eine Reihe von Autoren (z. B. ABÉL, GRÉEN, EVANS, u. a.), welche sich aber in der Minderheit befinden, sind der Auffassung, daß der Toxintransport nicht längs der Achsenzylinder zum Zentralnervensystem, sondern auf dem Blutwege erfolgt. Wenn bei Autopsien an Tetanus verendeter Tiere viele Forscher (z. B. ZUMPÉ und v. OÉTTINGÉN) Bakterien in inneren Organen nachweisen konnten, so liegt es wohl daran, daß diese zusammen mit den anderen in der Wunde wohnenden Bakterien mitgerissen wurden, als sich eine bakterielle Allgemeininfektion ausbildete. BUZELLO konnte dies in Tierversuchen nachweisen. Auch beim Menschen sind derartige Fälle bekannt.

Man muß also zugeben, daß diese Streitfrage noch nicht restlos gelöst ist. Diese Situation ist von DOERZ, SEIDENBERG und MAGRASSI in allen Einzelheiten beleuchtet worden, ohne daß eine befriedigende Erklärung erzielt werden konnte.

Es scheint aber sicher zu sein, daß es eine „Tetanusbazillämie" gibt (Piringer). Er konnte sie auch experimentell erzeugen. Beim Tier tritt sie meist präagonal auf. PALMA hat einen Fall eines menschlichen Bazillenträgers beschrieben, der rezidivierend an Tetanus erkrankte und in dessen Abszeßeiter die Erreger nachgewiesen werden konnten. Die natürliche Tetanusinfektion beim Menschen verläuft ganz genau so wie die künstliche beim Versuchstier. Hiervon handelt Abschnitt VI.

Das Verhalten des Tetanustoxins und Antitoxins zur Blutliquor-Schranke ist oft studiert worden. Nach Untersuchungen von Schäfer kann Tetanusantitoxin wegen der Blutliquor-Schranke nicht in Nervensubstanz eindringen. Die Therapie muß also bestrebt sein, diese Schranke zu lockern. Das kann in bescheidener Weise erreicht werden durch sehr hohe intravenöse Serumgaben. Dadurch wird die Schranke anscheinend etwas undicht. Eine Unterstützung durch Narkosemittel ist ratsam, welche die Schranke ebenfalls etwas lockern können.

Nach den Untersuchungen von Liberti soll man Tetanustoxin im Liquor nicht nachweisen können. Nach einer Antitoxinbehandlung läßt sich dieses im Liquor nur in geringer Menge auffinden, und zwar sehr viel weniger als im Blut. Bei aseptischer Meningitis soll der Antitoxingehalt um ein Vielfaches erhöht sein und dem Grade der Meningitis proportional gehen.

Der Liquor selbst erleidet während der Tetanusinfektion einige Veränderungen (Liberti). Sein Glukosegehalt ist erhöht als Ausdruck der toxischen Schädigung des Nervensystems. Hierdurch ist auch die Zunahme der Globuline, Chloride und des Harnstoffgehalts erklärt. Die Mastixreaktion ist unverändert. Im Blute sind nur geringe Änderungen nachweisbar (Arneth). Therapeutisch interessant ist eine Veröffentlichung von Scharapow. In drei Fällen von schlaffer Paraplegie nach Rückenmarkschußverletzungen wurde bei Komplikation durch Tetanus eine deutliche Besserung der Lähmung beobachtet. Der Autor hält dies für keinen Zufall, sondern für eine Wirkung der Tetanustoxine auf die erhalten gebliebenen Ganglienzellen und regt die Untersuchung der Anwendungsmöglichkeit abgeschwächter Tetanuskulturen oder Toxine zur Therapie von Lähmungen an.

6. Tetanolysin

Neben dem soeben besprochenen Tetanustoxin bilden die Bakterien in den Kulturen noch ein Gift, welches rote Blutkörperchen auflöst und das von Ehrlich „Tetanolysin“ genannt wurde. In den Kulturen ist die Produktion der einen oder anderen Giftform verschieden stark. Beide vermögen im Tierkörper spezifische Antitoxine zu bilden, ein Beweis für ihre differente Struktur und Natur. Das Lysin ist aber wesentlich labiler als das Toxin (Eisler).

Bei der Entstehung des klinischen Krankheitsbildes des Starrkrampfes hat das Tetanolysin so gut wie keine Bedeutung (Myamoto). Das Vitamin B 1 besitzt keine lytische Wirkung auf das Tetanustoxin (Ginffer), wie einmal vermutet wurde.

V. Das Tetanusantitoxin

1. Erzeugung des Antitoxins

Es war eine Großtat medizinischer Forschung ersten Ranges, als im Jahre 1890 v. BEHRING und KITASATO berichteten, daß es ihnen gelungen sei, bei Kaninchen künstlich eine Immunität gegen Tetanusinfektion zu erzeugen. Diese Tiere erkrankten nicht, auch wenn ihnen die 20 fach tödliche Dosis des Giftes beigebracht wurde. Das Serum dieser Tiere enthielt ein Gegengift, welches auch außerhalb des Organismus im Reagensglas im Mischungsversuch das Toxin binden konnte. Die beiden Forscher nannten den Stoff, der diese Eigenschaften besaß und der sich in lebenden Tierkörpern gebildet hatte, „Antitoxin". Auch wurde erkannt, daß mit dem Serum diese Schutzwirkung auf andere Lebewesen übertragen werden kann. In den folgenden Jahren sind eine ungeheuer große Zahl von Arbeiten darüber erschienen, von denen nur die allerwichtigsten hier erwähnt werden können.

Sehr bald schon wandte sich v. BEHRING den Versuchen an Pferden zu, welche zwar wesentlich empfindlicher gegen die Erkrankung und schwer zu behandeln waren, aber allein als Serumspender in Frage kamen. Zu den ersten Versuchen wurde das mit Jodtrichlorid abgeschwächte Tetanusgift verwendet und zwar in der Art, daß zunächst mit dem Gehalt dieses Stoffes von 0,25 % begonnen, dann langsam gestiegen wurde, so daß die Tiere nach 6—8 Wochen auch die Injektion unabgeschwächten Giftes vertragen.

Das Prinzip der Verwendung von abgeschwächtem Toxin ist in der Folgezeit mehrfach modifiziert worden. Beispielsweise sei aufgeführt:

Abschwächung mit:	Autor:
Lugollösung	ROUX und MARTIN
Schwefelkohlenstoff	EHRLICH
Erhitzung	EISLER und LŒWENSTEIN, RAMON
Milchsäure und Erhitzung	VAILLARD
Formalin	RAMON
Formalin	RAMON
Formalin und Belichtung	RAMON
Benutzung von Tauben	TIZZONI und CATTANI
Antitoxin	BABÈS und PAWLOWSKY

Nicht bei allen Tierarten ist die Möglichkeit der Immunisierung gleich gut. Gegen das Tetanusgift unempfindliche Tiere wie z. B. Vögel und Reptilien bilden schon nach geringen Giftinjektionen reichlich Antitoxin, ohne Krankheitserscheinungen zu zeigen. Leider sind diese Tiere wegen ihrer Größe als Serumlieferanten nicht geeignet.

So kommt praktisch für die Antitoxingewinnung nur das Pferd in Frage. Wegen der Folgen der nach Pferdeseruminjektion mitunter auftretenden Serumkrankheit (vgl. Abschn. VII, 2) ist man dazu übergegangen, auch das Rind zur Serumgewinnung heranzuziehen (KRAUS und SORDELLI).

RAMON hat mittels einer Anatoxinlösung im Pferde Antitoxin hergestellt, welches künstlich konzentriert und sehr eiweißarm (10—30 mal weniger Eiweiß als gewöhnliches Serum) gemacht worden ist. RAMON und RICHON benutzten hochwertigste Seren mit bis 12000 AE. im Kubikzentimeter, die durch Überimmunisierung von Pferden mit Anatoxinen gewonnen worden waren, 0,5 ccm eines Serums von 7000 Einheiten werden z. B. mit physiologischer Kochsalzlösung vermischt. Dann enthalten die 10 ccm Antitoxinlösung 3500 AE., also die übliche Schutzdosis, aber nur den 20. Teil der Eiweißmenge des Rohserums. Außerdem wird noch eine Denaturierung des Pferdeeiweißes mit Formaldehyd vorgenommen. Eine Veränderung des Antitoxingehalts findet dadurch nicht statt. Die Lösung ist nach den bisherigen Erfahrungen außerordentlich haltbar, und zwar besser, als das gewöhnliche antitoxische Serum, da nach einem Jahr fast keine Senkung des Antitoxingehalts zu beobachten ist und selbst Einfrieren und Wiederauftauen eine Veränderung nicht hervorrufen können. Auch die in gewöhnlichem Serum nach einiger Zeit auftretenden Eiweißniederschläge sind nie beobachtet worden. Im Tierversuch konnte bewiesen werden, daß sich der mit der Lösung zugeführte Antikörper länger im Organismus hält als der mit üblichen Seren einverleibte.

In neuerer Zeit ist es gelungen, den Eiweißgehalt der Sera weitgehend zu verringern, indem man sie einem Verdauungsvorgang unterwarf (Fermoserum). Im nächsten Hauptabschnitt wird darauf näher einzugehen sein.

Die technische Gewinnung des Tetanusantitoxins erfolgt in industriellen Sonderinstituten, da hierzu große Erfahrung und umfangreiche Anlagen notwendig sind. Verwendbar sind nicht zu alte und nicht zu junge Pferde (4—6 Jahre alt), bei denen zunächst eine gewisse „Grundimmunität" mit abgeschwächtem Toxin erzeugt werden muß.

Die Art des Impfens sei beispielsweise an Hand der alten BEHRINGschen Vorschriften erläutert. Mit Hilfe des mit Jodtrichlorid abgeschwächten Tetanusgiftes wird einleitend bei den Pferden eine Grundimmunität erzeugt. Zunächst wurden 10 ccm einer filtrierten karbolisierten Tetanusbouillonkultur mit 0,25 % Jodtrichloridzusatz injiziert, nach 8 Tagen 20 ccm und nach weiteren 3 Tagen 50 ccm. Allgemeinbefinden, Gewicht und Temperatur des Tieres werden dabei dauernd überwacht. 8 und 14 Tage später erhält das Tier 30 ccm Bouillonkultur mit nur 0,175 % Jodtrichloridzusatz, nach 8 Tagen 20 ccm mit 0,125 % Zusatz.

Nach dieser Zeit wird angenommen, daß die Grundimmunität erreicht ist, und das Serum des Tieres wird auf seinen Gehalt an Antitoxin geprüft. Wenn 0,01 ccm Serum im Reagensglas 4000000 +Ms neutralisierte, so wurde zur weiteren Immunisierung unabgeschwächtes Gift verwendet, beginnend mit 0,25 ccm Bouillonkultur, steigend mit jedem fünften Tage um das Doppelte. Je nach Reaktion des Tieres wird die Dosis geändert, sogar mit ihr zurückgegangen.

Auch mit Formaldehyd abgeschwächte Kulturen kann man verwenden (v. EISLER, SILBERSTEIN). Das Verfahren soll für Pferde ungefährlich sein und schneller brauchbares Serum liefern. Auch mit Toxin-Antitoxingemischen kann man dasselbe Ziel erreichen

(v. Eisler und Sordelli). Dabei kann man beides vor der Injektion mischen oder auch getrennt nacheinander dem Tiere einspritzen. Das Prinzip ist stets dasselbe.

Zur Erzeugung konzentrierter Heilsera wird das Eiweiß fraktioniert ausgesalzen. Bei $^1/_3$ Sättigung mit Ammonsulfat fallen die Euglobuline (an welchen im wesentlichen die anaphylaktischen Eigenschaften verankert sind), bei Halbsättigung die Pseudoglobuline mit dem Antitoxin und bei Ganzsättigung die Albumine aus. Man muß also das Pseudoglobulin möglichst von den Euglobulinen und Albuminen trennen. Das sogenannte „gereinigte Serum", welches im wesentlichen die Pseudoglobulinfraktion enthält, wird bis zu einem Eiweißgehalt von 12 % konzentriert, und zwar durch fraktionierte Aussalzung mit anschließender Dialyse oder auf elektroosmotischem Weg.

Diese gereinigten Seren haben die Vorzüge, daß sie rascher resorbiert werden und daher schneller eine Wirksamkeit entfalten, daß sie in der gleichen Flüssigkeitsmenge den 3—4 fachen Antitoxingehalt haben, daß sie nicht beim Lagern zu Ausfällungen mit entsprechendem Wertigkeitsverlust neigen, daß die Gefahr der Serumkrankheit wenn nicht völlig gebannt, so doch deutlich vermindert ist, und daß durch die Konzentration die gleichzeitige Injektion von Phenol (das als Kondensierungsmittel zugefügt wird) herabgesetzt wird.

2. Wertbestimmung der erhaltenen Sera

Durch Venenpunktion wird den immunisierten Pferden das Serum entzogen und als Heilserum mit einem bestimmten Phenolzusatz in den Handel gebracht. Die Seren müssen folgende Bedingungen erfüllen:

1. Sie müssen frei von gröberen Niederschlägen und klar sein.
2. Sie dürfen nicht bakteriell verunreinigt sein.
3. Sie müssen geruchlos sein oder nur den leichten Geruch des verwendeten Konservierungsmittels aufweisen.
4. Sie dürfen nicht mehr als 0,5 % Phenol oder 0,4 % Trikresol enthalten.
5. Sie müssen frei von Tetanustoxin sein.
6. Sie dürfen nicht mehr als 12 % Eiweiß enthalten.
7. Sie müssen die auf der Beschriftung angegebenen Antitoxinmengen enthalten.

Da wir das Antitoxin nicht isolieren können und auch seine chemische Zusammensetzung nicht bekannt ist, so sind rein chemische Methoden zur Ermittlung seines Wertes nicht gangbar. Es bleibt nur der Weg über das biologische Experiment übrig. Dabei gibt es drei verschiedene Möglichkeiten:

a) Durch Injektion des antitoxischen Serums in ein für Tetanus empfängliches Versuchstier und nachfolgende Injektion einer entsprechenden Toxinmenge läßt sich der Wert bestimmen.
b) Dasselbe ist möglich durch Ermittlung des Heilwertes, indem man zunächst eine Toxinmenge injiziert und der Einspritzung das Antitoxin folgen läßt.
c) Und schließlich kann man im Mischungsversuch mit nachfolgender Injektion des Gemisches den Wert bestimmen.

Auf diese Weise kann man erproben, welche kleinste Menge Tetanusserum ausreicht, um eine bestimmte Tetanustoxinmenge zu neutralisieren. In Deutschland ist zur staatlichen Serumprüfung der Mischungsversuch vorgeschrieben. Verwendet wird ein konstantes, sich immer gleichbleibendes Tetanustestserum, welches im Institut für experimentelle Therapie in Frankfurt a. M. (der deutschen staatlichen Prüfungsstelle) in trockener Form in Vakuumröhrchen aufbewahrt wird.

Die Tetanusantitoxineinheit ist eine rein willkürlich gewählte, aber in Bezug auf dieses Trockentestserum sich immer gleichbleibende Größe. Man hat angenommen, daß 1 g des Frankfurter Trockenserums = 43,33 AE. entspricht. Andere Länder hatten andere Maße eingeführt. Sie weichen erheblich voneinander ab. Durch internationale Übereinkunft ist seit dem 1. 1. 1928 eine internationale Einheit eingeführt worden. Die neue internationale Einheit ist gleich $^1/_2$ der alten amerikanischen und $^1/_{125}$ der alten deutschen Einheit. Aus der folgenden Tabelle sind die Vergleichswerte zu entnehmen.

Alte Deutsche Einheit	A. E. 1/125	1	2	4	6	8	10	20	100	200	400
Amerikan. Einheit	A.U. 1/2	63	125	250	375	500	625	1250	6250	12500	25000
Französ. Einheit	U.I. 25	3125	6250	12500	18750	25000	31250	62500	312500	625000	1250000
Neue Intern. Einheit	A.E. 1	125	250	500	750	1000	1250	2500	12500	25000	50000

In Deutschland wird das Tetanusserum in einigen Serumwerken hergestellt, die unter staatlicher Aufsicht stehen. Es kommt in Ampullen zu 5 ccm (als Schutzdosis) und in solchen von 25—100 ccm (als Heildosis) und für Sonderzwecke auch als Trockenantitoxin in den Handel. Jede Packung muß Angaben über Herstellungsart und Antitoxinmenge enthalten, und außerdem ein Datum, bis zu welchem das Serum verwendbar ist. Meist beträgt der Zeitraum 5 Jahre.

Auch nach der staatlichen Zulassung werden die Seren laufend überwacht und einer Nachprüfung ihrer Wertigkeit unterzogen. Wird hierbei Abschwächung ihrer Wirksamkeit um mehr als 10% festgestellt, dann werden dieselben durch amtlichen Aufruf eingezogen.

Die Seren sollen kühl und unter Luftabschluß aufbewahrt werden. Durch Einfrierung verlieren sie sehr erheblich an Wirkungskraft. Waren sie einmal gefroren, so sind sie nach dem Auftauen praktisch wirkungslos.

3. Wirkung des Antitoxins auf Tier und Mensch

Die Fähigkeit, das Tetanusgift zu binden und unschädlich zu machen, ist die wichtigste Eigenschaft des Antitoxins. Diese Fähigkeit entfaltet es sowohl im Reagensglasversuch als auch im lebenden Organismus von Mensch und Tier.

Beim Mischungsversuch ist die Bindungszeit von Einfluß. Je länger sie ist, desto mehr Gift wird gebunden und desto fester ist der Charakter der Bindung. Je größer die Konzentration ist, desto rascher erfolgt die Bindung (v. Wassermann). Ein Überfluß von Antitoxin bewirkt eine festere Bindung als eine äquivalente Mischung von Antitoxin und Toxin. Dagegen scheint die Temperatur zwischen 0 Grad und 37 Grad keinen nennenswerten Einfluß zu haben (v. Behring und Ransom).

Die chemische Struktur des Antitoxins ist unbekannt. Eine Isolierung desselben aus dem Immunserum ist bisher nicht gelungen. Eine Unterscheidung des gewöhnlichen Serums von dem antitoxischen derselben Tierart ist nur durch den biologischen Versuch möglich. Das Antitoxin ist an Eiweißbestandteile gebunden, es ist nur in Wasser, dagegen nicht in Alkohol und Äther löslich. Erhitzung über 68 Grad zerstört im flüssigen Serum das Antitoxin fast völlig. Als Trockenserum verträgt es diese Temperaturen etwas besser.

Die Anreicherung des Antitoxins im Serum wurde schon bei der Besprechung konzentrierter Seren erwähnt (PICK). Man konnte auf diesem Wege bis zu 9 fache Seren herstellen (HOMÈR). Erwähnt seien noch die Versuche BRIÈGERS, das Antitoxin an Metallsalze (Zinksulfat, Zinkchlorid, Bleiazetat) anzulagern. Für die praktische Therapie sind sie nicht verwertbar geworden. Der Immunisierungs- und Heilwert von Seren derselben Tierart erwies sich insofern dem gleichstarker Seren eines anderen Tieres überlegen, als die Ausscheidung des homologen Serums langsamer erfolgte als des heterologen Serums. Auch diese Erkenntnis hat bisher keine Auswirkung für die Therapie des menschlichen Tetanus gehabt, da wir menschliches antitoxisches Serum nicht herstellen.

Die Erkenntnis, daß nur ein antitoxisches Serum ein gutes Schutzmittel und Heilmittel gegen den Tetanus haben kann, ist schon in den ersten Veröffentlichungen von v. BÈHRING und KITASATO enthalten. Mit diesen Problemen haben sich dann in der Folgezeit sehr viele Forscher beschäftigt. Auch ablehnende Stimmen (z. B. DÖNITZ, BÈCK u. a.) wurden laut. Heute sind wir jedoch über die Wirkungsweise des Antitoxins im Körper leidlich gut unterrichtet.

Das subkutan injizierte Antitoxin gelangt zunächst in die Lymphspalten und von dort in den Blutkreislauf und mit ihm in alle Organe und Gewebe des Körpers. Es ist wahrscheinlich, daß ein Teil des Antitoxins in den Geweben abgebaut wird. Ein anderer Teil wird ausgeschieden und zwar im Urin und Kot (v. BÈHRING, VAGEDÈS) aber auch durch die Milch (EHRLICH). Die Dauer der Resorption hat KNORR untersucht. Das Optimum liegt bei 24—36 Stunden. Von da an nahm der Antitoxingehalt ständig ab. Er betrug am 6. Tage nur noch $^1/_3$ des Optimums, am 12. Tage nur noch $^1/_{56}$, und nach 3 Wochen war überhaupt kein Antitoxin im Körper mehr vorhanden. Nach den Untersuchungen von SACQUÈPEÉ ist die Verweildauer des Antitoxins im Körper sehr variabel. Manchmal war es schon am 16. Tage verschwunden, in anderen Fällen am 47. Tage noch nachweisbar. Ein von RAMON hergestelltes Präparat soll sogar 3 Monate im Körper verweilen. Diese Erkenntnisse sind von sehr großer praktischer Bedeutung für die Serumprophylaxe des Tetanus und ihre Wirksamkeit.

Das intravenös injizierte Antitoxin tritt zu einem gewissen Teile, der bis zu $^1/_3$ betragen kann, aus den Gefäßen in die Lymphspalten des Gewebes über.

Bei subarachnoidaler Injektion tritt das Antitoxin sehr schnell in das Blut über. Nach 24 Stunden ist in ihm die Gesamtmenge nachweisbar. Und von dort aus erfolgt dann wieder die Abgabe an die Körpergewebe, nur nicht an das Nervengewebe (RANSOM).

Wenn man im Experiment Toxin und Antitoxin gleichzeitig verabreicht, dann erfolgt eine prompte Neutralisierung im Blute. Aber auch noch eine bestimmte Zeit nach erfolgter Infektion, also während der Inkubationszeit, ist die Wirksamkeit sicher vorhanden. Erst dann, wenn das Gift schon an den Zellen des Nervensystems verankert ist, kann es von dem Antitoxin nicht mehr unschädlich gemacht werden und kann weder die klinischen Erscheinungen der Krankheit noch gegebenenfalls den Tod des Individuums verhindern. Somit ist die Wirksamkeit des Antitoxins in höchstem Grade abhängig sowohl von der eingespritzten Menge als auch von dem Zeitpunkt der Injektion, wobei letztere nicht früh genug gewählt werden kann.

Nur in ein Gewebe des Körpers vermag das Antitoxin — leider — nicht einzudringen (Ransom und Meyer und zahlreiche Nachuntersucher), und das ist das zentrale und periphere Nervensystem, auch wenn man den Antitoxingehalt des Körpers noch so sehr steigert. Andererseits kann man in einem Körper, dessen Antitoxingehalt sehr hoch getrieben ist, mit Leichtigkeit und sicher einen tödlichen Tetanus erzwingen, wenn das Toxin direkt in das Nervensystem injiziert wird. Weder beim Versuchstier noch beim Menschen gelingt es, das Antitoxin in der Nervensubstanz zur Wirkung zu bringen, geschweige denn das in ihr verankerte Gift zu eliminieren. Man hat zwar experimentell bei Tieren direkt das Toxin in einen Nervenstamm injiziert und etwa 1 Stunde später das Antitoxin weiter zentral in denselben Nervenstamm und dadurch einer tödlichen Tetanus verhindert (Roux und Borrel, Robertson, Aschoff und Robertson). Aber vielleicht handelt es sich hierbei vorwiegend um eine mechanische Verlegung der Leitungsbahn für das Toxin. Es kommt dabei nicht zu vollständiger Vernichtung des Giftes (Berzello).

Wir müssen als gesicherte Erkenntnis festhalten, daß es uns durch die Antitoxininjektion nur möglich ist, das noch im Blute kreisende Tetanustoxin zu neutralisieren und dies ist der geringere und ungefährliche Teil des Giftes. Sobald es sich in den Zellen des peripheren und zentralen Nervensystems verankert hat, ist es für das Antitoxin unangreifbar. Durch diese Tatsache wird der therapeutische Wert des antitoxischen Tetanusserums erheblich vermindert. Die etwa im Körpergewebe selbst vorhandenen Tetanusbazillen werden von dem Antitoxin in keiner Weise angegriffen. Nur die von ihnen nach der Injektion noch produzierten Gifte werden neutralisiert.

Auf einen Unterschied in der Serumbehandlung des experimentell erzeugten und des beim Menschen klinisch beobachteten Wundstarrkrampfs muß aber noch hingewiesen werden. Im Tierexperiment können wir die Erkrankung fast mit mathematischer Sicherheit beherrschen, wenn wir mit der Serumspritze noch während der Inkubationszeit eingreifen. Dazu sind wir beim menschlichen Tetanus so gut wie nie in der Lage, denn wenn die ersten Erscheinungen einsetzen, ist die Inkubationszeit vorbei und die irreparable Verankerung des Toxins an das Nervensystem hat stattgefunden. Also sind für unsere Serumtherapie nur neutralisierbar die im Serum und der Lymphe vorhandenen Toxine und diejenigen, welche nach der Injektion noch von den in der Wunde vorhandenen Tetanusbazillen produziert werden.

Der Hauptwert des Tetanusantitoxins liegt in seiner prophylaktischen Anwendung (siehe Seite 81). Aber auch in der Therapie können wir das Mittel nicht mehr entbehren. Wenn wir die Grenzen seiner Wirkungsweise erkannt haben, dann werden wir uns hüten vor unbilligen Forderungen, die das Heilmittel nicht erfüllen kann.

VI. Der Tetanus beim Menschen

1. Entstehung

Wenn sich ein Wundstarrkrampf im menschlichen Körper entwickeln soll, dann müssen Tetanusbazillen oder deren Sporen in eine Wunde eindringen. Da der Tetanusbazillus fast überall in der Umgebung des Menschen sich befindet, in Straßenschmutz und Gartenerde, im Staub der Wohnungen und auf der Haut des Menschen, so müßte eigentlich bei den zahlreichen Verwundungen des täglichen Lebens, besonders bei Verletzungen in Feld und Garten sowie bei Straßenunfällen, der Wundstarrkrampf eine häufige Erkrankung sein. In Wirklichkeit ist er es aber nicht. Daher muß also zu dem Eindringen der Bakterien in die Wunde mindestens noch ein Faktor hinzukommen, wenn es tatsächlich zum Ausbruch der mit Recht gefürchteten Erkrankung kommen soll. Und diese Vorbedingung ist darin zu suchen, daß die Bakterien in den Wunden auf Zustände treffen müssen, welche ihr Wachstum und ihre Giftproduktion ermöglichen. Denn normalerweise werden die Bakterien von den Abwehrkräften der Wunde bald herausgespült oder unschädlich gemacht (bakterizide Kräfte, Phagozytose u. dgl.), bevor sie ihre verhängnisvolle Tätigkeit aufnehmen können. Es muß also eine gewisse Disposition der Wunde vorhanden sein, wenn in ihr Tetanusbazillen auskeimen sollen. Verschiedene Komponenten können, entweder jede für sich oder im gemeinsamen Zusammenwirken hierzu beitragen.

Einmal kann die Infektion mit Tetanusbazillen oder ihren Sporen so massig sein, oder der betreffende Stamm kann so besonders virulent sein (z. B. Laboratoriumsinfektion), daß die natürlichen Abwehrkräfte des Körpers nicht ausreichen, um die eingedrungenen Bakterien zu eliminieren.

Weiterhin können zusammen mit den Tetanusbazillen Fremdkörper in die Wunde eindringen, welche das Wirksamwerden der Abwehrkräfte des Körpers verhindern oder ihrerseits Gewebsschädigungen hervorrufen. Besonders gefürchtet sind in dieser Beziehung Erdbrocken, Holzsplitter, Geschoßteile, Kleiderfetzen und dergleichen.

Weiterhin kann die Wunde selbst dadurch das anärobe Wachstum der Tetanusbazillen begünstigen, daß sich in ihr in größerem Umfang Gewebsnekrosen finden, z. B. durch das Trauma, zerquetschte Gewebe oder tiefe Buchten, welche einen Abschluß vom Sauerstoff der Luft mit sich bringen und zusammen mit den Gewebsnekrosen den optimalen Nährboden für die Tetanusbazillen abgeben.

Und schließlich kann auch eine Mischinfektion mit anderen Eitererregern (besonders Staphylokokken und Bact. Coli) den in der Wunde vorhandenen Sauerstoff rasch verbrauchen und Körpergewebe zur Nekrose bringen, so daß die Tetanusbazillen ihrerseits optimale Bedingungen für ihr Wachstum vorfinden.

Aus der Aufzählung dieser günstigen Vorbedingungen für die Entstehung ergibt sich in praktischer Beziehung, daß umfangreiche Riß- und Quetschwunden, ev. unter Verunreinigung durch Erde und dergleichen, bei denen größere Teile des Wundgewebes nekrotisch werden, die stärkste Disposition zur Ausbildung eines Wundstarrkrampfs aufweisen. Die Wunden des Krieges durch Granat- und Minensplitter erfüllen diese Voraussetzung ebenso wie zahlreiche Verletzungen des Friedens, z. B. Straßenunfälle und solche in Landwirtschaft und Gärtnerei.

Aber auch kleinste, alltägliche Verletzungen können einmal der Ausgang eines mitunter tödlich endenden Wundstarrkrampfs sein. Auffallend ist auch die relative Häufigkeit dieser Eintrittspforte. Gar nicht selten erleben wir es, daß von kleinen, bereits oberflächlich vernarbten Verletzungen die Krankheit ihren Ursprung nehmen kann. Fast immer kann man dann aber unter der Narbe einen mit Erregern beladenen Fremdkörper entdecken. Auch eine an sich harmlose Verletzung kann zu einer gefährlichen durch eine sonst gut gemeinte Maßnahme gemacht werden, wie ein von mir beobachteter Fall beweist. Durch Sturz auf der Straße hatte sich ein Mann eine Radiusfraktur an typischer Stelle ohne Dislokation und eine oberflächliche Hautabschürfung am Unterarm zugezogen, welche mit Straßenstaub verschmutzt war. Der behandelnde Arzt hatte diese Abschürfung mit einem dicken Verband mit Lebertransalbe bedeckt, bevor er ganz kunstgerecht eine dorsale Gipsschiene anlegte. Nach 14 Tagen entwickelten sich bei dem Verletzten deutliche Zeichen eines Tetanus. In der leicht sezernierenden Abschürfung konnten durch Tierversuch die Erreger nachgewiesen werden. An und für sich ist eine oberflächliche Hautabschürfung nicht besonders disponiert für die Ausbildung eines Tetanus. Aber durch den Salbenverband und den darüber gelegten Gipsverband waren künstlich anärobe Wachstumsbedingungen geschaffen worden, welche das Auskeimen der Tetanussporen und die Giftproduktion der sich entwickelnden Bakterien ermöglichten. Die relative Häufigkeit des Tetanus in Kriegszeiten ist immer schon beobachtet worden, auch ohne daß man etwas Genaues über die wirkliche Entstehungsweise der Erkrankung wußte. Die Tetanushäufigkeit in früheren Kriegen in ‰ geht aus nachstehender Tabelle hervor.

Krieg		‰
Schlacht bei den Pyramiden	21. 7. 1798	7,7
Ägyptisch-syrischer Krieg	1796–1799	18,4
Spanischer Befreiungskrieg (nur engl. Verluste)	1812–1814	0,14
Krimkrieg (nur engl. Verluste)	1854–1856	2,4
Italienischer Krieg (franz. Verluste)	1859–1860	9,0
Amerikanischer Sezessionskrieg	1862–1865	2,05
Deutsch-dänischer Krieg	1864	6,6
Deutsch-österreichischer Krieg	1866	2,78
Deutsch-franz. Krieg (Deutsches Heer)	1870–1871	2,51
Russisch-türkischer Krieg (Kaukasus-armee)	1877–1878	0,56
Donau-Armee	—	1,3
Burenkrieg	1899–1902	1,8

Im ersten Weltkrieg ist dann auf beiden Seiten der Kampffront der Wundstarrkrampf sehr eingehend studiert worden. Nur einiges von den Ergebnissen sie hier verzeichnet. Daß die ungünstigen Umweltsverhältnisse im Kriege, das enge Verbundensein des Menschen mit der Erde im Bewegungs- und Stellungskriege, der zwangsläufige Mangel an Reinlichkeit von Körper und Kleidung, das Behaftetsein fast aller Granatsplitter mit Erdbrocken und so manches andere die Infektionsmöglichkeiten ins Ungeheuere steigern, ist ohne weiteres einzusehen.

Manchmal kommen dann noch dazu unzweckmäßige ärztliche Maßnahmen. So beobachtete s. Zt. van Lier das gehäufte Auftreten von Tetanus in einem Feldlazarett, in dem ein Stall als erster Verbandort eingerichtet war. So manche Kriegschirurgen des ersten Weltkriegs (z. B. Czerny, Franz, Siemon) haben auf andere Gefahrenquellen bei Verwundetentransport und -versorgung hingewiesen, die dann abgestellt werden konnten, sobald die allgemeine Kriegslage es zuließ. Aber nicht immer muß schlechte Wundversorgung mit der Häufigkeit des Wundstarrkrampfs einhergehen, denn Boshamer berichtet aus den chinesischen Revolutions-Kriegen, daß er bei 800 Verwundeten trotz „bejammernswerter Wundversorgung" keinen Tetanusfall sah, obwohl er in der landwirtschaftlichen Zivilbevölkerung durchaus vorkam.

In den letzten Kriegen ist immer wieder aufgefallen, daß bei Granatsplitterverletzungen der Starrkrampf sehr viel häufiger vorkommt als bei anderen Geschoßarten. Da meines Wissens die Erfahrungen des zweiten Weltkriegs nicht systematisch ausgewertet sind, so müssen einige Zahlen aus dem 1. Weltkriege angegeben werden. Sonntag ermittelte bei einer Zusammenstellung der bekanntgewordenen Tetanusfälle des deutschen Heeres im ersten Weltkriege, daß 85 % durch Granatsplitter und 15 % durch Gewehrschüsse verursacht worden seien. Dabei ist noch zu bedenken, daß der Tetanus durch ein Gewehrgeschoß wohl etwas leichter verlaufen wird und eher heilbar sein wird als bei schwerster Granatsplitterverletzung. Die meisten und schwersten Erkrankungsformen kommen in den Feldlazaretten vor, werden dort kaum systematisch registriert und noch weniger publiziert. Die leichteren Formen finden wir in den rückwärtigen Lazaretten des Kriegsgebietes und der Heimat. Daher wird eine Statistik, die sich auf dieses Krankheitsgut stützt, anders aussehen, wie z. B. die von Madelung aus dem Festungslazarett Straßburg zeigt, in der 50 % der (165) Tetanusfälle auf Granatsplitterverletzungen und 50 % auf Gewehrschußverletzungen entfielen.

Zusammenfassende Ergebnisse liegen meines Wissens aus dem zweiten Weltkrieg nicht vor.

Aus dem polnischen Feldzug des zweiten Weltkrieges hat Wildegans Zahlen über die Häufigkeit des Tetanus mitgeteilt. Unter 33027 polnischen Verwundeten erkrankten 277 (= 0,66 %) am Wundstarrkrampf und von ihnen starben 116 (= 53,5 %). Diese Morbidität lag höher als die der deutschen (38: 10000) und der französischen Armee (50: 10000) zu Beginn des Weltkrieges und wird nur übertroffen von den Zahlen der englischen Armee (80: 10000) aus demselben Zeitraum. Eine Übersicht gibt nachstehende Tabelle.

Tetanushäufigkeit im Kriege berechnet auf 10000 Verwundete

	Deutschland	Frankreich	England	Polen
1914	38	50	88	—
1918	4	5	12,7	—
1939	3,6	—	—	66

Die Ursache der differenten Tetanusmorbidität der auf demselben Kriegsschauplatz kämpfenden deutschen und polnischen Armee sieht WILDEGANS darin, daß die polnischen Ärzte die Serumprophylaxe in 62 % überhaupt nicht und in 18 % fraglich durchgeführt haben. Aus der letzten Phase des Weltkrieges auf dem französischen Kriegsschauplatz berichtet KUNTZEN über ein gehäuftes Vorkommen von Tetanuserkrankungen. Er spricht von „einem gehäuften Durchschlagen der Immunität und zahlreichen schwersten Erkrankungsfällen“. In wenigen Wochen kamen mehr Tetanusfälle zur Beobachtung, als bisher im ganzen Kriege und an allen Fronten zusammen genommen gesehen waren.

Auch der Sitz der Verwundung hat einen Einfluß auf die Häufigkeit des Tetanus. Die Extremitäten sind deutlich bevorzugt. Einige Zahlen mögen dies erläutern.

Autor	Zahl der Fälle	Untere Extremitäten	Obere Extr.	Rumpf	Kopf
MADELUNG	166	103	50	8	5
LIEBOLD	24	16	5	2	1
PRIBRAM...........	28	15	12	1	—

Auffallend ist, (ASCHOFF, ROBERTSON und HOHLBECK), daß bei Hirn- und Rückenmarkschüssen so gut wie gar keine Tetanusfälle beobachtet werden. Es ist zwar bekannt, daß Hirnbrei Tetanustoxin zu binden und zu neutralisieren in der Lage

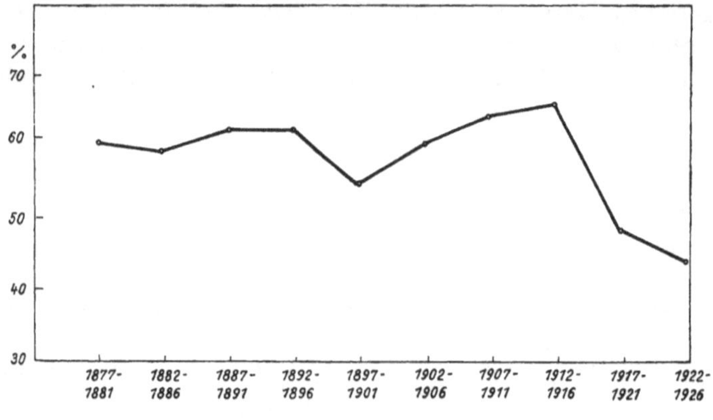

Abb. 10. Wundstarrkrampfsterblichkeit in Preußen

ist, ob dies aber für die zwanglose Erklärung der Seltenheit des Tetanus nach Hirnschußverletzungen ausreicht, möge dahingestellt bleiben.

Die Bodenbeschaffenheit des Kampfgeländes hat für die Häufigkeit des Tetanus zweifellos eine Rolle gespielt. Man kann sogar von „endemischem“ Auftreten des Starrkrampfs auf einigen Kriegsschauplätzen sprechen. Im siebenjährigen Kriege fiel auf, daß nach den Schlachten in Böhmen der Tetanus häufiger auftrat als gewöhnlich. Dies deckt sich mit den Erfahrungen des Krieges 1866. Im Kriege 1870/71 trat nach den Kämpfen bei Colombey, Mars la Tour und Gravelotte der Tetanus bei 0,21 % der Verwundeten auf, nach der Schlacht bei Spichern dagegen in 0,57 % (STRICKER).

Auch im ersten Weltkriege konnten ähnliche Beobachtungen gemacht werden (KÜMMEL, HILDEBRANDT u. a.). Im wesentlichen wird es wohl von dem Stande der Bodenkultur im Kampfgebiet abhängen. Auch in Kriegszeiten konnte der Sommergipfel der Tetanushäufigkeit beobachtet werden. (PRIBRAM, CZERNY, KÜMMEL, MADELUNG u. a.).

Der Tetanus in Friedenszeiten ist, im großen und ganzen genommen, eine seltene Erkrankung. Betrachten wir zunächst eine deutsche Statistik, wobei in bezug auf ihre Zuverlässigkeit auf das hingewiesen sei, was auf Seite 15 darüber gesagt wurde.

Tetanusfälle in Preußen und Deutschland 1923—36

	Erkrankungsfälle Preußen	Erkrankungsfälle Deutschland	Todesfälle
1923	130	?	104
1924	103	?	64
1925	177	?	101
1926	100	?	60
1927	80	?	52
1928	90	?	31
1929	235	?	124

	Erkrankungsfälle Preußen	Erkrankungsfälle Deutschland	Todesfälle Preußen	Todesfälle Deutschland
1930	169	?	95	?
1931	104	?	70	?
1932	145	?	77	408
1933	117	?	62	445
1934	101	?	64	480
1935	79	273	69	191
1936	117	322	69	195

Aus Österreich sind folgende Zahlen bekannt:

(Siehe Karte Abb. 4.)

Tetanus in Österreich

	Zahl der Todesfälle	Todesfälle auf 100 000 Einwohner
Steiermark	184	12,1
Oberösterreich	106	5,5
Niederösterreich	82	2,4
Wien	44	10,0
Kärnten	37	6,1
Tirol	10	2,8
Burgenland	8	2,8
Vorarlberg	6	4,3
Salzburg	3	1,3

Interessant ist noch eine Übersicht, an welche Stelle entsprechend der Häufigkeit der absoluten Zahl der Todesfälle der Wundstarrkrampf in die Reihe anderer Erkrankungen einzureihen ist. Als Beispiel sei angeführt die Todesursachenstatistik in Deutschland im Jahre 1932.

Todesursachenstatistik in Deutschland 1932

Krebs	91 870
Tuberkulose	48 689
Grippe	10 310
Diphtherie	3 992
Erysipel	1 671
Masern	1 525
Furunkel	1 062
Typhus	640
Scharlach	570
Tetanus	408
Epidemische Kinderlähmung	401
Übertragbare Genickstarre	327
Ruhr	151
Aktinomykose	65
Milzbrand	13

Eine weitere interessante Statistik, welche von Rütschli zusammengestellt wurde und auf dem Krankengut der Schweizer Unfall-Versicherung basiert, enthält folgende Zahlen:

Jahr	Gesamtzahl der Unfälle	Zahl der Tetanusfälle
1928	193 275	11
1929	223 209	11
1930	219 673	18

Wenn man die Erfahrungen unserer Generation mit denen älterer Chirurgen vergleicht, so könnte man auf den Gedanken kommen, daß der Wundstarrkrampf häufiger geworden ist. Pirogoff hat berichtet, daß er in seinem Leben nur 8 Fälle gesehen hat; Verneuil in seiner 40-jährigen Berufslaufbahn in Paris höchstens 12, während ich in nur etwa 25 Jahren ärztlicher Tätigkeit auch unter Abrechnung der Kriegserfahrungen weit mehr Fälle zu beobachten Gelegenheit hatte. Eine echte Zunahme der Erkrankung wird aber nicht anzunehmen sein. Eher kann man glauben, daß die Erkrankten schneller und restloser den Krankenhäusern zugeführt werden. Eine kurvenmäßige Darstellung der in den Heilanstalten Preußens 1877—1927 behandelten Tetanusfälle gibt die Abbildung.

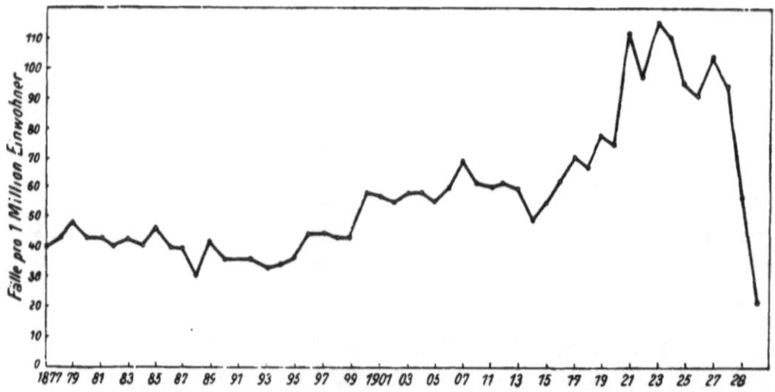

Abb. 11. Zahl der in preußischen Heilanstalten behandelten Tetanuskranken 1877—1928 (bezogen auf 1 Million Einwohner)

Es gibt dann noch eine Reihe von Veröffentlichungen, welche das Krankengut eines Landes (z. B. Ungarn durch BAKAY und v. KLIMKO, Finnland durch KURTTIO) oder einzelner großer Kliniken (z. B. Leipzig durch FRIEDRICH oder Bergamo durch RIVA u. a.) bearbeiten. Sie sollen hier nicht alle aufgeführt werden. In anderen Zusammenhängen sind ihre Ergebnisse verwertet.

Die Verteilung der Erkrankung auf Mann und Frau ergibt meist eine starke Gefährdung des männlichen Geschlechts (Zahlen aus Ungarn 742 Männer, 361 Frauen). Die Berufsverteilung geht aus folgender Tabelle hervor.

Abhängigkeit von Beruf und Tetanus
(nach v. BAKAY und v. KLIMKO)

Beruf	Zahl der Fälle
Kinder meist vom Lande	376
Landarbeiter	300
Haushaltsmitglieder, meist vom Lande	194
Schüler, meist vom Lande	126
Landwirtschaftliche Dienstboten	101
Tagelöhner	95
Fabrikarbeiter	15
Zigeuner	11
Maurer	6
Schmiede	5
Grundbesitzer	5
Eisenbahnarbeiter	4
Gärtner	4
Ziegelschläger	4
Zimmerleute	4
Maschinisten	4
Tischler	3
Schlosser	3
Selcher	3
Kaufleute	3
Wagner	2
Schneider	2
Amtsdiener	2
Bettler und Arbeitslose	2
Barbiere	1
Kürschner	1
Vasenmeister	1
Holzhauer	1
Angestellte im öffentlichen Dienst	1
Schuster	1
Müller	1
Beamte	1
Offiziere	1
Polizeibeamte	1
Lehrer	1
Ärzte	1
Krankenschwester	1
Beruf nicht feststellbar	73

Die Verteilung auf die Lebensalter ist nicht besonders aufschlußreich. Die Mortalität soll nach RIVA im Kindes- und Greisenalter besonders hoch sein.

Nach Bakay und v. Klimko sind die 1. und 2. Lebensdekade am häufigsten befallen. Die geringste Sterblichkeit liegt im 2. und 3. Jahrzehnt.

Die Erkrankungshäufigkeit in den Jahreszeiten weist charakteristische Schwankungen auf. Dies geht aus zahlreichen Statistiken hervor. Erwähnt sei beispielhaft die zuverlässigste Statistik, die des deutschen Heeres, bei welcher bei etwa gleichbleibender absoluter Personenzahl jeder Erkrankungsfall absolut sicher erfaßt worden ist.

Friedensschußverletzungen des deutschen Heeres 1890—1904

	Frühling	Sommer	Herbst	Winter
Absolute Zahl der Schußverletzungen	219	248	119	145
Zahl der Tetanusfälle	6	8	1	1
In %	2,7	3,2	0,9	0,7

Auch im Kriege ist dasselbe Verhalten festzustellen, wie nachstehende Tabelle ergibt.

Abhängigkeit des Tetanus von der Jahreszeit bei Kriegsverletzungen

	Frühling	Sommer	Herbst	Winter
Deutsches Heer 1808—1904 (ohne 1870—71)	53	67	52	40
Französisches Heer (1901—1911)	18	31	19	19
Berliner Krankenhäuser	36	37	25	22
Serbien	202	306	163	93
Ukraine	983	1446	539	234
Griechenland	14	25	30	5
San Domingo	339	371	434	363
Mexiko	684	779	753	811

Für die Friedensverletzungen zeigt dies auch die nachstehende aus Ungarn stammende Kurve.

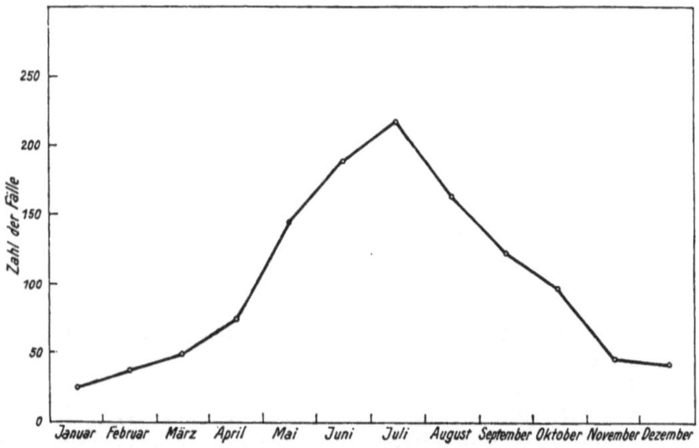

Abb. 12. Verteilung der Tetanushäufigkeit in Ungarn in den einzelnen Monaten (nach v. Bakay uud v. Klimko)

Die Abhängigkeit des Tetanus von der Verletzungsart ist unverkennbar. Zunächst sei eine Statistik über 362 Fälle nach Löwe angeführt. Es fand sich Tetanus:

120 mal vom Acker aus
34 mal durch Umgang mit landwirtschaftlichen Maschinen
154 mal = 43 % von der Scholle
103 mal = 29 % durch Straßenverletzungen
26 mal = 7 % durch Verletzungen in der Industrie
73 mal = 21 % durch Verletzungen im Haushalt und dergl.

Ähnliche Zahlen ergibt die Statistik des deutschen Heeres. Wundstarrkrampf nach Wundarten im deutschen Heere 1890—1912:

Art der Verletzung	Zahl der Verletzungen	Zahl der Fälle	%
Schußwunden	6 445	22	3,41
Hieb-, Schnitt-, Riß-, Quetsch-, Biß-Wunden	330 696	56	0,17
Knochenbrüche	68 859	5	0,07
Erfrierungen	32 207	1	0,031
Verbrennungen	37 669	1	0,026

Aus einem zivilen Krankengut stammen folgende Statistiken. Tetanushäufigkeit und Wundart (nach v. Bakay und v. Klimko).

Wundart	Zahl der Fälle	% Sterblichkeit
Stichwunden	499	58,5
Quetschwunden	305	54,8
Schnittwunden	74	66,2
Nabelstumpf	44	88,6
Panaritien	27	77,8
Hautabschürfungen	25	48,0
Intertrigo	22	54,5
Offene Frakturen	21	90,5
Verletzungsspuren	17	41,2
Erfrierung	14	71,4
Hämatoma subunguale	14	70,0
Verbrennung	12	57,1
Stiefeldruck	12	66,7
Uterus (Geburt, Abort)	7	85,2
Bißwunden	7	42,9
Ekzem	4	100
Schußwunden	3	100
Ulcus cruris	3	100
Rachenwunden	2	100
Zungenulcus	1	100
Knochenfistel	1	100
Perinasale Rhagaden	1	100
Fliegenstich	1	0
Injektion	1	100
Decubitus	1	100

Noch eine italienische Statistik von CIANCARETTI sei mitgeteilt.

	Fälle	%	Todesfälle	%
Stichverletzungen	21	34,4	9	42,8
Riß-Quetschwunden	15	24,6	3	20,0
Schnittwunden	11	11,3	2	28,6
Hautabschürfungen	8	12,3	3	37,5
Impfpocken	1	1,6	1	100
Fistulöse Abszesse	1	1,6	1	100
Furunkel	1	1,6		
Zähne	1	1,6		
Offene Knochenbrüche	1	1,6		
Tetanus Neugeborener	1	1,6		
Postoperativer Tetanus	4	6,1		

Die Lokalisation der Wunde am Körper ist von Bedeutung, wie aus folgenden Zahlen hervorgeht.

Zusammenhang zwischen Tetanus und Lokalisation der Wunde (nach v. BAKAY und v. KLIMKO).

Körpergegend	Zahl der Fälle	davon gestorben	Sterblichkeit in %
Kopf	12	5	41,7
Gesicht	35	24	68,6
Hals	1	1	100
Rachen	3	3	100
Tonsillen	2	2	100
Rücken	2	1	50
Brustkorb	3	3	100
Bauchwand (Nabel)	61	56	91,8
Gebärmutter	7	6	85,7
Oberarm	6	6	100
Unterarm	16	7	43,8
Hand und Finger	148	93	62,8
Darm	1	0	0
Oberschenkel	8	7	87,5
Knie	1	1	100
Unterschenkel	46	31	67,4
Fuß und Zehe	724	419	57,9
Ungewiß	287		

Aus dem finnischen Krankengut von KURTTIO ergeben sich folgende Zahlen:

	Häufigkeit	Sterblichkeit
Untere Extremitäten	50,4%	57,6%
Obere Extremitäten	36,6%	59,3%
Kopf	6,9%	61,1%
Rumpf	6,1%	75 %

Berücksichtigt man die Körpermasse, so erhält man aus dem Krankengut von v. BAKAY und v. KLIMKO folgende Tabelle:

	Gesamtzahl der Tetanusfälle	% je Gesamtsumme	Massenanteil des menschlichen Körpers in %
Kopf und Hals	53	5,26	7,1
Rumpf	6	0,59	42,7
Oberarm	5	0,49	6,8
Unterarm und Hand	164	16,28	6,2
Oberschenkel	9	0,89	23,0
Unterschenkel	46	4,56	10,6
Fuß und Zehe	724	71,9	3,6

Schließlich sei in diesem Zusammenhang noch die Abhängigkeit der Sterblichkeit von dem Sitz der Wunden angeführt. Sterblichkeit nach Verteilung der Wunden auf Körperteile (nach KURTTIO, Finnland).

Körpergegend	Verteilung in %	Sterblichkeit in %
Kopf	6,9	61,1
Rumpf	6,1	75,0
Obere Extremität	36,6	59,3
Untere Extremität	50,4	57,6

Die wesentlichsten Bedingungen für die Entstehung eines Tetanus sind schon zu Beginn dieses Abschnittes erwähnt worden. Über einige Sonderformen der Erkrankung wird später zu sprechen sein. Erwähnt seien hier noch einige andere typische Entstehungsarten.

Wunden an den Füßen sind besonders tetanus-gefährdet, sei es, daß es sich um Gelegenheitswunden oder um Operationswunden handelt. KÖNIGSWIESER berichtet beispielsweise, daß er im Verlauf von 5 Jahren 3 Tetanusfälle bei Barfußgängern im Anschluß an aseptische Operationen an der Fußsohle erlebt habe. Es ist bekannt, daß Fußverletzungen ganz besonders gefährdet sind und daß die Hautdesinfektion an der Sohlenhaut in Bezug auf Sicherheit große Lücken aufweist. Man muß wohl annehmen, daß sich in diesen Fällen Tetanusbazillen in tieferen Schichten der Sohlenhaut befinden (STREBEL) welche durch die Operation mobilisiert und unter Umweltsbedingungen gesetzt werden, die ihr Auskeimen ermöglichen.

EDELMANN erlebte einen Tetanus 10 Tage nach Anlegung einer Drahtextension am Calcaneus. Wenn er bei dieser Art von Eingriffen grundsätzlich eine prophylaktische Seruminjektion und auch ihre Wiederholung am 8. Tag fordert, so wird dies wohl nicht unwidersprochen bleiben.

Daß nach den Schußverletzungen des Friedens die Tetanushäufigkeit relativ hoch ist, wird nicht weiter überraschen. (DOLLY, SCHMIDT u. a.).

Tetanus bei Gewebsnekrosen ist nach dem Vorhergesagten verständlich. Erwähnt sei die Erkrankung bei diabetischer Gangrän (WALTERS), juveniler Gangrän (GOLD), nach Ulcus cruris (ANDREWES, v. BEUST, SCHMUTZIGER). DIMTZA und CUNICO konnten in derartigen Fällen die Erreger in dem Ulkusgewebe nachweisen.

Nach Erfrierungen ist auch früher schon gelegentlich ein Tetanus beobachtet worden. (BOEHLER, STRICKER, CHIURO). FUSSE konnte 1927 aus dem Schrifttum 30 einschlägige Fälle mit der erschreckenden Mortalität von 95 % zusammenstellen.

Auch die schmerzlichen Erfahrungen des zweiten Weltkrieges haben ergeben, daß bei Erfrierungsgangrän die Tetanusgefahr sehr groß ist.

Nach Verbrennungen ist der Starrkrampf beobachtet worden. TRAUTVETTER konnte am Krankengut der Klinik Zürich errechnen, daß in 1 % der Verbrennungsfälle ein Tetanus auftritt. Andererseits wurden an den Wiener Kliniken in den Jahren 1905—1930 bei 2327 Verbrennungen kein Fall von Tetanus beobachtet. MAURER stellte 47 derartige Fälle mit einer Mortalität von 77 % zusammen.

SENATE beschreibt Tetanus nach elektrischen Verletzungen und ist der Ansicht, daß er nur dann auftrete, wenn derartige Fälle „chirurgisch" behandelt würden anstatt konservativ. SENATE hat eingehende Versuche über den Tetanus angestellt, welcher sich an elektrische Verletzungen anschloß (3 klinische Eigenbeobachtungen, 129 Tierversuche).

Die Inkubation des Tetanus auf dem Boden einer elektrisch erzeugten Gewebsnekrose scheint verlängert zu sein. Von ausschlaggebendem Einfluß für den Verlauf ist die Größe des gleichzeitig gesetzten mechanischen Traumas. Von gar keinem Einfluß ist der Umstand, ob die Gewebsnekrose an dem positiven oder negativen Stromeintritt erzeugt worden ist. An und für sich neigt die reine elektrische Gewebsnekrose nicht zur Ausbildung eines Tetanus. Ihre konservative Behandlung ist also auch unter diesem Gesichtspunkt angezeigt.

Bei Verletzungen des Nagelbettes und auch bei Entzündungen an dieser Stelle ist relativ oft ein Tetanus beschrieben worden (FÈRRY, BERARDU, LUMIÈRE u. a.)

Verletzungen und Entzündungen im Bereich von Nase und Ohr sind gelegentlich die Eintrittspforte von Tetanuserregern gewesen (BETHGE). Einen Fall von Fremdkörper in der Nase beschreibt BROWN. In 17 Fällen von Mittelohrentzündungen ist ein Tetanus beobachtet worden (HOEDEN und JORDAN).

Auch von lädierter Darmschleimhaut ist gelegentlich ein Tetanus ausgegangen, was durch den Erregernachweis sichergestellt werden konnte, z. B. blutendes Typhusulkus (ARMANGUÉ), 39 Fälle von Appendizitis in Amerika (KROGER), Volvulus des Dünndarms (CALVET).

Wundstarrkrampf nach Injektionen ist mehrfach beobachtet worden, so von DOANE bei 3 Morphinisten. Verunreinigung des Instruments dürfte die Ursache sein. Bei Injektion von Chinin und anderen Gewebsnekrosen hervorrufenden Mitteln (LAUBENHEIMER und CAAN) dürfte diese Komponente besonders disponierend ins Gewicht gefallen sein. Es sei auch darauf hingewiesen, daß nach den neuesten bakteriologischen Untersuchungen sich in den mit Alkohol gefüllten Schalen, in denen auch heute noch Injektionsspritzen „steril" zu sofortigem Gebrauch aufbewahrt werden, auskeimungsfähige Sporen pathogener Mikroorganismen (also auch Tetanusbazillen) befinden und somit in den Körper eingespritzt werden können. Meist werden die immerhin in ihrer Lebenskraft geschwächten Sporen durch die Abwehrkräfte des Körpers vernichtet werden. Aber wenn einmal weiter disponierende Momente wie z. B. Gewebsnekrosen oder stark geschwächter Allgemeinzustand dazukommen, dann kann sich auch ein Tetanus entwickeln, welcher dann meist tödlich zu verlaufen pflegt.

Einige Kuriositäten der Entstehungsweise eines Tetanus seien noch erwähnt. URECK beschrieb, daß bei einem Knaben, der an einer Knochentuberkulose am Bein litt, ein Strohhalm mit eingegipst wurde. Er verursachte eine Scheuerwunde, von der ein Tetanus seinen Ausgang nahm. Am Strohhalm konnten im Tierversuch die Bakterien nachgewiesen werden. Einen ähnlichen Fall beschrieb MAUCLAIRE.

Stanley glaubt, daß einmal die nicht sterilisierte Watte eines Verbandes die Quelle des Tetanuserregers gewesen ist. Nach einer Bißverletzung am oberen Augenlid eines $2^1/_2$ Jahre alten Kindes entstand ein Tetanus, der geheilt wurde (Connerth). Auch nach einer Tamponade des Gehörgangs ist einmal ein Starrkrampf entstanden (Meseck). Nach schwer erschöpfenden Krankheiten wie Typhus, Angina oder Diphtherie (Baginsky) sind Tetanusfälle ohne ersichtliche Eintrittspforte beobachtet worden. Vielleicht haben sie doch in kleinen Wunden der erkrankten Schleimhaut gelegen.

Riva teilt unter anderem (Zahnextraktion, Panaritium, vereitertes Hühnerauge) mit, daß er einen Fall von Tetanus nach Pockenimpfung beobachtet habe und errechnet aus dem Schrifttum, daß 41 derartige Fälle bei 5 Millionen Pockenimpfungen beschrieben worden sind. Vargas erlebte einen ähnlichen Fall. Zehrer erlebte einen Tetanus 6 Tage nach einer Fistelfüllung mit Thorotrast. Boshamer erwähnt zwei Fälle von Wundstarrkrampf bei einer Scheidentamponade mit Heu bei Chinesinnen. Gosden beschreibt eine Epidemie von 13 Fällen auf Cypern nach 23 Beschneidungen. 5 Kranke starben. Von 10 Knaben, welche prophylaktisch Serum erhalten hatten, erkrankte niemand. Kuzmin beschreibt einen Fall, in welchem der Starrkrampf von einer kleinen Wunde ausgegangen sei, welche ein Mann sich beim Koitus zugezogen hatte. Palma konnte in hämatogen entstandenen Abszessen Tetanusbazillen züchten und verwirft daher die Ansicht (vgl. Seite 30), daß der Bazillus in der Wunde liegen bleibe. Er erzeugte daraufhin bei Kaninchen durch Terpentininjektionen Abszesse, injizierte dann den Tieren intravenös Tetanusbazillen und Mischkulturen und konnte die Erreger im Abszeßeiter auffinden. Meyer beobachtete eine Erkrankung, welche tödlich endete, nach Behandlung eines Mamma-Karzinoms mit Lehm, in welchem massenhaft Bakterien nachgewiesen werden konnten. Esser beschreibt drei Fälle aus einer Gießerei in Schleswig. Zur Anfertigung von Gußformen wurden in dem Werke Kuh- und Pferdedung verwendet.

Und schließlich sei eine Arbeit von Scheidt aus den Behringwerken erwähnt, in denen zwei Arbeiter erkrankten, welche Tetanustrockentoxin in Mörsern unter luftdichtem Abschluß verreiben mußten. Das Toxin muß durch die Schleimhäute der Nase, des Rachens oder der Augenbindehäute aufgenommen worden sein.

2. Inkubationszeit

Wie jede Infektionskrankheit besitzt auch der Tetanus eine Inkubationszeit, während welcher die Bakterien im Körper auskeimen, sich vermehren und ihr Gift produzieren und es zum Zentralnervensystem geleitet wird. Im allgemeinen beziffert man sie auf 4—21 Tage, jedoch sind kürzere und längere Fristen sicher beobachtet worden. Nach Rose beträgt die Inkubationszeit

bis 7 Tage = 30% der Fälle,
8—14 Tage = 45% der Fälle,
15—28 Tage = 20% der Fälle,
nach 29 Tagen = 5% der Fälle.

Ähnliche Zahlen mit geringen Schwankungen sind auch von anderen Autoren errechnet worden.

Fälle mit einer Inkubation von weniger als vier Tagen sind sehr selten und betreffen meist Laboratoriumsinfektionen oder reine Toxininfektionen. Über besonders kurze Inkubation berichten GRUNDMANN und KÜMMEL (1—2 Tage) sowie RITTER mit einer angeblichen Infektion von nur 3—4 Stunden. Sie muß als allergrößte Seltenheit bezeichnet werden.

MAIER berichtet über einen Fall, bei dem drei Stunden nach einer Verletzung ein Tetanus auftrat, dem der Mensch nach weiteren 3 Stunden erlag. Der Autor ist überzeugt, daß „außer dem Eindringen von Keimen beim Ausbruch der Tetanusinfektion sehr viel von der körperlichen und seelischen Verfassung des Verletzten abhängt." Aber auch dies erklärt nicht die unwahrscheinlich kurze Inkubation, so daß man eher mit dem Vorliegen einer Fehldiagnose in diesem Fall rechnen muß. Andererseits sind einwandfrei Fälle von sehr langer Inkubation, dem sogenannten „Spättetanus", beschrieben worden. Sie werden in einem späteren Abschnitt besprochen werden.

Der Ort der Ansiedlung der Bakterien im Körper ist von einem gewissen Einfluß auf die Länge der Inkubation. Aus der Verbreitungsweise des Giftes längs der Nervenstämme zum Gehirn wird dies leicht erklärt. An 121 Tetanusfällen hat KAWINKOCHTIS die Abhängigkeit der Inkubationsdauer vom Infektionsort errechnet und kam zu folgenden Zahlen:

Körpergegend	Durchschnittliche Inkubationszeit in Tagen
Füße, Zehen	13,53
Unterschenkel	12,73
Oberschenkel	11,85
Rumpf	9,62
Kopf und Hals	8,78
Gesicht und Backen	11,69
Hand und Finger	12,26
Unterarm	13,04
Oberarm	10,69
Schulter	8,79

Das Ende der Inkubationszeit ist das Auftreten der ersten klinischen Erscheinungen. Beim Menschen pflegt dies (im Gegensatz zum Versuchstier, bei dem die Ersterscheinungen in der geimpften Extremität sitzen) die Kieferklemme zu sein, trotzdem eine Reihe Fälle von primärer Lokalisation der Muskelstarre in der verletzten Extremität sicher beobachtet ist.

Warum beim Menschen so häufig der Masseterkrampf das erste Symptom darstellt, ist noch nicht einwandfrei erklärt. Man kann so argumentieren, daß das Tetanusgift auf dem Blutwege in den ganzen Körper verbreitet wird und dann von der Peripherie her über die Nervenbahnen dem Gehirn zugeleitet wird. Daher wird das Toxin auf dem kurzen Weg über die Gesichtsnerven die Nervenzentren der Gesichtsmuskulatur am schnellsten erreichen.

Für die ärztliche Praxis ist wichtig zu wissen, daß die Dauer der im Einzelfall beobachteten Inkubation einen wichtigen Hinweis für die Prognose darstellt. Je kürzer die Inkubationszeit, desto schlechter ist die Heilungsaussicht. Im allgemeinen kann man sagen, daß die Tetanuserkrankungen mit einer Inkubation von 7 Tagen und geringer fast alle tödlich enden.

Aus Somali hat GIUNTA über das Vorkommen eines sogenannten „latenten Tetanus" berichtet, der besonders bei anderen Rassen als den eingeborenen Somalis vorkommen soll. Umstände, welche die zellulären Kräfte schädigen oder auch Injektionen von Chinin können die Latenzzeit herabsetzen und den Tetanus zum Ausbruch kommen lassen. Andererseits soll nach GULLICHSEN die schwarze Rasse stärker zum Tetanus disponiert sein als die weiße.

3. Infektiosität

Da der Wundstarrkrampf durch Bakterien hervorgerufen wird, so ist die Frage berechtigt, ob es sich um eine „ansteckende Krankheit" handelt, und ob daher besondere Absperrungsmaßnahmen zur Verhütung weiterer Infektionen ergriffen werden müssen. Die Tetanusbazillen finden sich, abgesehen von dem saprophytischen Vorkommen bei allen Menschen, im Wundsekret der Eintrittspforte. Rein theoretisch könnte also durch unsachgemäßes Verhalten auf diesem Wege eine Übertragung von einem Kranken auf einen anderen vor sich gehen. Dieser Vorgang muß aber als enorm selten bezeichnet werden, denn wenn auch tatsächlich eine Beschmutzung einer Wunde mit tetanusbazillenhaltigem Eiter eines anderen Menschen stattgefunden hat, dann ist immer noch nicht gesagt, daß dieser auch an Starrkrampf erkranken muß. Hierzu ist, wie wir gesehen haben, eine ganze Reihe von Vorbedingungen notwendig, die keineswegs immer erfüllt sind.

Im Schrifttum ist nur ein einziger Fall (v. HEYSE) bekannt, nachdem ein Arzt nach Behandlung eines schweren, tödlich verlaufenen Tetanusfalles bei einer Wöchnerin eine digitale Plazentalösung vornehmen mußte, wobei eine sorgfältige Händedesinfektion stattgefunden haben soll. Bei der Frau trat 10 Tage später ein tödlich endender puerperaler Tetanus auf. Es scheint immerhin im Bereich der Möglichkeit zu liegen, daß die Tetanusbazillen und Sporen durch die Hand des Arztes verschleppt und in die Uterushöhle implantiert wurden, wo sie natürlich gute Wachstumsbedingungen vorfanden.

Die Forderung, daß Instrumente, die bei der Behandlung von Wunden Tetanuskranker gebraucht wurden, besonders sorgfältig sterilisiert werden sollen unter Verwendung der Hochdrucksterilisation ist durchaus berechtigt, denn durch gewöhnliches Auskochen in Wasser können einmal resistente Sporen auskeimungsfähig erhalten bleiben und in andere Wunden übertragen werden. Die mitunter geforderte Vernichtung der Wäsche eines Tetanuskranken ist wohl als zu weitgehend zu betrachten, denn sie kann durch sachgemäße Behandlung vollkommen sporenfrei gemacht werden, auch wenn ihr besonders große Mengen Tetanuserreger beigemengt gewesen waren.

In der menschlichen Ausscheidung wie Speichel, Darminhalt, Urin, Schweiß ist trotz oft wiederholter von den verschiedensten Seiten angestellter Untersuchungen (z. B. BUSCHKE und ÖRGEL, BLUMENTHAL, MARIE, COURMONT und DOYON, BUZELLO u. a.) das Tetanusgift nie nachgewiesen worden. Die anders lautenden Behauptungen von BRUSCHETTINI können als sicher widerlegt gelten. Nur unter den Bedingungen des Experiments gelingt es beim Tier durch massivste Überschwemmung des Organismus mit Tetanustoxin dasselbe im Urin zur Ausscheidung zu bringen.

Im Blut und im Liquor ist dagegen das Tetanustoxin enthalten (STINZING, NISSEN, KITASATO). Aber eine Übertragung nennenswerter Giftmengen auf diesem Wege von einem Menschen auf den anderen ist eigentlich nur denkbar bei einer falsch ausgeführten direkten Bluttransfusion. Dies ist aber nur eine theoretische Deduktion, denn mir ist kein Fall bekannt, in dem dieser Vorgang beobachtet wurde oder ein kurz vor Beendigung der Inkubationszeit stehender Mensch als Blutspender Verwendung fand.

Wenn wir in den Krankenhäusern den Tetanuskranken isolieren, so tun wir es nicht zur Verhütung einer Infektion, sondern weil wir ihm eine größtmöglichste Ruhe und Pflege gewähren wollen.

Eine Übertragung des Wundstarrkrampfs von einem Menschen auf den anderen kommt also praktisch nicht vor.

Angehörige der schwarzen Rasse oder Personen mit einem Status thymicolymphaticus haben eine erhöhte Anfälligkeit für den Tetanus.

4. Das Krankheitsbild und die Symptome

Einleitend ist zu bemerken, daß der Starrkrampf bei Mensch und Tier gleich verläuft. Schwere und Tempo des Einsetzens der klinischen Symptome sind in erster Linie abhängig von den Mengen des im Körper vorhandenen Tetanustoxins.

Im Hinblick auf die Wirksamkeit der Serumtherapie ist die möglichst frühzeitige Erkennung des Wundstarrkrampfes von ungeheurer Wichtigkeit. Obwohl klinische Symptome in der Praxis stets die zunächst wahrnehmbaren Anzeichen sein werden, sollte doch mehr als bisher versucht werden, in verdächtigen Fällen von Verwundungen, welche ihrem Charakter nach geeignet sein könnten, Tetanusbazillen auskeimen zu lassen, eine Diagnose zu stellen, bevor Trismus und Nackensteifigkeit zeigen, daß eine irreparable Verankerung des Toxins im Zentralnervensystem stattgefunden hat. Wenn auch nur halbe oder ganze Tage früher eine Diagnose möglich ist, so wäre dies ein unschätzbarer Gewinn. Mit Hilfe des biologischen Tierversuchs, der in Abschnitt IV beschrieben wurde und der mit dem Sekret tetanusverdächtiger Wunden angestellt werden sollte, ist dies möglich. Die dazu notwendigen Hilfsmittel einschließlich der weißen Mäuse sind in jedem, auch dem kleinsten Krankenhaus zu beschaffen. Der Tierversuch kann schon nach 12—24 Stunden ein positives Ergebnis liefern. Demgegenüber gelingt der sichere bakteriologische Nachweis erst nach $1^1/_2$ bis 3 Tagen, kommt also für die klinische Frühdiagnose zu spät. Trotzdem wird man in entsprechend eingerichteten Anstalten auch diesen Weg beschreiten.

Die ersten Allgemeinsymptome des Tetanus wie starkes Schwitzen, Kopfschmerzen, Mattigkeit, Schlaflosigkeit, motorische und physische Unruhe, gelegentlich Schwindel, sind an und für sich vollkommen uncharakteristisch. Aber in Verbindung mit zum Tetanus disponierten Wunden sollten sie doch Beachtung finden und Anlaß zum biologischen Diagnoseversuch und zur vorbeugenden Therapie sein.

Ein weiteres Frühsymptom ist ein auffallend starkes Schwitzen, welches sonst nicht gerechtfertigt erscheint. Hervorgerufen wird es wahrscheinlich durch Reizung der spinalen Zentren der Schweißsekretion durch das Tetanustoxin. Schmid und Müller haben auf dieses wichtige Frühsymptom eindringlich hingewiesen. Bevor eine Kieferklemme nachweisbar ist, klagen die Kranken mitunter über Spannung und Kratzen im Rachen sowie leichte Behinderung des Schluckens, wie sie es vielleicht von einer beginnenden Angina her bereits kennen. Das Blutbild ist zumal unter Berücksichtigung der gleichzeitig vorhandenen Verwundung uncharakteristisch. Der Nachweis des Tetanustoxins im Blut gelingt vor Ausbruch klinischer Erscheinungen nicht. Der Nachweis des Tetanus-Agglutinins im Blute der Kranken (KÜSTER und MARTIN) ist als Frühsymptom nicht brauchbar. Bei unkompliziertem, selbst tödlich verlaufendem Tetanus besteht keine Linksverschiebung, auch keine stärkeren Verschiebungen des Thrombozyten-Blutbildes, nur eine geringe Vermehrung der länglichen Plättchenform gegenüber der runden, die aber diagnostisch kaum zu verwerten ist (ARNETH). Der N.-Spiegel steigt an als Ausdruck der Überproduktion von Stickstoff durch erhöhte Muskelarbeit und vermehrten Proteinabbau wahrscheinlich auch im Muskel. Auch funktionelle Störungen in Leber und Niere durch neurovegetative und hormonale Reize mit histologisch nachweisbaren Veränderungen treten wenigstens im Endstadium auf. Die Chloride zeigen ein ähnliches Verhalten.

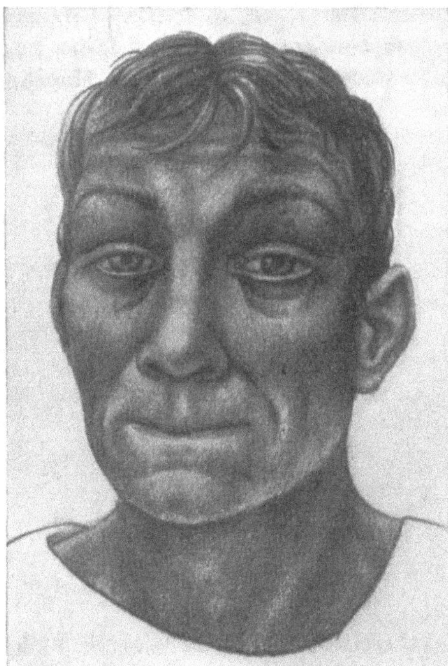

Abb. 13. Beginnender Risus sardonicus

Örtlich bestehen an der Wunde mitunter, aber keineswegs konstant, Schmerzen von ziehendem oder zuckendem Charakter in der Muskulatur der Wundumgebung, manchmal auch in der ganzen Extremität. Dieses Symptom leitet bereits über zum Frühsymptom des „lokalen Tetanus", der später (siehe Seite 63) besprochen werden soll.

Meist besteht das erste Zeichen des ausgebrochenen Tetanus in dem Auftreten der Kieferklemme (Trismus). Wir verstehen darunter den starken, tonischen Krampf der Kaumuskulatur beider Gesichtshälften, besonders des Masseters. Er entwickelt sich langsam, meist jedoch relativ rasch beginnend mit einem leichten Ziehen und dem Gefühl der Steifigkeit, vergleichbar dem Gefühl eines beginnenden Muskelrheumatismus. Dann wird das Öffnen des Mundes zunächst anfallsweise, sehr bald aber für dauernd in seinem Umfang verändert, so daß sehr bald bereits die Zahnreihen nur wenige Millimeter voneinander entfernt werden können. Das Sprechen und die Nahrungsaufnahme sind erschwert und bald ganz unmöglich. Die Masseteren sind als brettharte Wülste zu tasten.

Wenn wir dieses Symptom des Trismus sicher beobachten, so ist eigentlich an der Diagnose des Tetanus nicht mehr zu zweifeln. Es zeigt aber auch an, daß das Toxin im Gehirn in der Gegend des Trigeminuskerns und wohl auch an anderen Stellen fest gebunden ist. Das Fehlen des Trismus scheint bei prophylaktisch gespritzten Fällen öfters vorzukommen (ABATE). Aber auch sonst kann dies der Fall sein, beispielsweise unter den 145 Fällen von KURTTIO im ganzen 7 mal. Als Kuriosum sei ein Fall von LEENHARDT mitgeteilt, bei welchem ein Kind mit beginnendem Tetanus vom Lehrer gestraft wurde, weil es dauernd Grimassen schneide und lache.

Von diesem Anfangssymptom aus entwickelt sich das Krankheitsbild des Starrkrampfes des Menschen in wechselnder Schnelligkeit. Manchmal kann es in wenigen

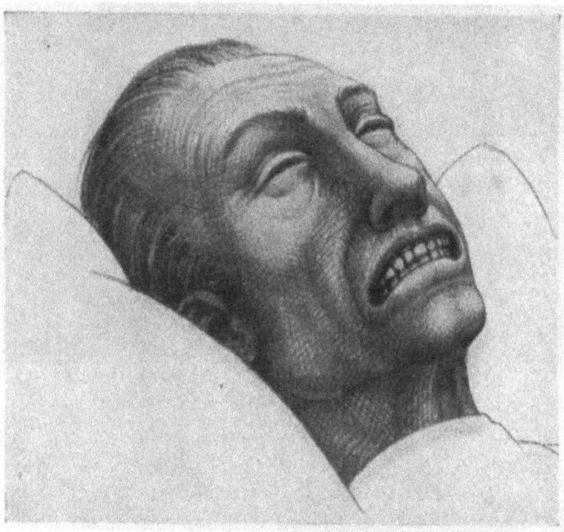

Abb. 14. Risus sardonicus

Stunden den Höhepunkt erreicht haben, in leichten Fällen vergehen bis dahin Tage. Auch kommt es vor, daß das eine oder andere Symptom nicht zur vollen Entwicklung gelangt oder von anderen Krankheitszeichen überdeckt wird.

Als nächstes entwickelt sich eine Spannung und Starre der Gesichtsmuskulatur. Die Augenbrauen sind hochgezogen, die Lippen krampfhaft geschlossen, das sichtbare Lippenrot verkleinert, die Lippenspalte strichförmig mit etwas nach unten gezogenen Mundwinkeln, die Nasolabialfalte scharf ausprägt, die Nasenflügel nach oben gezogen, die Lidspalten verkleinert. Die Stirnhaut weist Längsfalten auf. Der Mensch sieht aus, (ein sehr treffender Vergleich), als wenn er unvermittelt in eine sehr saure Frucht gebissen hätte. Das Gesicht nimmt den Ausdruck eines schmerzlich starren Lächelns an, für das seit alters her der Ausdruck „Risus sardonicus" gebräuchlich ist.

Auch dieses Zeichen ist charakteristisch für den Tetanus, besonders da er bei anderen Krankheiten nicht beobachtet wird. Und man hat daher auch von einer „Facies tetanica" gesprochen. Wenn also auch für die Kieferklemme einmal andere Erkrankungen vorwiegend des Zahnsystems von besonders entzündlicher Natur verantwortlich sein sollten, so kann es sich beim gleichzeitigen Vorkommen von Trismus und Risus sardonicus nur um einen Tetanus handeln.

Fast gleichzeitig oder doch kurz nach diesen beiden Symptomen entwickelt sich eine Nackensteifigkeit beginnend mit einem Spannungszustand in der rückwärtigen Halsmuskulatur und endend mit einem Dauerkrampf derselben, so daß der Kopf nach rückwärts gebeugt und in die Kissen gebohrt wird (Opisthotonus). Diese Starre schreitet schnell nach abwärts fort und befällt die gesamte Rückenmuskulatur, so daß der Körper in maximaler Lordose gehalten wird. Der Rücken ist gekrümmt, der Brustkorb vorgewölbt, der Leib eingezogen. Die Musculi recti springen bei mageren Bauchdecken als sichtbare Wülste vor.

Dazu kommt dann die Ausdehnung der Krampfstellung auf die Bauchmuskulatur und die Extremitäten. Die Arme werden erst sehr viel später befallen

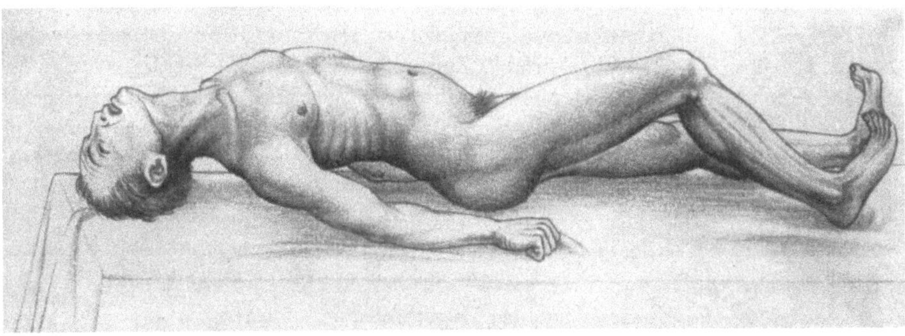

Abb. 15. Nackensteifigkeit mit Opisthotonus bei Tetanus

als die Beine, wenn nicht ein lokaler Tetanus der oberen Extremität vorliegt. Manchmal bleiben die Arme mit Ausnahme eines ziehenden Gefühls verschont. Sie werden in Streckstellung gehalten, die Finger zur Faust geballt, die Füße dorsalflektiert, die Zehen krampfhaft gespreizt. Es wird aber auch Plantarflexion mit eingeschlagenen Zehen und leichter Beugehaltung der Knie beobachtet. So kommt es, daß in ausgeprägten Fällen die Kranken nur mit Hinterhaupt, Kreuzbein und Fersen die Ruhestatt berühren. Die alten Chirurgen nannten diesen Zustand „arc en ciel". Ein Aufsetzen der Kranken ist unmöglich.

Die passive Beweglichkeit in den Gelenken ist kaum möglich. Der Versuch ruft einen noch stärkeren Tonus hervor und ist äußerst schmerzhaft. Nach den Angaben von Kurttio war bei 145 Tetanusfällen die Muskelsteifigkeit 67 mal nur auf Kopf und Rumpf beschränkt, 17 mal war auch die Bauchmuskulatur befallen und in wenigen weiteren Fällen auch noch die Schlingmuskulatur.

Am Nervensystem lassen sich eine Reihe von Symptomen feststellen (Goldscheider, Klieneberger). Reflexsteigerungen gehören bereits zu den Frühsymptomen der Erkrankung. Aber allein für sich reichen sie freilich nicht zur Frühdiagnose aus, sondern nur in Zusammenhang mit den schon besprochenen Zeichen. Das

BABINSKI'sche Phänomen und das Facialis-Phänomen finden sich häufig frühzeitig, das erstere teils als lokales Symptom beim Tetanus der unteren Extremität, teils als Allgemeinsymptom. Der Unterkieferreflex ist gewöhnlich gut auslösbar, ebenso der Ulnarisreflex. Manchmal besteht ein Druckschmerz hinter dem Musculus sternocleidomastoideus beim Druck in Richtung auf die Halswirbelquerfortsätze. Fuß- und Patellarklonus sind zuweilen auslösbar und recht schmerzhaft. Bauchdeckenreflexe sind zumal im Stadium der Bauchmuskelstarre nicht vorhanden.

Die Sensibilität ist beim Tetanus stets erhalten, sofern nicht verabreichte Narkotika sie allgemein lähmen.

Die bei den Tieren übliche „Unilateralstarre" und „Querstarre" werden beim Menschen seltener beobachtet.

So kann sich dann auf dem Höhepunkt der Erkrankung eine allgemeine tonische Körperstarre entwickeln, die sich nur in natürlichem oder künstlichem Schlaf (Narkose) oder im tiefen Koma löst. Schon der tonische Zustand ist schmerzhaft. Unterbrochen wird er durch noch sehr viel schmerzhaftere klonische Krampfanfälle, welche stoßartig den gesamten Körper erschüttern, äußerst schmerzhaft sind und Anlaß zu lautem Schreien und Jammern geben. Hervorgerufen werden die Krampfanfälle durch allerhand mechanische oder optische oder akustische Reize auch geringster Art wie Erschütterungen des Bettes, leichteste Berührung des Kranken, Versuch der Nahrungsaufnahme und lautes Sprechen in der Umgebung, einen Lichtstrahl der den Kranken trifft, das Einschalten der Zimmerbeleuchtung oder dergl. Sie können aber auch ohne erkennbaren Reiz auftreten.

Eingeleitet werden die Krämpfe durch eine Pupillenerweiterung. Manchmal kann sich aus ihr ein „pupillärer Nystagmus" entwickeln (ROQUES und CONDAT). Dann erfolgt eine plötzliche Kontraktion des Zwerchfells.

Im Anfall wechseln die krampfhaften Zuckungen mit der Starre der Muskulatur ab. Opisthotonus, Risus sardonicus, Starre der Extremitäten werden noch ausgeprägter. Der Brustkorb kann in Inspirationsstellung starr stehen bleiben, Zyanose tritt auf, Schaum tritt vor den Mund. Tränen befeuchten das krampfhaft lächelnde Gesicht. Krampfhafte Schreie unterbrechen das sonst vorhandene Stöhnen des Kranken bei heftig aufeinander gebissenen Zahnreihen.

Diese stoßartig einsetzenden klonischen Krämpfe pflegen etwa 1—2 Minuten zu dauern, um dann unter relativem Erschlaffen bei der noch bestehenden tonischen Kontraktion der am meisten befallenen Muskelgruppen einem gleichzeitig erfolgenden erleichterten Stöhnen Platz zu machen. Oft setzt ein starker Schweißausbruch ein, der schon im klonischen Krampfzustand begann.

Während dieses ganzen Vorgangs ist das Bewußtsein völlig erhalten. Der Kranke erlebt die Schmerzen und die Angst und wartet geradezu auf den nächsten Krampfanfall, der leichter oder schwerer sein kann als der vorhergehende. Intensität und Häufigkeit sind wechselnd und richten sich nach Stadium und Schwere der Infektion sowie nach Art und Intensität des auslösenden Reizes. Sie können nur sekundenlange Zuckungen darstellen aber auch minutenlange schwerste Krampfanfälle mit Atemstillstand und sogar Herzstillstand. Sie treten je nach Schwere der Erkrankung mehrmals stündlich auf. Sogar bis zu 40 Anfälle in einer Stunde sind beobachtet worden. Der Schlaf flieht die bedauernswerten Kranken und muß vom Arzt mit ausreichenden medikamentösen Mitteln erzwungen werden.

Der Krampf der Schlundmuskulatur, zu dem sich ein Glottiskrampf gesellen kann, kompliziert das Krankheitsbild sehr erheblich. Die mechanische Atembehinderung kann durch den Glottiskrampf die Kranken nahe zur Erstickung bringen, zumal ja auch ein Spasmus der übrigen Atemmuskulatur besteht.

Die Schlundkrämpfe verhindern aber auch eine normale Ernährung des Kranken, denn jeder Bissen oder jeder Schluck Flüssigkeit, der ihm beigebracht wird, lösen Krampfanfälle und auch Erbrechen aus. Die pflegerische Behandlung hat hierauf Rücksicht zu nehmen. Aber schon durch die Kieferklemme wird die Nahrungsaufnahme behindert. Auch die Nasensonde wird nicht immer reizlos vertragen.

Die Aspiration von Speisen oder Speichel wird nicht allzu selten beobachtet und kann zur Aspirationspneumonie führen, wenn sich dieses Krankheitsbild rein zeitlich gesehen neben dem schweren Tetanus noch entwickeln kann.

Die größte Gefahr für das Leben der Kranken besteht in dem Krampf der Atemmuskulatur, besonders des Zwerchfells aber auch der Zwischenrippenmuskeln in Verbindung mit einem Glottisverschluß. Zwerchfell, Bauchmuskeln und Thoraxmuskulatur halten den Brustkorb starr in maximaler Inspirationsstellung. Die Zyanose nimmt schnell zu. Der Puls wird klein und unregelmäßig. Es tritt erlösende Bewußtlosigkeit ein. Oft löst sich auf der Höhe des Anfalls mitbedingt auch durch die Kohlensäureüberladung des Blutes der Krampf und die Atmung kommt wieder in Gang. Es kann aber auch in einem solchen Anfall ein Herzstillstand und damit der Tod eintreten. Künstliche Atmung mit den üblichen Mitteln ist wegen der Thoraxstarre nicht aussichtsreich.

Die starke Schweißsekretion, welche während des Tetanus kontinuierlich und auch anfallsweise vorhanden ist, schwächt die Kranken und stellt an die Pflege sehr hohe Anforderungen. Nicht immer ist ein Wäschewechsel wegen des damit verbundenen Neigens zu neuen Anfällen ausführbar. Die Gefahr der Erkältung ist recht groß. Die Neigung zu Schweißausbrüchen pflegt nach überstandenem Tetanus noch lange Zeit bestehen zu bleiben.

Die Körpertemperatur läßt typische Kurven vermissen. Sie kann in den Anfangstagen erhöht sein und uncharakteristisch zwischen 38 und 39 Grad schwanken, aber sie kann auch kaum die Norm überschreiten. Ante finem vitae findet häufig ein steiler Anstieg der Temperatur auf 41 und 42 Grad statt, hervorgerufen wahrscheinlich durch toxische Reizung des Wärmezentrums im Gehirn. Auch eine postmortale Hyperpyrexie für einige Stunden ist beobachtet worden.

Wird die Erkrankung überstanden, dann fällt das Fieber langsam ab, pflegt sich aber noch für Tage und Wochen zwischen 37 Grad und 38 Grad zu halten. Nicht immer fällt das Nachlassen oder Aufhören der Krämpfe mit dem Normalwerden der Körpertemperatur zusammen. Man hat vorgeschlagen, die Temperatur in Achselhöhle und im Rektum gleichzeitig zu messen. Größere Unterschiede als 2 Grad sollen auf nachlassende Herzkraft hindeuten.

Die Pulskurve pflegt mit der Temperaturkurve parallel zu gehen. Während eines Krampfanfalles pflegt die Pulszahl jedoch deutlich erhöht zu sein und kreuzt die Kurve des Fiebers. Einsetzende Unregelmäßigkeiten der Herzschlagfolge sind ein Signum mali ominis.

Das Blutbild ist eigentlich uncharakteristisch. Nach ARNETH soll keine Linksverschiebung stattfinden, sondern nur ein vermehrter Austritt von Leukozyten aus den Reservedepots des Körpers. Eine leichte Leukozytose ist nachweisbar, die von dem Autor als Reaktion auf die starke Mehrarbeit der Muskulatur im Krampf zurückgeführt wird, vergleichbar der Hyperleukozytose bei der Verdauung. Dies wird bestätigt durch die Untersuchungen von BENECKE und GROHE, welche die absolute und relative Leukozytose von der Intensität der Krämpfe abhängig fanden.

Im Liquor cerebrospinalis sind auffallende Befunde nicht zu erheben. Der Druck kann im Krampfanfall auf 400—450 ccm Wasser ansteigen (BECHER). Eine erhebliche Zellvermehrung ist von STEYER beschrieben worden. Er glaubte, daß sie bedingt sei durch eine „Kongestion der Meningen“ infolge der Verbreitung der Toxine auf dem Wege der Lymphbahnen. Trotz der Zellvermehrung im Liquor waren bei dem von STEYER beobachteten Tetanus eines Kindes keine meningitischen Reizsymptome vorhanden. Die nach intralumbalen Seruminjektionen auftretende, zelluläre Reaktion im Liquor wird durch örtliche Reizwirkung des Serums erklärt. Tetanustoxin wurde durch Tierversuch im Liquor mehrfach nachgewiesen (BUZELLO, STINTZING).

Die Darmtätigkeit ist während des Tetanus sichtlich reduziert. Die Spannung der Bauchmuskulatur erschwert den Stuhlgang. Der Kot im Dickdarm wird stark eingedickt. In der Rekonvaleszenz muß dem Rechnung getragen werden.

Die Urinausscheidung ist vermindert, schon allein wegen der starken Schweißabsonderung. Die Kranken haben starken Durst. Für ausreichende Flüssigkeitszufuhr muß gesorgt werden. Der Urin enthält gewöhnlich etwas Eiweiß, manchmal Spuren von Zucker (was schon NIKOLAIER bekannt war) und vermehrt Urobilin und Harnsäureverbindungen.

Stoffwechseluntersuchungen sind nur selten während des Tetanus durchgeführt worden. BENECKE fand gelegentlich eine Blutzuckererhöhung. Nach KRINITZKI haben schwache Dosen von Tetanustoxin keinen Einfluß auf den Mineralstoffwechsel, stärkere Dosen führen zu einer Hypokalzämie. Nach der Anschauung von GERWIENER sind weniger die Krämpfe oder die tetanische Intoxikation als vielmehr der gesamte darniederliegende Stoffwechsel und die Gewichtsabnahme verantwortlich zu machen für die vermehrte Stickstoffausscheidung. WARENBURG und DRIESSENS beobachteten eine Hyperpolypeptidämie in Verbindung mit einer Hepatonephritis und Urämie bei 2 Fällen.

Über das Elektrokardiogramm beim Tetanus liegen Untersuchungen von BUTTURINI vor. Auch bei schwersten Fällen konnten charakteristische Kurven nicht beobachtet werden. Es herrscht im allgemeinen eine Sinustachykardie, die mit Verschlimmerung des Zustandes zunimmt und mit Besserung zurückgeht. Gelegentlich, besonders im Endstadium sieht man verschiedene Unregelmäßigkeiten, z. B. kleine Stufenbildung am aufsteigenden und absteigenden Ast der Hauptschwankung mit Verdickung der Spitze und ähnliches. Die Herzstörungen beim Tetanus sind unerheblicher Natur.

In Bezug auf die Differentialdiagnose des Tetanus ist zu sagen, daß das voll entwickelte Krankheitsbild unverkennbar ist und kaum je mißgedeutet wird. Nur in den Anfangsstadien können für kurze Zeit sich einmal differentialdiagnostische Erwägungen aufdrängen, welche nachstehend kurz besprochen werden sollen.

Das Symptom der Kiefersperre tritt naturgemäß auch bei anderen, besonders entzündlichen Erkrankungen der Kiefer auf. Und tatsächlich suchen manche, besonders leichte Fälle von Tetanus zunächst den Zahnarzt auf. Und da so manche Tetanuskranken vielleicht schadhafte Zähne haben werden, so können sie für kurze Zeit fälschlicherweise als Ursache einer bestehenden Kieferklemme angesehen werden. Aber doch nach kurzer Zeit wird man auf das Mißverhältnis zwischen Stärke des Masseterkrampfes und der Geringfügigkeit des Befundes am Kiefer aufmerksam werden, und die sich entwickelnden übrigen Symptome des Tetanus wie Risus sardonicus, Nackensteifigkeit usw. werden die richtige Diagnose ermöglichen.

Diese Schluckbehinderungen, die zunächst als ziehendes Gefühl im Schlund imponieren und dann erst den Charakter von Krämpfen annehmen, können verwechselt werden mit beginnender Phlegmone im Bereich der Mundhöhle, einer Angina oder dergleichen. Aber diese Erkrankungen werden eine Temperaturerhöhung machen, welche beim Tetanus in diesem Stadium fehlt.

Die sich entwickelnde Nackensteifigkeit macht die Verwechslung mit einer Meningitis verständlich. Es fehlen jedoch in den Anfangsstadien des Tetanus die zerebralen Symptome wie Kopfschmerz, Erbrechen, Hautüberempfindlichkeit, Bewußtseinstrübung, KERNIGsches Phänomen. Dazu kommt, daß bei der Meningitis die Nackensteifigkeit mehr im Vordergrund der Erscheinungen steht, beim Tetanus mehr der Trismus. Die Lumbalpunktion wird beim Tetanus normalen Liquor, bei der Meningitis die charakteristischen Befunde ergeben.

Die Bauchdeckenspannung kann gelegentlich einmal Anlaß zur Fehldiagnose werden. Aber das Nichtvorhandensein jeder anderen Abdominalsymptome wird wohl doch den richtigen Weg weisen.

Eine Verwechslung mit einer Tetanie ist beschrieben worden (PRIBRAM). Wichtig ist, daß das CHVOSTEKsche Zeichen und die Pfötchenstellung der Hände stets bei der Tetanie aber nie beim Tetanus vorkommen. Auch der bei der Tetanie manchmal besonders stark vorhandene Adduktorenkrampf, der zum Übereinanderschlagen der Beine führt, kommt beim Tetanus nicht vor.

Die Lyssa, die in Deutschland ja eine noch sehr viel seltenere Krankheit als der Starrkrampf ist, kann kurze Zeit differentialdiagnostisch in Erwägung gezogen werden. Wichtig ist in der Anamnese der Biß durch einen tollwütigen Hund, ein Ereignis, welches sich dem Kranken sicher einprägt. Auch bei der Lyssa gibt es Schlingkrämpfe. Sie sind aber nicht verbunden mit einem Durstgefühl, sondern werden gerade durch den Anblick von Getränken ausgelöst (Hydrophobie!)

Natürlich können auch gelegentlich hysterische Zustandsbilder einen Tetanus vortäuschen. Aber beim Tetanus pflegt das Nachlassen der Krämpfe und die Ausbildung von völlig krampffreien Pausen ohne jede Muskelstarre und reflektorische Übererregbarkeit nicht vorzukommen, während es bei der Hysterie die Regel darstellt.

Die Vergiftung mit Strychnin ähnelt etwas dem Tetanus, hat jedoch auch deutliche Unterschiede. Die Vergiftung beginnt mit hochgradig gesteigerter Reflexerregbarkeit, die plötzlich von stärksten, klonischen Krämpfen der Extremitäten und besonders auch der Hände gefolgt wird. In wenigen Stunden stirbt der Vergiftete an Herzlähmung oder hat die Intoxikation überstanden. Demgegenüber verläuft der Tetanus auch in seinen schwersten Fällen bedeutend langsamer, so daß hierdurch die Differentialdiagnose erleichtert wird.

Gelegentlich kommt es vor, daß Gasbrand und Tetanus nacheinander auftreten (CAROTHERS und PERMOYER). Letzterer konnte einen derartigen Fall sogar am Leben erhalten.

5. Der Verlauf

Der klinische Verlauf des ausgebrochenen Tetanus hängt im wesentlichen ab von der Menge der in den Körper gelangten Tetanusbazillen sowie der Intensität ihrer Giftproduktion und von der Länge der Inkubationszeit. Die alten Ärzte unterschieden verschiedene Formen, nämlich den

Tetanus vehemens			=	heftiger Starrkrampf
und Tetanus lentus			=	bedachtsamer „
oder	„	perfectus	=	vollständiger „
und	„	incompletus	=	unvollständiger „
oder	„	celer	=	kurzer „
und	„	tardus	=	langwieriger „

Alle diese Namen, die auf guter Krankenbeobachtung beruhen, sind Ausdruck dafür, daß eben die Erkrankung in verschiedenen Zeiträumen und differenter Intensität verlaufen kann.

Es ist vielleicht zweckmäßiger, die für die Prognose ausschlaggebende Inkubation zur Grundlage einer Einteilung des Verlaufs zu machen. Und so können wir denn sagen, daß Tetanusfälle mit Inkubationszeit von 2—5 Tagen immer sehr schnell, sehr schwer und tödlich, Tetanusfälle mit Inkubationszeit von 5—7 Tagen schwer, schnell und oft tödlich, Tetanusfälle mit Inkubationszeit von 2—3 Wochen mittelschwer, langsam und meist nicht tödlich und Tetanusfälle mit einer Inkubationszeit von mehr als drei Wochen, leicht, langsam und in Heilung ausgehend verlaufen.

Vielleicht gibt es daneben auch noch einen ausgesprochen chronischen Tetanus, der nach längerer Inkubationszeit keine eigentlichen Krämpfe, sondern nur verschiedene Spannungszustände und Spasmen in einzelnen Muskelgruppen ohne Beteiligung der Atemmuskulatur und der Schlundmuskulatur hervorruft. Diese Erscheinungen können aber monatelang anhalten und werden oft mit rheumatischen Zuständen verwechselt. Meist geht diese Form langsam in Heilung über, aber ein plötzlicher Umschlag in eine akutere Form ist jederzeit möglich.

Am gefährlichsten sind die ersten 4—7 Tage nach Ausbruch der klinischen Erscheinungen. Hat der Kranke diesen Zeitpunkt überlebt, so sind die Aussichten, die ganze Erkrankung zu überstehen, sehr gewachsen. Nach dem 13. Tag ist diese Aussicht noch besser geworden, jedoch können immer noch Pneumonie und besonders plötzliche Attacken von Herzmuskelschwäche dem Leben überraschend ein Ende machen, denn der durch die starken Krämpfe funktionell und auch anatomisch stark geschwächte Herzmuskel kann bei kleinster Mehrbeanspruchung verschiedenster Art akut und endgültig versagen. Die Rekonvaleszenz ist aus diesem Grunde nicht zu kurz (viele Wochen) zu bemessen.

Wenn das Krankheitsbild sich bis zur Heilung entwickelt, dann lassen zunächst die klonischen, später die tonischen Krämpfe an Intensität nach und treten in immer größeren Zwischenräumen auf. Nach etwa 12—14 Tagen pflegen sie so gut wie ganz aufzuhören, aber mitunter können einige Muskelgruppen (oft an der Extremität, an der die Wunde saß) und besonders die mimische Gesichtsmuskulatur längere Zeit hindurch in einem Spannungszustand verharren. Das Gewicht kann lange Zeit ein maskenhaftes Aussehen bewahren (Facies tetanica). Auch blitzartig einsetzende, mitunter schmerzhafte, sehr schnell wieder verschwindende Zuckungen können in einzelnen Muskelgruppen mehrmals täglich oder in längeren Zwischenräumen auftreten.

Mit dem Abklingen der Krämpfe sinkt die Körpertemperatur; Nahrungsaufnahme und Entleerung von Blase und Mastdarm gestalten sich leichter. Der Kräfteverbrauch (Glykogen und Eiweiß) ist während der schweren Tage des Tetanus sehr groß gewesen. Die Kranken sind also nach seinem Überstehen ungemein geschwächt. Die Ernährung muß darauf Rücksicht nehmen und eine leicht verdauliche, kalorien- und eiweißreiche Kost verabreichen. Eine systematische Körpergewichtskontrolle ist notwendig. Nach Abklingen der Krämpfe soll der Kranke noch vier bis fünf Wochen Bettruhe einhalten.

Als Nacherscheinung wird sehr oft eine sehr hartnäckige Schlaflosigkeit beobachtet. Vielleicht ist sie eine Folge der tetanischen Vergiftung der Hirnzentren (Buzello). Auch die Neigung zum Schwitzen, welche längere Zeit bestehen bleibt und an und für sich geringe Beschwerden verursacht, dürfte auf die anhaltende Reizung der entsprechenden Zentren im Hirn durch das Tetanustoxin beruhen. Mitunter sind hartnäckige Enteritiden als Nachkrankheiten beobachtet worden (Pribram). Auch Augenmuskellähmungen bleiben für einige Monate bestehen, ebenso als Ausdruck der Schädigung des Herzens eine Myokarditis mit vorübergehender Herzdilatation (Krehl). Parotitiden, die während eines Tetanus auftreten (Kümmeli, Leschke), lassen sich leicht durch die aussetzende Mundpflege in Verbindung mit Rückstauung des Speichels erklären.

Verständlich ist weiterhin, daß die ersten Gehversuche der genesenden Tetanuskranken recht schwierig sind. Es kommt häufig zu einem ataktischen Gang mit Abspreizung der Beine. Eigenartigerweise pflegt die Erscheinung bei Kindern und Jugendlichen ausgeprägter zu sein als bei Erwachsenen.

Alle diese soeben geschilderten „Nachkrankheiten" sind vorübergehender Natur und pflegen sich in einigen Wochen restlos zurückzubilden. Einige andere bestehenbleibende Spätfolgen sind in einem besonderen Abschnitt (Siehe Seite 123) besprochen.

Der überstandene Tetanus hinterläßt eine nur ganz kurz dauernde Immunität, welche die Rekonvaleszenz kaum überdauert. Daher sind Tetanusrezidive (siehe Seite 73) oder auch mehrfache Erkrankungen möglich. Aus diesem Grunde hat auch die Behandlung des Starrkrampfs durch Rekonvaleszentenserum keine Aussicht auf Erfolg.

6. Lokaler Tetanus

Abgesehen von dem Verlauf des Starrkrampfs des Menschen, der soeben geschildert worden ist, kommen sozusagen rudimentäre Verlaufsformen vor, die man als „lokalen Tetanus" bezeichnet. Bei ihnen bleiben die klinischen Erscheinungen auf einen Körperteil, meist den von der Verwundung betroffenen, beschränkt. Wir können uns seine Entstehung so erklären, daß nur geringe Giftmengen produziert werden, die nicht ausreichen, einen größeren Teil des Gewebes des Zentralnervensystems zu befallen. Daraus resultiert dann also ein Zustand, bei welchem die klinischen Erscheinungen auf einem frühen Standpunkt der Entwicklung stehen bleiben und der nicht das gesamte Krankheitsbild vor unseren Augen abrollt. GREEN ist der Auffassung, daß der Angriffspunkt des Tetanusgiftes nicht die Ganglienzellen des Zentralnervensystems sind, sondern daß das Toxin direkt auf den Muskel wirkt und dorthin durch das Blut und den Lymphstrom gelangt. Gerade das Vorkommen des lokalen Tetanus soll eine Stütze für diese Auffassung darstellen. Beide Erklärungen machten es verständlich, daß der lokale Tetanus meist gutartig verläuft. Und weiterhin ist auch verständlich, daß wir ihn in letzter Zeit häufiger bei Fällen sehen, in denen trotz prophylaktischen Serumschutzimpfungen doch ein Starrkrampf zum Ausbruch kommt. Aber auch bevor diese Behandlungsart zur Anwendung kam, war das Krankheitsbild des lokalen Tetanus durchaus bekannt.

ARNDT und WALTHARD haben aus eigenen Beobachtungen und aus dem Schrifttum aus 506 genau beobachteten und beschriebenen Tetanusfällen 105 herausgefunden, bei denen ein lokaler Beginn der klinischen Erscheinungen mit Sicherheit ermittelt werden konnte. Aber nicht alle diese Fälle sind als typischer lokaler Tetanus anzusprechen. Die Anschauung von SCHMERZ ist durchaus richtig, daß wohl jeder Tetanus lokal beginnt, daß aber lokale Anfangssymptome an der verletzten Extremität von dem Kranken falsch gedeutet und übersehen wurden. Tatsächlich gelangen die meisten Kranken zuerst in einem Stadium des Trismus und der Nackensteifigkeit in ärztliche Behandlung. KREUTER fand unter 31 Tetanusbeobachtungen 14 von rein lokalem Starrkrampf. Der lokale Tetanus tritt meist an den Extremitäten auf, kann aber auch den Rumpf (BRUNNER) und auch den Kopf (RATHCKE) befallen. Die beim Tier nach experimentellen Impfungen beobachtete „Unilateralstarre", ist auch beim Menschen beobachtet worden, z. B. GOLDSCHNEIDER, HARF.

Alle Fälle, welche beobachtet wurden, sind zunächst einmal solche mit einer langen Inkubationszeit und seit einigen Jahrzehnten auch solche, die mit Tetanusserum prophylaktisch behandelt worden sind. Es ist ohne weiteres verständlich, daß die einverleibte Antitoxinmenge dabei nicht ausgereicht hat, alles Toxin zu binden, sondern daß ein kleiner Rest noch befähigt war, die beschränkt bleibenden Krankheitszeichen zu erzeugen (BRUNZEL).

Eine nicht allzu selten beobachtete Lokalisationsform ist der „Kopftetanus", der sich nach leichter Verletzung im Gesicht und am behaarten Schädel ausbilden kann. Es entwickeln sich meist einseitig, manchmal doppelseitig tonische Kontraktionen der vom Facialis versorgten Muskeln; später tritt ein Kaumuskelkrampf hinzu. Fast immer kommt es dann zu Lähmungen im Facialisgebiet, auch im Bereich des Oculomotorius und Trochlearis, jedoch nie im Bereich des Trigeminus. Das Übergreifen der Erscheinungen auf Nacken und Rumpf ist selten (RATHKE). Die von GROBER anläßlich der Beschreibung des Kopftetanus geäußerte Annahme, daß die Tetanusbazillen ein Erregungstoxin und ein Lähmungstoxin hervorbrächten, ist nicht haltbar. Die differente klinische Reaktion an den Nerven läßt sich zwanglos durch die verschiedene Dosierung des Giftes erklären. GROBER glaubt, daß der Angriffspunkt desselben der Nervenstamm sei. Unter mannigfachen Formen und auch Fehldiagnosen ist der lokale Tetanus zur Beobachtung gelangt z. B. Peritonsillitis (ANGGARD) Krampf des Orbicularis oculi (TAYLOR), Augenmuskelstörungen (HOWALD). Auch vom Ohr ausgehend ist ein Tetanus beobachtet worden (RESNI, BORRIES).

Die Prognose dieses rein lokal bleibenden Tetanus ist relativ gut. Aber es kommt doch immer wieder einmal vor, daß plötzlich ohne äußerlich erkennbare Ursache sich ein Allgemeintetanus entwickelt, der natürlich eine sehr viel schlechtere Prognose haben kann (GOLDSCHEIDER, KREUTER). In seltenen Fällen (MOSBACHER, HEDDÄUS, LARGER) ist auch ein lokaler Kopftetanus beobachtet worden, ohne daß die Verletzung im Bereich des Kopfes vorhanden war.

7. Tetanus puerperalis

Unter „Tetanus puerperalis" verstehen wir diejenigen Fälle von Wundstarrkrampf, welche im direkten Anschluß an eine Geburt oder einen Abort auftreten und bei denen die Eintrittspforte der Erreger in dem Uterus liegt.

In Deutschland ist diese Form besonders selten, in tropischen und subtropischen Ländern dagegen unendlich häufiger. In Indien finden die Geburten oft auf dem schmutzigen Lehmboden der Eingeborenenhütten statt. Daher ist es kein Wunder, wenn der Tetanus puerperalis (und auch neonatorum) häufig auftritt. So besagt eine Statistik aus Indien, daß unter 912 Tetanusfällen 320 puerperaler Ätiologie waren, während SPIEGEL die in Europa und den Vereinigten Staaten von Nordamerika veröffentlichten Fälle von Tetanus puerperalis aus den Jahren 1885—1914 gesammelt hat und im ganzen nur 66 Fälle fand. KEUTMANN ermittelte noch 21 weitere Fälle. In Prag hat es einmal eine kleine Endemie mit 10 Fällen in der geburtshilflichen Klinik gegeben, die von PIT'HA beschrieben wurde und auf welche später zurückzukommen ist.

Über die absoluten Zahlen gibt nachstehende Tabelle Auskunft:

Tödlicher Tetanus in Deutschland in den Jahren 1935—1938

	Tetanus bei Männern	Tetanus bei Frauen	Davon Tetanus puerperalis
1935	305	157	13
1936	278	167	12
1937	264	156	5
1938	292	134	10

Die Möglichkeiten des Eindringens von Tetanuskeimen in die weiblichen Genitalien sind zahlreich, da sie ja in unserer Umgebung und an den Gebrauchsgegenständen und der Kleidung und Wäsche, besonders wenn dieselben nicht peinlichst sauber gehalten werden, überall vorkommen. Bei Geburten unter schlechten hygienischen Verhältnissen ist also relativ oft Gelegenheit dazu gegeben, daß Tetanussporen in die äußeren weiblichen Genitalien eindringen, zumal auch die Nachbarschaft mit dem Anus die Infektionsmöglichkeit noch erhöht.

Andererseits bietet die Wundhöhle des Uterus nach einer Geburt oder nach einem Abort alle Vorbedingungen für das Auskeimen von Tetanussporen. Es ist eine von Luftsauerstoff abgeschlossene große Höhlenwunde in der sich mitunter sogar nekrotische Gewebsreste finden. Auch eine Mischinfektion mit anderen Eitererregern kann vorhanden sein, zumal wenn unsachgemäße Manipulationen bei und nach Einleitung der Geburt oder des Aborts stattfanden. Es können also die Tetanuserreger in erheblichem Umfange Toxin produzieren, das in den Körper gelangt. Von einem gesunden Uterus geht nie ein Tetanus aus.

Die Hauptursache ist die Verwendung von unsauberen Instrumenten und Verbandstoffen. Und so ist es auch erklärlich, daß nach einem kriminellen Abort die Tetanusgefahr besonders groß ist. FLECHTNER und QUAST stellten 20 derartige Fälle zusammen, weitere wurden u.a. von VÖLKER, FREUND, NATON, BUZELLO veröffentlicht.

Beim gewöhnlichen Abort tritt der Tetanus vorwiegend bei einem solchen im 3. Monat auf. Fast immer ist in der Anamnese vermerkt, daß Blutungen dem Abort vorausgingen. Tamponade begünstigt natürlich die Entstehung der Erkrankung. BUSCH teilt aus Nordamerika mit, daß ein und derselbe Arzt durch Zervikaltamponade bei 5 Kranken nach Einleitung eines künstlichen Aborts einen Tetanus erlebte. In seiner Statistik konnte VINAY finden, daß bei 106 Fällen von puerperalem Tetanus derselbe 47 mal nach einem Abort und 59 mal nach einer Geburt auftrat.

Auch unsaubere Hände des untersuchenden Arztes oder der Hebamme können einmal die Überträger der Tetanuserreger sein. So ist einmal berichtet worden (HEYSE), daß ein Arzt einen schweren Fall von Wundtetanus behandelte und anschließend nach angeblich exakter Händedesinfektion bei einer Wöchnerin eine manuelle Plazentalösung machte. Die Frau starb an einem puerperalen Tetanus. Wenn es sich hierbei auch um Ausnahmefälle handelt, so muß doch dieser Infektionsmodus erwähnt werden.

Es sind auch einige Fälle (ESAU, NATON) bekannt, bei denen von vereiterten Operationswunden im weiblichen Genitale ein Tetanus ausging. Man kann streiten. ob sie dem puerperalen oder postoperativen Tetanus zuzurechnen sind.

Der Verlauf des Tetanus puerperalis unterscheidet sich in keiner Weise von dem schon beschriebenen Verlauf der Krankheit bei anderen Eintrittspforten. Auch hier pflegen die ersten klinischen Erscheinungen mit Trismus, Risus sardonicus und Nackensteifigkeit zu beginnen. Auch Schluckbeschwerden können das erste Zeichen sein (ROTHSTEIN).

An der örtlichen Eintrittspforte der Erreger ist die Zervix meist geöffnet und für einen Finger durchgängig. Der Uterus selbst ist weich. Eine tetanische Starre der Uterusmuskulatur ist nie beobachtet worden, ist auch nicht zu erwarten, da ja auch sonst die glatte Muskulatur des Körpers nicht durch das Tetanustoxin erregt wird.

Der Nachweis der Erreger im Lochialsekret ist zur Klärung der Eintrittspforte der Erkrankung anzustreben. Der mikroskopische Ausstrich allein kann zwar gelegentlich einmal zum Erfolge führen, ist aber doch im allgemeinen unsicher, da zumeist eine Mischinfektion mit einer Reihe anderer anärober Bakterien vorhanden zu sein pflegt. Trotzdem wird man diesen Weg einschlagen, da er gegebenenfalls am raschesten zu einem Erfolg führen kann. Stets wird man jedoch auch das Kulturverfahren und den biologischen Tierversuch, wie sie in einem früheren Kapitel beschrieben sind, zur Anwendung bringen. Die Diagnose an sich wird man stets aus dem klinischen Symptomenbild stellen können. Dafür und zur Einleitung der Therapie wird man auf den Ausfall der bakteriologischen Untersuchung und des Tierversuchs nicht warten.

Der Nachweis der Tetanuserreger im Lochialsekret gelingt sehr oft (KENTMANN 18 mal unter 45 Fällen, SPIEGEL 3 mal bei 4 Fällen). Auch im Uterus ist mitunter der Erreger nachgewiesen worden (BERNHARD-Kreis, SICARD).

Die Prognose des puerperalen Tetanus ist recht ernst. Da man den Zeitpunkt der tetanischen Infektion stets sehr genau bestimmen kann, so kann man im Einzelfall auch eine ziemlich sichere Voraussage nach der Länge der Inkubationszeit machen. Im allgemeinen bricht der Tetanus nach einer Geburt am 9.—12. Tage, nach einem Abort am 6.—7. Tage aus.

Erschwerend kommt dazu, daß die Kranken durch den Geburtsvorgang an sich oder durch den Abort schon sehr geschwächt und ohne Widerstandskraft sind und daß außerdem auch eine unspezifische puerperale Infektion vorhanden sein kann. Und so kommt es denn, daß die Sterblichkeit recht hoch ist, höher als beim gewöhnlichen Tetanus. Einige Zahlen aus dem Schrifttum mögen dies erläutern.

Autor	Zahl der Fälle	tödlich verlaufen	%
Naton	26	16	61,5
Simpson	27	22	81,4
Rothstein	5	4	80,0

Die Prophylaxe hat sich naturgemäß zunächst der Besserung der hygienischen Umweltbedingungen und der persönlichen Sauberkeit der Frauen zuzuwenden. Darüber hinaus haben wir in der Serumprophylaxe, wie sie in einem späteren Kapitel beschrieben ist, ein Mittel, das in Sonderfällen angewendet werden kann. Ein Beweis für die Wirksamkeit derselben ist die berühmte Tetanusendemie in der Prager geburtshilflichen Klinik im Jahr 1899 (Pit'ha). Nachdem 10 Wöchnerinnen erkrankt waren und alle möglichen hygienischen Maßnahmen wie Reinigungen, Renovierungen u. a. erfolglos geblieben waren, konnte die Endemie dadurch zum Erlöschen gebracht werden, daß alle zur Geburt kommenden Frauen prophylaktisch gegen Tetanus geimpft wurden.

Die Behandlung des Tetanus puerperalis gleicht völlig dem des sonstigen Tetanus (siehe Seite 95—118). Es bedarf nur der Erörterung, ob und welche Maßnahmen am weiblichen Genitale als Eintrittspforte der Erreger notwendig sind. Hierfür ist der Nachweis derselben im Lochialsekret von besonderer Bedeutung.

Beim „chirurgischen Tetanus" soll man die Eintrittspforte der Erreger soweit als möglich radikal beseitigen. Also müßte man beim Tetanus puerperalis eine Uterusexstirpation vornehmen. Tatsächlich ist dies auch vorgeschlagen und ausgeführt worden und hat auch Erfolge gezeitigt. So konnte z. B. Geller in einem Falle von Tetanus nach kriminellem Abort im dritten Monat mit einer Tetanusinkubationszeit von nur 5 Tagen durch vaginale Exstirpation von Uterus und Adnexen die Frau retten. Der Vorschlag von Büdinger, bei diesem Eingriff auch die regionalen Lymphdrüsen wie beim Karzinom mit zu exstirpieren, ist abwegig, da sie ja von den Tetanusbazillen nicht ergriffen sind. Aber keineswegs immer sind derartige Eingriffe von Erfolg gekrönt gewesen. Und so lehnen Geburtshelfer wie Bumm und Osterloh die Uterusexstirpation beim puerperalen Tetanus ab. Bei älteren Frauen mit Kindern und einer verhältnismäßig langen Inkubationszeit und der Möglichkeit einer schnell ausführbaren Operation, gegebenenfalls auf vaginalem Wege, ist die Indikation zum Eingriff zu überlegen. Dacoulse hat 51 Fälle von puerperalem Tetanus mitgeteilt mit einer Gesamtmortalität von 80 %. Dieselbe betrug ohne chirurgische Behandlung (34 Fälle) 85 %, mit derselben (17 Fälle) 64 %. Diese Zahlen sprechen auch neben den allgemein pathologischen Erwägungen doch für die Uterusexstirpation.

Als weiterer Eingriff käme eine Kürettage der Uterushöhle zur Beseitigung etwa vorhandener nekrotischer Gewebsstücke (besonders nach Abort) in Frage. Man soll nach Ausführung derselben die Uteruswunde mit Jodtinktur sorgfältig auswischen wegen der spezifischen Wirkung des Jods auf die Tetanusbazillen. Im Anschluß daran kann man die Uterushöhle mit einem mit Tetanusserum getränkten Gazestreifen locker tamponieren, der gegebenenfalls täglich erneuert werden kann. Auch die Injektion von Tetanusserum in die Uterusmuskulatur zu beiden Seiten der Portio ist empfohlen worden.

Neben dieser örtlichen Behandlung ist auch eine zielbewußte Allgemeinbehandlung nach den später zu besprechenden Regeln durchzuführen.

8. Tetanus neonatorum

Er ist in Deutschland nicht besonders häufig im Gegensatz zu tropischen Ländern, in denen er (nach Gates) 80 % aller Tetanuserkrankungen ausmachen soll.

Auf den Philippinen liegt die Ursache unter anderem daran, daß die Hebammen nach alter Sitte den Nabel des Neugeborenen mit Mist verkleben. Für China besagt eine Schätzung, daß dort in ländlichen Gegenden $^1/_6$ der Neugeborenen an Tetanus stirbt.

Der Wundstarrkrampf des Neugeborenen nimmt so gut wie immer seinen Ausgang von der Nabelwunde, obwohl theoretisch auch andere Eintrittspforten denkbar wären. Der bakteriologische Nachweis der Erreger in der Nabelwunde ist Zeissler und Kähell mehrfach gelungen. In die Wunde können die Bazillen auf die verschiedenste Weise gelangen. Zweifel konnte 4 Fälle von Tetanus neonatorum beobachten, bei denen nicht sterilisierter Bolus alba die Quelle der Erkrankung war.

Der Verlauf des Tetanus des Neugeborenen gleicht in seinem Wesen völlig dem der Erwachsenen. Nackenstarre und Kieferklemme sind meist die ersten klinischen Zeichen. Die durch sie hervorgerufene Behinderung des Saugaktes ist mitunter das erste bedrohliche Symptom sowohl im Hinblick auf die tetanische Infektion an sich als auch in Bezug auf die Unterbrechung der so wichtigen Ernährung. Die Starre der mimischen Muskulatur ruft bei Säuglingen einen greisenhaften Gesichtsausdruck mit stark gefalteter Stirn hervor. Durch die Nackenstarre wird der Kopf sehr stark nach rückwärts gebeugt, so daß das Kind eine Seitenlage einzunehmen gezwungen ist. Sehr bald entwickeln sich dann auch die tonisch-klonischen Krämpfe unter Mitbeteiligung der Atemmuskulatur und die dadurch bedingte Cyanose. Die Rückwärtskrümmung des Körpers ist sehr ausgesprochen und kann erhebliche Grade annehmen. Die Haut ist mit kaltem Schweiß bedeckt. Der Tod tritt mitunter sehr rasch in einem Zwerchfellkrampf oder durch Herzlähmung ein.

Die Prognose ist immer als sehr ernst zu bezeichnen. Nasso erlebte bei 18 Fällen nur 2 Heilungen. Bratusch-Marain konnte vor Einführung der Magnesiumtherapie (1921) keinen Fall durchbringen, mit dieser Behandlungsart 4 von 8 Kranken. Wenn der Tetanus vergesellschaftet ist mit anderen ernsteren Erkrankungen des Nabels (Phlegmone), dann sind die Heilungsaussichten äußerst gering. Manchmal kann sich bei einer Allgemeininfektion terminal auch noch ein Tetanus einstellen, welcher dann das Schicksal des Kindes besiegelt.

Kürzlich sind von amerikanischer Seite (Negro Tobosa) Heilungen durch Penicillinanwendung beschrieben worden. Es sind aber auch sonst eine Reihe von Fällen beobachtet worden, welche in Heilung ausgingen. Stets bestand eine relativ lange Inkubation, deren Anfangspunkt keineswegs immer leicht zu bestimmen ist und bei denen die Erkrankung erst in der 4. oder 5. Lebenswoche ausbrach. Mitunter bestanden nur Kieferklemme ohne Allgemeinkrämpfe oder solche der Atemmuskulatur.

Die Diagnose des Neugeborenen-Tetanus ist nicht ganz so leicht zu stellen wie die beim Erwachsenen. Verwechselungen mit unter Krämpfen einhergehenden Enzephalitiden sind leicht möglich. Der bakteriologische Nachweis der Erreger auf kulturellem und biologischem Wege sollte mehr als bisher versucht werden.

Die Behandlung des Tetanus neonatorum unterscheidet sich in seinen Grundzügen nicht von der sonst üblichen Behandlung dieser Erkrankung. Nur müssen die Maßnahmen den Besonderheiten des Lebensalters angepaßt werden. Daher sei an dieser Stelle vorgreifend in der Gesamtschilderung etwas eingehender darauf eingegangen.

Die Nabelwunde als Eintrittspforte der Erreger ist zunächst zu versorgen. In leichter Chloroform-Narkose ist sie bis auf die Fascie zu exzidieren und offen zu lassen. Obwohl man sonst beim Säugling Jodtinktur wegen der Empfindlichkeit der Haut nicht verwendet, soll man in diesem Fall doch die Wunde selbst gründlich mit Jodtinktur auswischen, nur vermeiden, daß die Haut mit ihr in Berührung kommt. Mit Antitoxin getränkte Verbandstoffe können auf die Wunde gelegt werden. Etwa vorhandene Nabelphlegmonen sind zu spalten und locker mit Jodoformgaze auszutamponieren.

Die Behandlung mit Tetanusantitoxin bereitet beim Säugling einige technische Schwierigkeiten, zumal bei intravenöser Injektion. Man hat daher nach Versorgung der Nabelwunde etwa 1200 Einheiten subcutan und intramuskulär in die Umgebung des Nabels gespritzt. Aber auch die Injektion in die Blutbahn soll versucht werden. Unter Ausnutzung der Narkose zur Versorgung der Nabelwunde kann dies durch die Fontanelle in den Sinus longitudinalis erfolgen oder in die Vena jugularis (Buzello).

Es berichtet beispielsweise Parrisch, daß er einen Fall mit 9-tägiger Inkubationszeit durch Injektion von 3000 (amerikanischen) Antitoxineinheiten in den Sinus longitudinalis und am nächsten Tag 1500 Einheiten intralumbal und intramuskulär geheilt habe. Die intralumbale Injektion ist beim Kleinkinde gefahrvoll und nicht ratsam, obwohl sie, wie das vorstehende und auch andere Beispiele zeigen, erfolgreich sein kann.

Im allgemeinen kann man sagen, daß dem Neugeborenen im Verlauf von 2 Tagen an 7000 Antitoxineinheiten intravenös oder intramuskulär verabfolgt werden sollen.

Die Herabsetzung der Reflexerregbarkeit ist durch narkotisch wirkende Medikamente zu erreichen. Als Mittel hierzu sei zunächst das Chloralhydrat erwähnt. Mehrmals täglich kann man in Haferschleim oder Kochsalzlösung 0,5 g als Klysma geben. Auch einem Nährklystier aus Frauenmilch oder 10 % Traubenzuckerlösung kann es beigemengt werden. Kann das Kind noch schlucken, so gibt man alle zwei Stunden 0,06 g Chloralhydrat (Deshayes). Frenklowa hat bis zu 3,0 g Chloral pro Tag verabreicht.

Das Magnesium sulfuricum ist oft auch mit Erfolg angewendet worden. Man muß mit ihm jedoch sehr vorsichtig sein, da es das Herz schädigt und auch zu plötzlich einsetzender und schwer beherrschbarer Atemlähmung führen kann. Daher muß eine kundige Pflegerin ständig bei dem Kinde sein und die Sauerstoffbombe muß griffbereit am Krankenbett stehen. Rektale Applikation des Medikaments ist genau so wirksam wie die subkutane Injektion. Nach Hotz gibt man 3—4 mal täglich eine halbe Stunde vor den Mahlzeiten 10 ccm einer 20 % Magnesium sulfuricum-Lösung als Klysma. Bei subkutaner Anwendung gibt man anfangs 2 mal, später einmal täglich 5 ccm einer 4 % Magnesium-sulfuricum-Lösung (Bratusch-Marrain). Muelcki empfahl 0,2 g pro kg Körpergewicht in 10 % Lösung zweimal als subkutane Injektion.

Als andere Beruhigungsmittel sind Veronal-Natrium (0,025—0,05 g per os 2 mal täglich) in Verbindung mit 0,5—1,0 g Natrium bromatum in 24 Stunden empfohlen worden (Progulski).

Auf eine sorgfältige Ernährung der Kinder ist großer Wert zu legen. Gezuckerte Frauenmilch wird empfohlen.

Die Prophylaxe hat sich auf größtmöglichste Sauberkeit zu erstrecken. Eine Serumprophylaxe wie bei sonstigen menschlichen Verwundungen kommt nicht in Frage.

9. Der postoperative Tetanus

Gelegentlich sind nach Operationen, besonders solchen im Bereich des Bauchraums, Erkrankungen an Tetanus vorgekommen. Meist hat man das Catgut als Überträger der Sporen angeschuldigt und tatsächlich ist es auch mitunter gelungen, in ihm Sporen nachzuweisen. Erwähnt seien die Arbeiten von Bocchia, La Roche, Kleinertz, Kuhn und Rössler, Murstadt u.a. Die Möglichkeit der Entstehung eines Tetanus auf diesem Wege ist unbedingt zuzugeben. Nicht immer ist es gelungen, den unwiderleglichen Beweis zu erbringen, daß das Catgut die Quelle der Infektion war. Es sind Stimmen laut geworden, die darauf hinweisen, daß es doch nur ganz wenige Sporen sein können, die auf diese Weise in den Körper gelangen, und daß man eigentlich annehmen muß, daß sehr viel öfter ein postoperativer Tetanus zur Beobachtung kommen müßte. Brüning hat in langjähriger chirurgischer Praxis bei reichlichem Gebrauch von Catgut nie einen Fall von postoperativem Tetanus gesehen. Und noch andere Chirurgen werden dies bestätigen.

Neuerdings neigt man mehr der Auffassung zu, daß die Beschmutzung von Wunden mit Darminhalt, der ja Tetanusbazillen zu enthalten pflegt, die Ursache für das Auftreten eines postoperativen Tetanus ist. Speed und Mosti haben das schon vor langer Zeit zum Ausdruck gebracht. Buzello ist dann sehr für diese Auffassung eingetreten. Er führt eine Tabelle von 32 Fällen von postoperativem Tetanus an, die beweisend für seine Ansicht sein soll. Meiner Auffassung nach ist sie es aber nicht, denn nur bei 11 der dort verzeichneten Eingriffe dürfte das Darmlumen eröffnet worden sein. Bei der Unzahl der im Laufe der Jahrzehnte ausgeführten Eingriffe am Magendarmkanal müßten doch viel mehr Fälle von postoperativem Tetanus beobachtet worden sein, wenn der Darminhalt so gefährlich für die im Darmkanal gesetzte Wunde sein sollte.

Selbstverständlich werden wir in unserer operativen Technik alles tun, um die Berührung der Wunde an sich mit Darminhalt zu vermeiden. Das ist heutzutage selbstverständlich. Die Forderung (Wohlgemuth, Ulrich, Buzello), eine prophylaktische Tetanusseruminjektion auszuführen, wenn Darminhalt mit einer Wunde in Berührung gekommen ist, wird von der Mehrzahl der Chirurgen nicht befolgt. Es erübrigt sich, Einzelfälle aus dem Schrifttum hier näher zu beschreiben (GOLD, HAENSERMANN).

Bekannt ist aber, daß im Körper eingekapselte Geschosse, besonders Granatsplitter, Tetanussporen beherbergen, die Monate und Jahre keine Erscheinungen zu machen brauchen. Wenn dann beispielsweise der Splitter operativ angegangen wird, kann sich ein tödlich endender Tetanus entwickeln. Im Weltkrieg ist dies von STRATER und später von anderen beschrieben worden. Erwähnt seien beispielsweise LOSSEN, GERWIENER, MANN, ORTH, SCHMIDT. Daher ist es wohl allgemeine Regel geworden, daß, wenn man Fremdkörper, die erfahrungsgemäß mit Tetanuserregern behaftet sind, aus dem Gewebe exstirpiert, man bei dem Eingriff die prophylaktische Tetanusschutzimpfung wiederholen soll, wenn es nicht möglich war, die Exstirpation ohne die Eröffnung der abschließenden Bindegewebskapsel sozusagen „weit im Gesunden“ durchzuführen (BRUNZEL).

Nicht nur nach Fremdkörperentfernung kann sekundär ein Tetanus auftreten, sondern auch bei anderen Gelegenheiten. TROTZKI berichtet, daß bei einem Manne eine Schußwunde nach 15 Tagen verheilt war. Nach weiteren 13 Tagen wurde ein Aneurysma im Bereich des Schußkanals operiert und 5 Tage später trat ein Tetanus auf, wahrscheinlich ausgehend von den durch diesen Eingriff aufgerührten, im Wundbereich liegengebliebenen Erregern.

Auch ein rezidivierender Tetanus nach der operativen Beseitigung von Narben ist von BENNEY und Mitarbeitern beschrieben worden. Nach einer Operation multipler Myome trat ein postoperativer Tetanus auf, welcher geheilt werden konnte. Als 10 Jahre später wieder ein Myom operiert wurde, trat trotz prophylaktischer Serumgabe wieder ein Tetanus auf. Im Narbengewebe ließen sich die Krankheitserreger durch Mäuseversuch nachweisen.

Mit der Frühdiagnose des postoperativen Tetanus hat sich SCHMID beschäftigt. Er bezeichnet als Anfangssymptome:

1. Allgemeinerscheinungen von Unruhe, Mattigkeit, Gliederzittern.
2. Starkes Schwitzen.
3. Lokales Brennen und Jucken in der Wunde.
4. Tonussteigerung der der Operationswunde mehr oder weniger benachbarten Muskeln. Subjektive Steifigkeit oder Beobachtung von Kontraktionen bestimmter Muskelgruppen. Beklopfen zeigt diese noch deutlicher.
5. Vermehrter Harndrang.
6. Anginaähnliche Beschwerden, von dem beginnenden Krampf der Schlundmuskeln herrührend.
7. Zahnschmerz.
8. Prüfung der Masseteren nach Rose: Bei fest aufeinander gebissenen Zähnen betastet der Finger die Kante derselben vom Munde aus, die sich hart anfühlt, aber beim Öffnen des Mundes beim Gesunden schwindet, beim beginnenden Tetanus jedoch wie eine gespannte Seite sich anfühlt, deren Spannung nur um so stärker wird, je mehr der Mund geöffnet wird.

10. Spät-Tetanus

Es können auch ohne Fremdkörper Tetanussporen lange Zeit hindurch reaktions los im Körper einheilen und erst nach geraumer Zeit, mitunter ohne ersichtlichen äußeren Anlaß, zu manifesten klinischen Erscheinungen führen. Man spricht dann von einem „Spättetanus". Er scheint nach den Erfahrungen des ersten Weltkrieges nicht einmal so sehr selten zu sein und zeichnet sich also durch eine abnorm lange Inkubationszeit aus. GLEICHSTHAL berichtet beispielsweise über einen Fall von 87 Tagen, RHEIN von 90 Tagen, und DOBERER über einen solchen von 182 Tagen, KAPOSI sogar von $4^1/_2$ Jahren Inkubation.

Der Verlauf des Spättetanus ist meist so, daß sich nur einzelne Teilerscheinungen einstellen und auch die nur sehr langsam. Der Verlauf ist in der überwiegenden Zahl der Fälle gutartig, jedoch beschrieb TEUTSCHLÄNDER einen tödlich endenden Fall.

Auch in verstärkter Form der Ausbildung von langsam entstehenden, chronischen, muskulären Kontrakturen nach Schußverletzungen kann der Spättetanus auftreten. Dann ist es naturgemäß sehr schwer, ihn von anderen Muskelkontrakturen abzugrenzen. Und mit Recht fordern KÜSTER und MARTIN, denen wir eine gute Studie über den chronisch verlaufenden Spättetanus verdanken, für die Diagnose neben der exakten Auswertung der klinischen Symptome auch den Nachweis der Tetanuserreger.

Neben mechanischer Irritation der Gegend, in welcher die Tetanusbazillen deponiert sind, werden im Schrifttum auch allerhand andere allgemeine Ursachen wie Erkältung, Narkose, Trauma in anderen Körpergegenden als auslösend aufgeführt. Nicht immer ist der Zusammenhang klar.

Verständlich ist beispielsweise ein von BECHER mitgeteilter Fall, in dem $3^1/_2$ Monate nach einer Schußfraktur des Oberarms ein Spättetanus im Anschluß an eine künstliche Callusreizung auftrat. In der Folgezeit sind derartige Beobachtungen oft gemacht worden (FISCHER, BIANCHERI). Es war nicht einmal notwendig, daß Narben operativ angegangen wurden. ERNST berichtet von einem Spättetanus 14 Jahre nach Kontusion einer Dynamitverletzungsnarbe der Hand. Bei Ausräumung derselben konnten in ihr Pappstückchen mit Tetanusbazillen nachgewiesen werden. Weniger verständlich ist ein Fall von PIEPER, der berichtet, daß ein Mann im Jahre 1916 einen Granatsplittersteckschuß in die rechte Rückenseite neben dem zweiten Lendenwirbelkörper erhielt. Drei Jahre später wurde er wegen einer akuten Appendizitis operiert, erkrankte 11 Tage später an Tetanus, dem er innerhalb von drei Tagen erlag (Narkose-Folge ?). Verständlich wird in einzelnen Fällen das Auftreten des Spättetanus durch die Tatsache (SOKOLOV), daß es Tetanusstämme gibt, welche gelegentlich vorübergehend auch ärob wachsen, dann nicht sehr pathogen sind, gelegentlich aber in ihr anärobes Wachstum mit der alten Pathogenität zurückfallen können.

Bei der Behandlung des Spättetanus ist es unbedingt wichtig, die Eintrittspforte zu ermitteln und sicher zu beseitigen. Dies ist im Einzelfall keineswegs leicht. Aber so lange das Sporendepot sich im Körper befindet, schwebt der Mensch stets in Gefahr, von einem Starrkrampf dahingerafft zu werden. Wenn Narben mit Fremdkörpern vorhanden sind, dann müssen sie exstirpiert und das Gewebe (sowohl der Fremdkörper selbst als auch die umgebende Bindegewebskapsel) eingehend biologisch untersucht werden. Die gesetzten Wunden sind nach ausgiebiger Desinfektion mit Jodtinktur offen zu behandeln. Selbstverstandlich ist nach der Operation eine prophylaktische Antitoxininjektion auszuführen.

11. Tetanus-Rezidive

Der überstandene Tetanus hinterläßt beim Menschen keine bleibende Immunität. Daher ist es theoretisch möglich, daß ein Mensch mehrmals an Starrkrampf erkranken kann, sei es, daß zu verschiedenen Zeiten die Erreger in eine Wunde eindringen, oder auch, daß sie in ihr liegen bleiben, abgekapselt werden und später wieder aufkeimen können, wie es im vorhergehenden Kapitel schon beschrieben wurde. Experimentell ist der Vorgang mehrfach darstellbar gewesen (VAILLARD und ROUGET, TAROZZI, SCHNEIDER).

Auch beim Menschen sind echte Tetanus-Rezidive beobachtet und beschrieben worden, z. B. von BERARD und LUMIÈRE, BAISCH, DIEMEL, GROSSMANN, BUZELLO, HART, PALMA, LEMERÉ und AMASEN. Meist nahm das Tetanus-Rezidiv seinen Ausgang von der Verwundung, welche auch die Ursache der ersten Erkrankung gewesen war. Als seltener Ausgangspunkt seien kariöse Zähne erwähnt (DEY).

Auch mehrfache Rezidive sind beschrieben, beispielsweise von MEYER, bei dem ein Mann 24 Tage nach einer Gewehrschußverletzung zum erstenmal, nach weiteren 62 Tagen zum zweitenmal und nach weiteren 65 Tagen zum drittenmal an Starrkrampf erkrankte. Nach Entfernung eines Knochensplitters, an welchem durch Tierversuch Tetanuserreger festgestellt werden konnten, hörten weitere Rezidive auf.

Gelegentlich einmal sind eigenartige Krampfbereitschaften (SPRENGER) und auch elektromyographisch nachweisbare Dauertätigkeit einzelner Muskelgruppen als Ausdruck eines rezidivierenden oder chronischen Tetanus beobachtet worden (PAUSE und CUPPERS).

Die Tetanus-Rezidive zeichnen sich im allgemeinen durch längere Inkubationszeit und infolgedessen relativ gutartigen Verlauf aus. Aber es sind auch Fälle bekannt (HAPPEL, TROTZKI), in denen das Rezidiv tödlich endete.

Zur Erklärung des Rezidivs muß wohl angenommen werden, daß bei der primären Erkrankung nicht alle vorhandenen Tetanuskeime zur Giftproduktion kamen, sondern einige Sporen abgekapselt wurden und erst später, hervorgerufen durch andere Einwirkungen, eine Virulenzsteigerung erfuhren und dann das Rezidiv hervorbrachten (MEYER).

Zur Behandlung ist zu sagen, daß man gerade beim Tetanusrezidiv ebenso wie beim Spättetanus die Eintrittspforte exstirpieren soll, um weitere Rezidive sicher zu verhüten.

12. Komplikationen im Verlauf des Tetanus

Im Laufe der eigentlichen Starrkrampferkrankung können begleitende Krankheitszustände auftreten, welche für den Ausgang des Leidens von entscheidender, leider meist erschwerender Bedeutung sind.

Die häufigste Komplikation ist die Pneumonie. Die Starre der Hilfsatemmuskeln (Bauchdecken) schon zu Beginn der Erkrankung beeinträchtigt bereits die notwendige Durchlüftung des Lungengewebes. Durch die Reizempfindlichkeit, die Kieferklemme und die Schluckkrämpfe wird das Aushusten des Sekrets aus den

Bronchien behindert. Mit Zunahme der Krankheitserscheinungen und Ausbildung eines Zwerchfellkrampfes werden die Atembedingungen immer ungünstiger, so daß sich sowohl Bronchopneumonien als auch Lobärpneumonien entwickeln können und es tatsächlich auch tun. Um Zahlen anzugeben, sei erwähnt, daß unter 32 Obduktionen von an Tetanus Verstorbenen 14 mal eine Aspirationspneumonie und 12 mal eine Lobärpneumonie gefunden wurden (Frank). Und Pribram berichtet, daß er von 23 Tetanuskranken 11 durch Pneumonie verlor.

Die Behandlung der Lungenentzündung durch physikalisch hydrotherapeutische Maßnahmen ist bei den Tetanuskranken erheblich erschwert. Umso mehr wird man die Sulfonamide als Behandlungsmittel schätzen. Atemgymnastik, Expektorantien haben gerade wegen des Tetanus keine ausschlaggebende Wirkung. Die Häufigkeit des Auftretens einer Pneumonie beim Tetanus hat zu der Annahme geführt, daß es eine spezifische durch Tetanusbazillen oder Tetanustoxin hervorgerufene Pneumonie gäbe. Eine Stütze fand diese Anschauung darin, daß in dem Bronchialsekret von Tetanuskranken diese Erreger nachgewiesen werden konnten. Carbone und Perrero fanden sie bei der Obduktion eines an Starrkrampf Verschiedenen, bei dem sonst keine Eintrittspforte nachweisbar war. Junkersdorf erlebte, daß angeblich nach einer Bronchopneumonie ein Tetanus auftrat.

Nachprüfungen dieser kasuistischen Beobachtungen konnten jedoch die Annahme einer spezifischen Pneumonie nicht bestätigen. Landrow, Pribram u. a. konnten in der Lunge von an Tetanus Verstorbenen nie die Erreger nachweisen.

Somit ist das Vorhandensein einer spezifischen Pneumonie beim Tetanus nicht bewiesen. Theoretisch ist es denkbar (und experimentell auch vereinzelt gelungen,) daß die Lungen die Eintrittspforten der Tetanusbazillen in den Körper sein können. Praktisch kommt dieser Weg aber nicht in Frage.

Eine weitere Komplikation besteht in dem Auftreten einer bakteriellen Allgemeininfektion neben dem Starrkrampf. Die Wunden, von denen der Tetanus seinen Ausgang nimmt, sind mit allerhand Wundinfektionskeimen beladen, welche auf dem Blutwege in andere Organe des Körpers verschleppt werden können, und so klinisch die Allgemeininfektion erzeugen können. Sie ist jedoch nicht allzu häufig. Wenn sie aber einmal eintritt, dann ist der Tod des betreffenden Menschen unvermeidbar, denn sowohl Tetanus als auch Allgemeininfektion sind für sich allein Krankheiten, welche das Leben in hohem Grade bedrohen. Beide Erkrankungen zu gleicher Zeit kann der Körper wohl nie überstehen.

Bei dieser Allgemeininfektion kommt es gelegentlich einmal vor, daß auch Tetanusbazillen auf dem Blutwege in die inneren Organe verschleppt werden. Die Regel ist es aber keinesfalls und gehört nicht zum typischen Bild dieser Erkrankung. Eher kann man es als einen terminalen Vorgang auffassen. Reinhardt und Assim fanden bei vier Obduktionen einmal Tetanusbazillen in Lymphdrüsen, Lungen, Herzblut, Milz, Leber, Nieren und ein anderes Mal nur in der Milz. Im ersten Weltkrieg konnten Gohn und Romann bei an Tetanus Verstorbenen die Erreger zusammen mit anderen anäroben und äroben Bakterien in Blut und Milz nachweisen. Eine weitere wichtige Komplikation ist die Herzschwäche, welche sehr häufig einen plötzlichen Tod der Kranken herbeiführt. Es ist nicht sicher, aber vielleicht doch möglich, daß das Tetanustoxin direkt schädigend auf den Herzmuskel einwirkt. Vielleicht ist auch eine Beeinflussung auf nervösem Wege denkbar. Sicher ist aber, daß es durch die Störung der Atemtätigkeit zu einer Blutstauung im kleinen Kreislauf und im Herzen kommt, welche zur Insuffizienz des Organs führt.

Klinisch bemerken wir zunächst eine Unregelmäßigkeit und Ungleichheit des Pulses. Die Pulszahl steigt, verglichen mit der Temperaturkurve, relativ an. Man soll schon bei diesem Symptom Exzitantien zur Anwendung bringen. Leider können sie aber auch nicht immer das akute Versagen des Herzmuskels verhindern.

Hervorgerufen durch die Allgemeinschädigungen bei Tetanus beobachtet man längere Zeit nach Abklingen der lokalen Symptome eine große Ermüdbarkeit, Mattigkeit, Rückenschmerzen (auch bei Nichtvorhandensein von Frakturen) aber auch psychische Störungen wie Gedächtnisschwäche, Labilität des Gemüts, Depressionen, Energielosigkeit (PORTMANN).

Nierenschädigungen sind so gut wie nie beim Tetanus beobachtet worden. Anscheinend besitzt das Toxin keine Affinität zu diesem Organ. VACCARESZA teilte mit, daß er bei 24 Tetanusfällen 20 mal eine Erhöhung des Bluthamstoffspiegels beobachtet habe. 12 der Kranken starben. Die Ursache wird von dem Autor einmal in einer vermehrten Produktion von stickstoffhaltigen Körpern infolge Zellzerfalls gesehen, aber auch durch Retention derselben infolge funktioneller und anatomischer Nierenschäden. Urämische Zustände können auftreten.

Gelegentlich sind auch verschieden lange Zeit anhaltende Kontrakturen von Muskelgruppen beobachtet und beschrieben worden (z. B. FULDINI, HALBAN u. a.). Schon im Jahre 1897 hat ROSE in seiner Monographie derartige Zustände als „Stadium ancyloticum" des Tetanus beschrieben. Auch Kontrakturen im Bereiche des Rumpfes wurden vorübergehend beobachtet (GUSSMANN, GROBER).

Unerträgliche Narbenschmerzen beschrieb SEHRT. Dieselben hörten erst nach operativer Entfernung der Narbe auf. Der Autor glaubt, daß die nach Tetanus zurückbleibenden Kausalgien durch eine latente Tetanusinfektion in den Narben bedingt seien.

AMBERG und HENRITT haben einmal eine nach Überstehen des Tetanus zurückbleibende Taubheit beschrieben. Dabei blieb es aber ungeklärt, ob dieselbe Folge des Tetanustoxins an sich oder der Serumbehandlung (im Sinne einer Serumneuritis, vgl. Seite 90) oder der Behandlung mit Phenobarbital war.

In den letzten Jahren ist eine andere Komplikation des Tetanus sehr viel beobachtet worden, nämlich die Ausbildung eines Gibbus. Die erste Beobachtung stammt aus dem Jahre 1917 von WEILER und MEIER bei einem 14-jährigen Mädchen. BECHER (1918) und EBERSTADT (1918) machten entsprechende Beobachtungen auch bei Erwachsenen. In der Folgezeit sind zahlreiche einschlägige Fälle beschrieben worden, welche hier nicht alle erwähnt werden sollen. Man kann etwa folgendes als das Ergebnis unserer jetzigen Anschauung über das Gebiet sagen.

Was zunächst die Häufigkeit der zu beschreibenden Erscheinungen anbelangt, so ist weniger wichtig die Zusammenstellung der absoluten Zahl der im Schrifttum mitgeteilten Beobachtungen, als vielmehr die zahlenmäßigen Verhältnisse zu der Gesamtzahl von beobachteten Tetanuserkrankungen. Aus dem deutschen Schrifttum konnte SCHLÖSSER bis zum Jahre 1936 44 einschlägige Fälle zusammenstellen. Die Liste ist aber nicht ganz vollständig. FRIEDRICH errechnete auf Grund der Nachuntersuchung von 20 geheilten Tetanuserkrankungen, daß Wirbelveränderungen in 20 % eingetreten waren. AXELRAD hat 137 Fälle aus der Weltliteratur zusammengestellt und bei 100 von ihnen Wirbelveränderungen gefunden. WINTERSTEIN berechnete an 18 Eigenbeobachtungen eine Häufigkeit von 89%. Besonders bei Jugendlichen unter 25—30 Jahren ist diese Komplikation öfter beobachtet worden.

Man beobachtet an der Wirbelsäule klinische und röntgenologische Formveränderungen, welche im Schrifttum als „Gibbus" oder auch „Kyphose" bezeichnet werden. Chasin hat auf Grund der Analyse von 21 Fällen eine Einteilung in drei Gruppen vorgenommen. Er nimmt als Maßstab das Röntgenbild und bezeichnet als

Gruppe 1: Unbedeutende Kompressionen des Wirbelkörpers von weniger als $^1/_4$ des ursprünglichen Umfanges (7 Fälle).

Gruppe 2: Bruch eines Wirbelkörpers mit Verringerung von mehr als $^1/_4$ des ursprünglichen Umfanges (6 Fälle).

Gruppe 3: Wirbelsäule normal (8 Fälle).

Aber diese Einteilung ist willkürlich, denn in der Wirklichkeit findet man von der leichten Abflachung bis zur völligen Kompression alle nur denkbaren Übergänge (Dietrich). Dementsprechend wechselt auch die Schattendichte der befallenen Wirbel. In seltenen Fällen ist auch (Radulusco) einmal eine „schmetterlingsförmige" Kompression eines Wirbelkörpers beobachtet worden. Stets sind die Zwischenwirbelscheiben erhalten, wie wir aus der Frakturenlehre wissen (Rostock). Nicht immer sind Wirbeländerungen, welche nach Überstehen eines Tetanus beobachtet werden, ursächlich auf diese Erkrankung zurückzuführen, wie Löhr an einem einschlägigen Fall von angeborenem Blockwirbel gezeigt hat. Das Verhalten der Zwischenwirbelscheibe, darstellbar auf einem einwandfreien, seitlichen Röntgenbild, ist bei der Beurteilung derartiger Zustände ausschlaggebend. Nur Axelrad spricht von einer Verschmälerung der Zwischenwirbelscheiben und gelegentlichem Einbruch der Deckplatten. Am häufigsten findet man die leichte bis mäßige Kompression eines oder mehrerer Wirbelkörper. Das Befallensein von mehr als einem Wirbel scheint die Regel zu sein. Querfortsatzfrakturen beim Tetanus sind bisher nicht beobachtet worden (Friedrich, Schlösser), obwohl man sich ihr Zustandekommen durch Muskelzug sehr gut denken könnte. Ebenso sind Wirbelbogenfrakturen nicht zur Beobachtung gelangt (Schlösser).

Immer sind die Veränderungen in der Brustwirbelsäule lokalisiert, und zwar bei Jugendlichen in der Gegend des 5.—6. Brustwirbels, bei Erwachsenen bis zum 9.—10. Brustwirbel herabreichend (Robey, Schlösser, Herbig).

Befassen wir uns nunmehr mit den klinischen Erscheinungen, so kann man feststellen, daß erklärlicherweise die Wirbeldeformität erst nach Überstehen der eigentlichen Erkrankung beobachtet worden ist. Meist ist der Gibbus erst nach Verlassen des Bettes aufgefallen, oft auch erst sehr viel später gelegentlich einer Nachuntersuchung. Nur Vigano beschreibt einen Fall, bei dem bei einem Kinde am 4. Tag des Auftretens eines Tetanus eine Kyphose des 9.—7. Brustwirbels beobachtet wurde. Fast alle Autoren beteuern die Symptomlosigkeit der Deformität, abgesehen von allgemeiner Ermüdungserscheinung. Dem Arzt und der Umgebung fällt es auf, daß die Kranken sich auffallend langsam erholen und mitunter zum Gehen sich eines Stockes bedienen (Winterstein). Nur in einem einzigen Fall (Faldini) ist beschrieben worden, daß im Bereich der Kyphose zunehmend Beschwerden auftraten, welche zu nervösen Reizerscheinungen in den Beinen führten. Es ist aber möglich, daß dies auf die angewandte Phenoltherapie bezogen werden muß.

Die erhobenen Röntgenbefunde gleichen völlig denen, wie wir sie bei Wirbelkompressionsfrakturen zu sehen gewohnt sind, und zwar sind es vorwiegend keilförmige Veränderungen des Wirbelkörpers wechselnden Grades. Es gibt aber auch Fissuren in Wirbelkörpern, welche auf den Röntgenbildern nicht zu Formänderungen führen. ROGGE hat einen solchen eindrucksvollen Fall (mit Autopsiebefund) mitgeteilt. Sklerotische Zonen in den befallenen Wirbelkörpern werden besonders bei jugendlichen Personen relativ, oft angetroffen (ZUKSCHWERDT). Die Differentialdiagnose gegenüber der SCHEUERMANNschen Erkrankung ist von CHASIN diskutiert worden. Dem Vorhandensein von Knochensklerosen (beim Tetanus) wird dabei

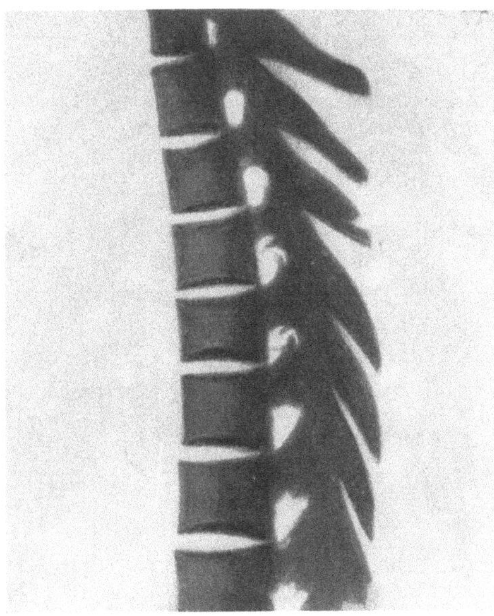

Abb. 16. Wirbelkompressionsfraktur bei Tetanus (Röntgenbild)

besondere Bedeutung beigemessen, ebenso dem schon erwähnten Sitz der Wirbelveränderungen.

Die Behandlung der früh erkannten Wirbelbeteiligung soll wie bei einer Wirbelfraktur in der Flachlagerung für 4—5 Wochen bestehen, wie sie von MAGNUS angegeben worden ist. Die Anlegung eines Gipskorsettes oder Gipsbettes ist nicht unbedingt erforderlich, kann aber gelegentlich einmal, vorwiegend bei Kindern, ratsam sein, um eine Ruhigstellung der Wirbelsäule zu gewährleisten. Mehrfach (ZUKSCHWERDT) ist beobachtet worden, daß sich bei Jugendlichen eine Kyphose nur dann zurückgebildet hat, wenn sie frühzeitig entdeckt und mit Entlastung durch Flachlagerung behandelt wurde. Besteht der Gibbus schon einige Wochen, bevor er beobachtet wird, dann ist er natürlich irreparabel.

Das Zustandekommen dieser Wirbelveränderungen ist sehr verschieden erklärt worden. Wir können hier die Ansicht übergehen, welche von einer Osteoporose des Wirbelkörpers unter Einfluß des Tetanusgiftes sprachen (Erlacher, Eberstadt, Wilhelm, Nagy) oder auch die Ansichten, welche nicht näher charakterisierten Gefäßeinflüssen eine ausschlaggebende Rolle beimessen wollten (Rivolta, Scharsich, Pusch, Caimesco). Es ist nicht recht einzusehen, wie es während der tetanischen Muskelkontraktionen zu Kreislaufstörungen ausgerechnet in der Spongiosa der Wirbelkörper (Rivolta) kommen soll, welche die Ursache von Abbauerscheinungen und Knochenresorption sind. Ganz allgemein hat sich die Ansicht durchgesetzt, daß es echte Wirbelkompressionsfrakturen sind, welche durch die tetanischen und sehr starken Kontraktionen der vorderen Rumpfmuskulatur zustande kommen.

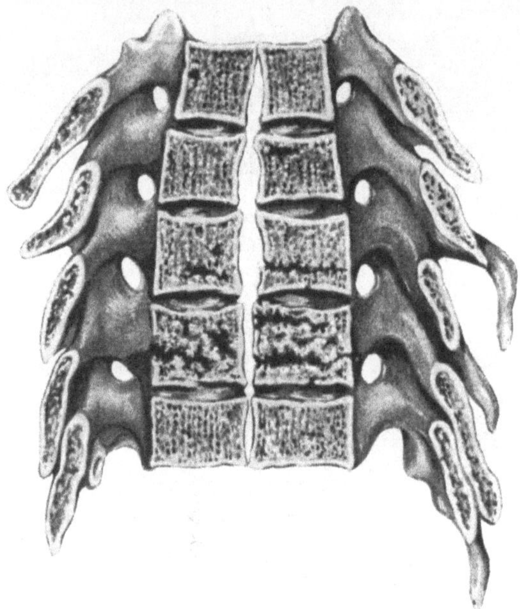

Abb. 17. Wirbelkompressionsfraktur bei Tetanus (Sektionspräparat zu Abb. 16)

(Dietrich, Reddingius, Ciaccia, Zukschwerdt, Artmann). Güntz hat diese Verhältnisse genauer studiert. Aus seinen muskelanatomischen Untersuchungen kann auch erklärt werden, warum die Gegend des 5.—7. Brustwirbels die Prädilektionsstelle für das Auftreten der Wirbelfrakturen ist. Neudörfer sagt hierüber: „Die tetanische Kraft, die sich mit einem gewöhnlichen Innervationszustand der Muskulatur nicht vergleichen läßt, wird ausschlaggebend bestimmt von der in einem gewissen Rhythmus erfolgenden, tonischen Zusammenziehung der Bauchdecken, die unter dem Verzug starker Hebelwirkung die physiologische Krümmung der Brustwirbelsäule verstärke". Daß diese Ansicht richtig ist, wurde durch eine Reihe von Sektionsbefunden bestätigt. Herlig hat darauf hingewiesen, daß man mitunter an der bei der Autopsie herausgenommenen Wirbelsäule die Frakturen noch nicht erkennen kann, sondern erst an der Sägefläche. Neudörfer hat in seiner Dissertation die bekannt gewordenen Sektionsbefunde zusammengestellt und kritisch bewertet.

Es ist hier ein Fall abgebildet, welchen ROGGE veröffentlicht hat. Er zeigt deutlich die Kompressionszerrüttungen der Spongiosa in mehreren Wirbelkörpern sowohl auf dem Röntgenbild als auch noch viel deutlicher im anatomischen Präparat.

13. Der Sektionsbefund beim Tetanus

Das Ergebnis vielfältiger Untersuchungen kann dahin zusammengefaßt werden daß bei der Obduktion von an Tetanus verstorbenen Menschen kein krankhafter Organbefund zu erheben ist. Nur gelegentlich findet man im Zwerchfell, der Pleura und dem Endokard ganz geringe Blutungen. Auf diesem Wege ist eine Bestätigung der Diagnose nicht zu erlangen. Weiterhin ist zu berücksichtigen, daß Tetanuskranke keineswegs immer an der spezifischen Toxinämie zugrunde gehen (SOKOLOV), sondern sehr oft an allgemeiner akuter Erschöpfung oder an einer Pneumonie als interkurrente Erkrankung. Letztere ist wohl die häufigste Todesursache. FRANK fand bei 23 tödlich verlaufenen Tetanusfällen 12 mal eine Lobärpneumonie und 14 mal eine Aspirationspneumonie.

Besonders eingehend ist naturgemäß das Zentralnervensystem untersucht worden. Beim experimentell erzeugten, tödlichen Tetanus des Kaninchens und Meerschweinchens glaubten BECK und NISSEL Vergrößerungen der NISSELschen Zellkörperchen und Kernkörperchen, GOLDSCHEIDER und FLATAU ähnliche Veränderungen an den Vorderhorn-Ganglienzellen beobachtet zu haben. Alle diese Befunde waren nicht konstant (MARCUS). Beim Menschen hat MANOUÉLICO mit Hilfe der MANNschen Färbung rot und violett gefärbte Körperchen (neben den basophilen NISSL-Körperchen) in den motorischen Vorderhorn-Ganglienzellen des Rückenmarks gefunden. ASCHOFF und REINHOLD sowie BARROS konnten diese Befunde aber nicht bestätigen und halten alle von anderer Seite erhobenen Befunde für Kunstprodukte. BENEDIK und JUBA haben besonders die „Wurzelnerven" bei der menschlichen Tetanusinfektion untersucht. Sie konnten sich auf die Befunde an 10 Verstorbenen stützen. Bei schwerer Infektion mit kurzem Verlauf bestanden die nachweisbaren Zellinfiltrationen meist aus Lymphozyten oder Plasmazellen. Anzutreffen waren sie in den Häuten des Rückenmarks, dem Hirnstamm, dem Hirn und den perivaskulären Räumen der Nervensubstanz. Im Vordergrunde der Erscheinungen stand die Degeneration der Spinalganglien. Gelegentlich kam eine Fibrillendegeneration vor. Ein Markfaserschwund wurde nur einmal beobachtet. Bei protrahiertem Verlauf waren diese Befunde weniger ausgesprochen, manchmal fehlten sie ganz. Die Leukozytenansammlungen werden von den Autoren auf das Tetanustoxin zurückgeführt.

GEZOWA konnte bei Tetanuskranken, welche mit intralumbalen Injektionen von Magnesium sulfuricum behandelt worden waren, eine Vermehrung der Gliazellen und nekrotische Herde in den grauen Vorderhörnern im Lumbosakralmark nachweisen.

Hirnödem und Zeichen einer „sterilen Meningitis" sind gelegentlich beobachtet worden (DIETRICH). Als seltene Befunde seien der Vollständigkeit halber erwähnt, daß PIBRAM und WEICHSELBAUM glaubten, der Status thymicolymphaticus disponiere im gewissen Sinne zum Angehen eines Tetanus. Von anderer Seite konnte es jedoch nicht bestätigt werden. MÖNCKEBERG fand unter 15 an Tetanus verstorbenen Soldaten aller deutschen Länder in 11 Fällen an der Schilddrüse Atrophie und

Kolloiddegeneration und glaubte, daß diese Funktionsstörungen zum Ausbruch des Tetanus beigetragen haben könnten. Ein „monströses, fast lokalisiertes Ödem der Hypophyse und ihrer Umgebung" fand bereits SEHRT bei der Sektion von Soldaten, welche im ersten Weltkrieg an Tetanus verstorben waren. Die Drüsen mit innerer Sekretion beim Tetanus sind von GAGYI genau histologisch untersucht worden. Das Ergebnis war kurz zusammengefaßt folgendes:

Hypophyse: Hyperämie, Ödem, in einigen Fällen in Neurohypophyse Hämorrhagien.

Schilddrüse bei Ratten: Kolloid vermehrt sich bei akut verlaufendem Tetanus. Drüsenepithel bleibt unverändert. Im weiteren Verlauf vermindert sich das Kolloid immer mehr bis zur gänzlichen Entleerung. Gleichzeitig Epithel-Veränderungen.

Nebenniere: Hauptsächlich in der Rinde Hyperämie. Hämorrhagie, Verminderung der Lipoide. In mehreren Fällen hypertrophierte die Nebennierenrinde.

Pankreas: Mikronekrose (auch bei 3 menschlichen Fällen) je akuter der Verlauf, desto stärker die Mikronekrosen. Außerdem beobachtet: Hyperämie, Ödem, Hämorrhagie.

Aber alle diese Veränderungen sind doch nicht so charakteristisch, daß man sie als typisch für den Tod an Tetanus ansehen könnte und daß man aus ihnen auf dem Sektionstisch diese Diagnose stellen könnte.

Über die Befunde gleichzeitiger Pneumonien ist im Abschnitt über Komplikationen berichtet worden.

Über Nierenveränderungen bei tödlich verlaufendem Tetanus haben VÀCCARÈSZA und Mitarbeiter Untersuchungen angestellt. Während der Erkrankung entsteht durch mangelhafte Ausscheidung und übermäßige Bildung von Harnstoff eine Anhäufung desselben im Gewebe. Bei 14 an Tetanus verstorbenen Kranken konnte die Autopsie nach 3—4 Stunden ausgeführt werden. Die Nieren wiesen eine trübe Schwellung oder Erscheinungen akuter oder diffuser oder herdförmiger Glomerulonephritis auf. Daneben fanden sich auch Zeichen kongestiver Prozesse Sie waren fast konstant und konnten ziemlich erheblichen Umfang annehmen

VII. Prophylaxe

1. Serumprophylaxe

Nachdem die Beziehungen zwischen Giftwirkung der Tetanusbazillen und die Möglichkeit der Bindung durch Antitoxin erkannt waren, wurden die Methoden der Serumprophylaxe des Tetanus während der großen traumatischen Epidemie des ersten Weltkrieges ausgearbeitet und tausendfältig in der Praxis erprobt. Das Ergebnis war, daß durch richtige chirurgische Behandlung einer frischen tetanusinfizierten Verletzung und frühzeitige Injektion einer „Serumschutzdosis" (innerhalb von 12—24 Stunden nach der Verwundung) der Ausbruch des Tetanus mit an Sicherheit grenzender Wahrscheinlichkeit verhütet werden kann. In geringem Umfang gemachte gegenteilige Beobachtungen können die Regel nur bestätigen. Mosbacher hat 1927 aus der Weltliteratur 338 Fälle zusammengestellt, in denen trotz Serumprophylaxe ein Tetanus ausgebrochen ist. Kirschner behauptet sogar, daß 20 000 Beobachtungen über Versager der Serumprophylaxe des Tetanus vorliegen. Tulloch glaubt, den Grund des Versagens darin gefunden zu haben, daß es vier verschiedene Typen von Tetanusbazillen gibt, von denen nur einer zur Herstellung des Serums bei Pferden benutzt würde. Das von diesem Typus I gewonnene Antitoxin neutralisiert zwar auch das Toxin der übrigen Typen II—IV, enthält aber Agglutinine und Opsonine nur gegen den Typus I und ist demnach gegen die Infektion mit Typus II—IV weniger wirksam. Tunze konnte dies bestätigen. Nach der Auffassung von Hertz kommt als Ursache noch hinzu, daß hochvirulente Bakterien eine zu starke Toxininvasion hervorrufen, welche durch die injizierte Antitoxinmenge nicht neutralisiert werden kann.

Daß in der Wunde oder Narbe virulent gebliebene Tetanuserreger die Ursache des gelegentlichen Versagens der prophylaktischen Antitoxininjektionen wären, konnte Timmermann an einem Fall zeigen, bei welchem 16 Tage nach primärer Heilung einer exzidierten Wunde am Knie ein tödlich endender Tetanus auftrat und in der Narbe im Tierversuch Wundstarrkrampferreger nachgewiesen werden konnten.

Über die Häufigkeit des Versagens der Serumprophylaxe ist nicht sehr viel bekannt. Hanke teilt in einer 1933 erschienenen Arbeit mit, daß bis zu diesem Zeitpunkt etwa 2000 derartige Fälle beschrieben worden seien. Gollasch ermittelte, daß zwischen 1900 und 1940 bei ausgebrochenem Tetanus in etwa 9% der Fälle die Prophylaxe angeblich versagt habe. Von diesen sind $^1/_5$ tödlich geendet.

Wenn wir an dem großen „traumatischen Experiment des ersten Weltkrieges" die Wirksamkeit der Serumprophylaxe ermessen wollen, so sind sehr beachtliche Zahlen bekannt geworden. Im deutschen Heere wurde die Serumanwendung erst um die Jahreswende 1914/1915 allgemein durchgeführt. Welchen Einfluß diese Maßnahme auf die Häufigkeit des Wundstarrkrampfes bei Kriegsverletzungen hatte, zeigt anschaulich die Kurve.

Schlagartig sinkt die Zahl der Erkrankungen ab und bleibt auf einer äußerst geringen Höhe, bis die Schlußkämpfe des Jahres 1918, während welcher die Prophylaxe nicht immer durchführbar war, wieder ein deutliches, aber absolut immer noch geringes Ansteigen der Kurve bringen.

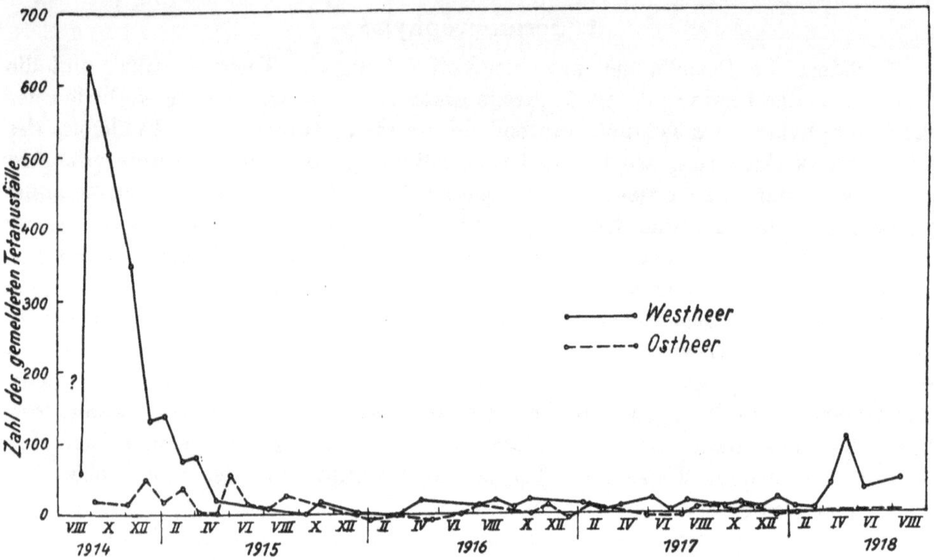

Abb, 18. Starrkrampf im deutschen Heere 1914—1918

Für einen kleineren Teilabschnitt der Newportfront des Marinekorps zeigt eine ähnliche Kurve, daß zahlenmäßiges Ansteigen der Verwundungen bei richtiger Prophylaxe keineswegs gleichbedeutend mit einer Zunahme der Tetanuserkrankungen zu sein braucht. Auch andere Heere haben die gleichen Erfahrungen gemacht, wie die Tabelle der Morbidität des Wundstarrkrampfes vom ersten Weltkrieg vor nud nach Einführung der Serumprophylaxe zeigt.

	Vor Serumprophylaxe	Nach Serumprophylaxe
	%	%
Deutsches Heer	3,8	0,4
Englisches Heer	5,0–9	1,1
Französisches Heer	3,7	0,5

Wenden wir uns Friedensverhältnissen zu, so ist interessant zu ermitteln, wie oft denn nun eigentlich in der ärztlichen Praxis die Serumprophylaxe angewendet wird. Loewe hat 1932 eine Rundfrage bei den Ärzten Hessens angestellt und folgende Zahlen ermittelt.

28 %	spritzen	niemals,
6 %	„	jede Verletzung,
62 %	„	landwirtschaftliche und Maschinenverletzungen,
11 %	„	Maschinenverletzungen,
11 %	„	gelegentlich Maschinenverletzungen,
8 %	„	bei allen Haushaltsverletzungen,
12 %	„	bei schweren Haushaltsverletzungen.

Ein Vergleich zweier Rundfragen Löwes ist aufschlußreich, von denen die erste der Jahre 1928—29 sich an Kliniken und Krankenhäuser, die zweite des Jahres 1932 sich aber an praktische Ärzte richtete.

Nachstehend die Zahlen:

	Jede Verletzung wurde gespritzt	Nur Acker- u. Straßen-verletzungen	Auch Maschinen-verletzungen	Auch Haushalt-verletzungen
1928—29	39 %	98 %	65 %	33 %
1932	9 %	62 %	22 %	20 %

Auch regionäre Verschiedenheiten der Ausführung der Serumprophylaxe sind feststellbar (Hübner).

Eine Einschränkung der Prophylaxe und Serumgegnerschaft war festzustellen in: Ostpreußen, Pommern, Mecklenburg, Oldenburg, Nordhannover, Teile von Mittelbayern, Ostteile Hessen-Nassau.

Regelmäßige oder absolute Prophylaxe wurde ausgeübt in: Schlesien, Sachsen, West-Westfalen, Rheinprovinz, westliches Süddeutschland, Westküste Schleswig-Holsteins.

Von der Wirksamkeit der Serumprophylaxe in bezug auf die Verhinderung des Auftretens der Erkrankung sprechen so manche Zahlenreihen. Nur einige seien hier aufgeführt.

Karnitschnigg hat das Krankengut der Unfallstation Wien von 12 Jahren zusammengestellt. Es umfaßt 34 314 Verletzungen, von denen 16 269 als tetanusgefährdet angesehen und daher prophylaktisch mit Serum behandelt wurden. In keinem Fall trat ein Wundstarrkrampf auf, jedoch kamen in der Zeit 29 Fälle zur Beobachtung, welche außerhalb der Unfallstation versorgt und nicht mit Serum behandelt worden waren. Die Auswertung der preußischen Medizinalstatistik über die Wundstarrkrampfsterblichkeit zeigt deutlich, daß nach der Einführung der Serumprophylaxe nach dem ersten Weltkrieg ein Absinken der Kurve unverkennbar ist.

Lehmann hat errechnet, daß die Serumprophylaxe die Tetanushäufigkeit um 90 % verringert hat. Von 32 selbst beobachteten Wundstarrkrampffällen, welche nicht prophylaktisch Antitoxin erhalten hatten, sind 14 gestorben. Lehmann bezeichnet sie als Opfer der unterlassenen Prophylaxe.

Das Sinken der Mortalität nach Einführen der Serumprophylaxe ist nicht nur in Deutschland, sondern auch in zahlreichen anderen Ländern beobachtet worden. Die nachstehende Tabelle gibt darüber Auskunft:

Autor	Land	
Hinstorff	Deutschland	Sterblichkeit vor prophylaktischer Zeit 76,0 %, nach Prophylaxe 51,0 %
Alderstoff	Niederlande	Bei 100000 Menschen sank Sterblichkeit von 5,05 % auf 3,22 %
Nicoll	New York	Todesfälle nach Prophylaxe auf 1/3 zurückgegangen
Graves	New Orleans	Sterblichkeit sank von 67,4 % auf 52 %.
Miller	Massachusetts	„ „ „ 65,1 % „ 40 %.

So kann man also Langemeyer und Gottésbüren beistimmen, wenn sie sagen, daß eine unterlassene Seruminjektion gefährlicher ist als die befürchteten Gefahren einer Anaphylaxie.

Die Antitoxinmenge beträgt in Deutschland 2500 (neue) Einheiten, die subkutan oder intramuskulär eingespritzt werden sollen, bei Kindern etwa die Hälfte bis ein Viertel je nach Lebensalter. Mosbacher hat empfohlen, bei nicht möglicher chirurgischer Versorgung der Wunde je nach Lage des Falles das Doppelte bis Fünffache der Dosis zu verwenden und gegebenenfalls alle 8—10 Tage zu wiederholen. Die in England, den Vereinigten Staaten von Nordamerika und der Schweiz üblichen Dosen sind tatsächlich etwa 2—3 mal so stark wie bei uns. In Frankreich sind viermal schwächere Dosen üblich.

Wichtig ist aber auch, die Grenzen dieser Prophylaxe zu kennen. Sie beruhen im wesentlichen auf einer zeitlichen Einschränkung. Aus zahlreichen Tierexperimenten und Beobachtungen beim Menschen wissen wir, daß das Tetanusantitoxin ebenso wie andere passiv einverleibte Antikörper rasch und gesetzmäßig aus dem Organismus wieder verschwindet. Die Zeit wurde berechnet von

Gottlieb und Freund	auf 2—3 Wochen,
Schneider	„ 9 Tage,
Hempel und Reymann	„ 12—14 Tage,
Bazy	„ 15 Tage.

Es ist also festzustellen, daß etwa nach 2 Wochen jede Schutzwirkung verschwunden ist. Wenn in den Wunden nach dieser Zeit noch die Disposition zum Auskeimen von Tetanussporen gegeben ist (Luftabschluß, Gewebsnekrosen, Mischinfektion), dann kann selbstverständlich sich nach dieser Zeit ein Tetanus entwickeln. Auf diese Weise sind die angeblichen Versager der Serumprophylaxe des Tetanus zwanglos zu erklären und sind nicht etwa als „Versager der Methode“ zu betrachten.

Aus einigen Veröffentlichungen über das Auftreten von Tetanus trotz regelrecht durchgeführter Prophylaxe ist klar zu ersehen, daß es sich um ganz besonders tetanusgefährdete Wunden gehandelt hat z. B. Sprengkörperverletzung der Hand (König) oder kompliziert geformte, buchtige Wunden (Hanke), bei denen auch nach 10—14 Tagen die Voraussetzungen für das Auskeimen der Tetanussporen in der Wunde bei schon erloschenem Antitoxinschutz immer noch gegeben waren. Junghanns teilte einen Fall mit, bei welchem ein abschließender Salbenverband die Vorbedingungen zu anärobem Wachstum schuf. Die Wiederholung der

Serumprophylaxe ist daher auch schon frühzeitig empfohlen und angewandt worden.

Die Erfahrungen an den Tetanusfällen trotz Serumprophylaxe haben ergeben, daß es sich fast immer um leicht und mild verlaufende Erkrankungen gehandelt hat, so daß sich auch auf diesem Wege die segensreichen Einflüsse der Schutzimpfung zeigten.

So waren sich dann in den Jahren nach dem ersten Weltkrieg die Ärzte darüber einig, daß bei allen tetanusgefährdeten Wunden die Serumschutzimpfung angewandt werden sollte. Und so wurde auch in der überwiegenden Mehrzahl der Fälle verfahren. Nur darüber, welche Wunden als tetanusgefährdet gelten, bestand keine absolute Einigkeit.

Vor dem zweiten Weltkrieg ist durch die ablehnende Einstellung von Böhler und Hübner zur Serumprophylaxe eine sehr lebhafte Diskussion auf Kongressen und im Schrifttum über die Frage entbrannt, ob überhaupt eine Serumprophylaxe gegen Tetanus bei Friedensverletzungen angezeigt sei und ob nicht ihre Gefahren größer seien als ihr Nutzen. Teilweise prallten die differenten Ansichten hart aufeinander. Es ist hier nicht der Ort, diese ganze Frage mit allem für und wider noch einmal aufzurollen.

Erfahrene Kliniker (z. B. Lehmann, Sommer, Ebhardt, Jäger u. a.) sprachen sich für die weitgehende Prophylaxe aus. Andere (z. B. Wiesė, Förster, Hornung) nahmen einen vermittelnden Standpunkt ein. An einen Vortrag von Kunz in der Wiener medizinischen Gesellschaft schloß sich eine sehr lebhafte Diskussion an. Eine ähnliche Aussprache auf schriftlichem Wege veranstaltete die „Medizinische Klinik“ im Jahrgang 1939 auf den Seiten 701 und 776 und 811.

Man kann vielleicht als Abschluß dieser Diskussion Worte von Schöne zitieren, welcher am 2. 12. 1938 sagte: „Ich halte es für das wertvolle Ergebnis der Debatte der letzten Jahre, daß die rechtzeitige, vorbeugende, operative Wundbehandlung auch für die Frage der Tetanusprophylaxe in ihr volles Recht eingesetzt worden ist. Aber es steht meines Erachtens fest, daß der operative Schutz gegenüber dem Tetanus sehr häufig kein absoluter sein kann. Ich bin überzeugt, daß der passiven Serumprophylaxe ebenfalls ein erheblicher, wenn auch relativer Wert beizumessen ist und halte es für falsch und auch nicht für erlaubt, schon heute grundsätzlich auf sie zu verzichten.“

Haas glaubt, daß vielleicht verschiedene Tetanusstämme, von denen einige nicht durch das Antitoxin beeinflußt werden, die Ursache des Versagens der Prophylaxe sein können.

2. Schädigungen durch die Serumprophylaxe

Immerhin hatte diese eingehende Diskussion auch insofern etwas Gutes, als sie das Augenmerk auf die zweifellos vorhandenen Schädigungen durch die Seruminjektion lenkte und Anstrengungen inaugurierte, nach Wegen zu suchen, dieselben zu mildern oder ganz zu vermeiden. Wenn wir uns zunächst einmal im Schrifttum darüber unterrichten, wie häufig denn Serumschäden beobachtet werden, dann stoßen wir auf äußerst differente Zahlen. Einige von ihnen seien nur angeführt. Betrachten wir zunächst den schweren anaphylaktischen Schock, so finden wir nachstehende Zahlen:

Autor	Auf Injektionen	Todesfälle
Colsmann	1 000 000	1
Eiscoet	50 000	1
Kirschner	50 000	1
Baumann	40 000	1

Eine eingehende Zusammenstellung verdanken wir Hinstorff. Er konnte im Verlauf von zwei Jahren 147 Fälle von anaphylaktischem Schock in Deutschland ermitteln, von denen 8 tödlich endeten. Man muß aber zu diesen Zahlen auch hinzusagen, wie oft denn überhaupt Seruminjektionen vorgenommen sind. Rostock hat errechnet, daß in Deutschland vor dem zweiten Weltkrieg etwa 600 000 bis 1 000 000 Tetanus-Schutzserum-Injektionen vorgenommen wurden. Das Institut Pasteur, der alleinige Serumlieferant in Frankreich, hat im Jahre 1934 im ganzen 645 000 derartige Serumpackungen abgegeben (Bazy).

Wenn man als Serumschädigung auch schon die Urtikaria mitrechnet, dann sind die Zahlen naturgemäß wesentlich höher. Auch hier schwanken die Zahlen erheblich.

Autor	% Urtikaria nach Seruminjektion
Kirschner (leichte Fälle)	50 %
Buzello	40 %
Marek	40 %
Kirschner (schwere Fälle)	20 %
Hansen	20 %
Schaer	10 %
Chir. Univ.- Kl. Frankfurt	9 %
Domrich und Hubert	8 %

Hansen konnte zeigen, daß die Häufigkeit der Serumreaktion abhängig ist von der Menge des injizierten Eiweißes. Er veröffentlicht nachstehende Tabelle:

Serum in ccm	% der Reagierenden
1—9	10,9
10—19	27,5
20—29	28,5
30—49	39,0
50—79	50,0
80—280	60,0

Die bekannteste und leichteste Form der Schädigung ist die Urtikaria oder das Serumexanthem. Als Ursache ist aus der Allergie-Lehre bekannt, daß es eine Körperreaktion auf artfremdes Eiweiß darstellt. Bei sensiblen und bei schon einmal mit Serum vorbehandelten Menschen können die Erscheinungen schon am 4.—7. Tage auftreten (Schaer), in der Regel etwa am 8.—11. Tag. Hubert hat sogar einen Fall beschrieben, welcher vor 6 Jahren einmal mit Pferdeserum behandelt worden war und der 2 Stunden nach einer Serumschutzdosis an heftiger Urtikaria mit Schluckbeschwerden erkrankte, welche innerhalb von 2 Tagen wieder verschwanden.

Auf das Krankheitsbild der Serumurtikaria an sich, welches keineswegs spezifisch für das Tetanusserum ist, soll hier nicht eingegangen werden.

Besonders disponiert zu der Erkrankung scheinen Menschen mit Asthma und anderen Indiosynkrasiekrankheiten zu sein, nicht aber Lymphatiker (Froboese). Die Erkrankung beginnt mit Kopfschmerzen, Mattigkeit, geringem Fieber, zu denen sich ein örtlich begrenztes oder den ganzen Körper befallendes Exanthem gesellt.

Dazu können Schüttelfröste und Durchfälle treten und im weiteren Verlauf ein sehr intensives und lästiges Hautjucken. Diese Erscheinungen dauern 2—5 Tage, um nach dieser Zeit restlos zu verschwinden.

Zur Behandlung gibt man Herzmittel, zur Bekämpfung des Juckreizes und der weiteren Ausbreitung des Exanthems intravenös Afenil, Calcium-Sandoz u. a. Puderbehandlung und Hautabwaschungen lindern etwas den Juckreiz, Kopf- und Gelenkschmerzen können durch Pyramidon und Analgetica bekämpft werden.

Erwähnt sei in diesem Zusammenhang noch, daß KARITZKY schon im Jahre 1936 vorgeschlagen hat, gegen die Serumkrankheit Schwitzbäder anzuwenden. Dies soll auch bei Kranken geschehen können, deren Kreislauf nicht volkommen in Ordnung ist. Die subjektiven Beschwerden sollen schnell beseitigt werden. Die Elastizität des vegetativen Nervensystems soll wieder hergestellt werden. Die thermischen Hautreize beschleunigen die Ausscheidung der die Quaddelbildung erzeugenden Stoffe durch den Schweiß.

Aber nicht nur an der Haut äußert sich die Serumkrankheit, hier ist sie nur am ersten bemerkbar. Die in der Haut auftretenden Ödeme können auch in zahlreichen anderen Organen des menschlichen Körpers lokalisiert sein und erzeugen dann entsprechend ihrem Sitz die verschiedensten klinischen Erscheinungen. MÜLLER und QUÉNÉE machen eine Einteilung nach vier verschiedenen Gruppen.

1. Typische Serumkrankheit mit Gelenkschmerzen.
2. Lokalisiertes oder generalisiertes urticariellesExanthem verbunden mit polyneuritischen Symptomen.
3. Landrysche Erscheinungen (sehr selten).
4. Schädigungen von Herz, Leber, Lunge oder anderen Organen.

Für gewöhnlich pflegt das Exanthem zuerst aufzutreten und dann mit einem zeitlichen Abstand die übrigen Erscheinungen, beginnend mit den mehr oder weniger intensiven Schmerzen in den Gelenken, besonders Knie und Ellenbogen. Sie werden zwangslos durch ein Ödem der Synovialis erklärt. Auch ein Glottis-Ödem kommt gelegentlich vor (SOMMER), welches eine Tracheotomie notwendig machen kann. Hin und wieder sind auch Darmstörungen beschrieben worden, welche in 2 Fällen von CAMNER 3 Tage nach dem Serumexanthem mit krisenartigen, schweren Leibschmerzen begannen, die 20 Tage anhielten. SOMMER hat einen Fall beschrieben, bei dem es im Verlauf ähnlicher Erscheinungen am 42. Tage zu einer tödlichen Perforationsperitonitis kam, ausgehend von einem erbsengroßen, unspezifischen Geschwür mit glatten Rändern 3 ccm von der BAUHIN'schen Klappe entfernt.

Die Art des verwendeten Serums ist zweifellos von Einfluß auf den Ablauf der Serumkrankheit. KARNITSCHNIGG konnte bei Nachuntersuchungen feststellen, daß von

184 mit Wiener Serum geimpften Kranken 15 ein Exanthem,
74 mit Serum der Behringwerke geimpften Kranken 1 ein Exanthem

bekam. Die Ermittlung des Eiweißgehalts ergab Wiener Serum 1051 mg %, Behring-Werk-Serum 600 mg %.

Die injizierte Eiweißmenge ist also, wie schon einmal hervorgehoben, mitbestimmend für die Häufigkeit der Serumkrankheit.

Wesentlich eindrucksvoller und auch sehr viel bedrohlicher ist der ebenfalls aus der Immunitätslehre her bekannte anaphylaktische Schock. Über die Häufigkeit dieses Ereignisses sind vorher schon Zahlen mitgeteilt worden. Wichtig zu wissen ist, daß bei therapeutischer Injektion der anaphylaktische Schock sehr viel häufiger ist als bei prophylaktischer. BRUCE konnte bei 2 000 000 prophylaktisch Geimpften 2 mal einen Serumschock beobachten, bei therapeutischen Impfungen jedoch 49 mal mit 12 Todesfällen.

Das Eintreten des Schocks ist nicht unbedingt davon abhängig, daß früher einmal ein gleichartiges Serum injiziert worden war. ZANNIOL gelang der Nachweis, daß auch vorhergegangene orale Verabreichungen von Pferdeserum die Ursache für das Auftreten von anaphylaktischen Erscheinungen sein kann.

Der Serumschock tritt unmittelbar nach der Injektion auf und besteht in einer plötzlich einsetzenden Kreislaufschwäche mit Blutdrucksenkung, Kollaps, Atemnot, Zyanose, Angstgefühlen, Blässe der Haut, zumal des Gesichts, Schweißausbruch, Zittern, Übelkeit, Erbrechen, in schweren Fällen Krämpfen und Tod.

Die Behandlung dieses bedrohlichen Zustandes besteht in Stützung des Kreislaufs (Cardiazol intravenös und 1 ccm Adrenalin 1 : 1000 subkutan), Infusion von angewärmter Normosal- oder Tutofusinlösung, welcher die Herzmittel Cardiazol, Coffein zugesetzt werden können und künstlicher Atmung. Auch eine oberflächliche Äthernarkose kann günstig auf den anaphylaktischen Schock wirken.

Die Ausführung einer therapeutisch injizierten intravenösen Seruminjektion in Narkose bildet einen, wenn auch nicht absoluten Schutz gegen das Auftreten des anaphylaktischen Schocks.

Zur Vermeidung der anaphylaktischen Erscheinungen ist es ratsam, das Serum anderer Tierarten zu verwenden, wenn bekannt ist, daß bei dem Menschen früher schon einmal Seruminjektionen ausgeführt worden sind.

Der von GOHRBANDT gemachte Vorschlag, die vorherige Umspritzung der Seruminjektionsstelle mit adrenalinhaltiger Lokalanästhesielösung ist nach den Erfahrungen von LANGENMEYER und GOTTESBÜREN nicht sicher.

Im Blute von Leuten, welche eine Serumkrankheit durchgemacht haben, sind echte anaphylaktische Antikörper enthalten (VOSS). Durch Injektion eines Gemisches von Serum und Rekonvaleszentenserum kann das Auftreten der Serumkrankheit verhütet werden. Man verwendet am besten eine Mischung von vier Teilen Serum und einem Teil Rekonvaleszentenserum. Obwohl diese Tatsache interessant ist, hat sie für die praktische Therapie zunächst nur eine sehr geringe Bedeutung.

Zur Erkennung der Bereitschaft zum anaphylaktischen Schock hat man empfohlen (SCHMIDT), einen Tropfen des 1 : 10 verdünnten Serums in den Bindehautsack einzuträufe n. Treten innerhalb von $^1/_2$—2 Stunden Jucken, Tränenfluß, Lidödem auf, dann soll eine Anaphylaxiegefährdung vorliegen.

Eine Hautprobe besteht darin, daß man mit dem 1 : 10 verdünnten Serum eine intrakutane Quaddel setzt. Bei Anaphylaxiegefährdung bildet sich innerhalb von 10 Minuten ein breiter Wall eines ausgedehnten Erythems mit charakteristischen pseudopodienartigen Fortsätzen in der Umgebung aus. Die schon im Jahre 1903 von BESREDKA angegebene „Desensibilisierung“ besteht darin, daß man zunächst 0,01 ccm des Serums intravenös oder besser intramuskulär einspritzt und dann nach 3—4 Stunden die eigentliche Injektion vornimmt. Aber weder der anaphylaktische Schock läßt sich auf diese Weise sicher vermeiden (MAZEL und GUILLEMINET) noch das Serumexanthem (SCHMIDT).

Wenn man in besonders eiligen Fällen bei der Behandlung des ausgebrochenen Tetanus mit der Injektion nicht mehrere Stunden warten will, dann verdünnt man das Serum im Verhältnis 1 : 10 mit Normosal- oder Tutofusinlösung und spritzt dann alle 10 Minuten 1 ccm, dann 3 ccm, dann 10 ccm und zuletzt 25 ccm. Treten keine anaphylaktischen Erscheinungen auf, so gibt man danach erst 1 ccm unverdünntes Serum intravenös und nach 15 Minuten den Rest des unverdünnten Serums ganz langsam intravenös (Buzello).

Vener und Bower haben folgenden Weg zur Ermittlung der Bereitschaft einer Serumempfindlichkeit angegeben. 0,1 ccm der Antitoxinlösung werden in 9,9 ccm physiologischer Kochsalzlösung aufgelöst und injiziert. Anschließend wird alle 5 Minuten der Blutdruck gemessen. Wenn im Laufe von 20 Minuten der systolische Druck um nicht mehr als 20 gesunken ist, ist der Kranke wahrscheinlich nicht sensitiv.

Nach der Seruminfusion geben die Autoren nach 2 Stunden 1 g Methenamin (Urotropin) intravenös. Die weiteren Seruminjektionen folgen nach 1 Stunde (20 000 Einheiten in 300—500 ccm physiologischer Kochsalzlösung) und 12 Stunden (40 000 Einheiten intramuskulär). Nach jeder intramuskulären Injektion wieder 1 g Methenamin. Tritt eine Fieberreaktion auf, so vergrößert man die Zeitintervalle zwischen den einzelnen Injektionen.

Deutsche Serumfirmen haben einen Weg beschritten, den Eiweißgehalt von Serum dadurch zu verringern, indem sie das Eiweißmolekül fermentativ andeuten. Dies für alle möglichen Seren, nicht nur für das Tetanusserum gangbare Verfahren verdient weitgehende Verbreitung und einen weiteren Ausbau. Das Wichtigste des Schrifttums ist in der Dissertation von Senst (Berlin 1944) zusammengestellt.

Jung konnte bei der Verwendung des eiweißarmen Serums der I. G. bei 1800 Fällen nie einen anaphylaktischen Schock und nur ganz vereinzelt leichte Fälle von Serumkrankheit beobachten. An der chirurgischen Universitätsklinik Berlin, Ziegelstraße, konnten Domrich und Hubert bei 400 Injektionen von Tetanus-Fermo-Serum nicht ein einziges mal ein Exanthem beobachten, während dieses Ereignis vorher in 8 % der Fälle beobachtet worden war. Hellpap hat diese Untersuchungen fortgesetzt und kann sich auf 1010 Injektionen stützen. Er prüfte auch, ob eine Kombination der Seruminjektion mit Lokalanästhesie einen Einfluß auf die Häufigkeit einer Serumkrankheit hat. Er erhielt folgende Ergebnisse. Ein Exanthem trat auf bei Verwendung von:

Fermo-Serum	in	0,3	%
Gewöhnlichem Serum	in	7,73	%
Kombination mit Lokalanästhesie	in	10,68	%

Von 11 Kranken, welche nachweislich vorher schon einmal mit Serum behandelt worden waren und eine Injektion Fermo-Serum erhielten, reagierte keiner mit einer Serumkrankheit.

Eine erst in den letzten Jahren erkannte Schädigung durch Serumanwendung stellt die Neuritis dar. Die Kasuistik darüber ist in den letzten 10—15 Jahren immer zahlreicher geworden. Einzelheiten derselben sollen hier nicht aufgeführt werden.

Die Lähmungen treten etwa 3—7 Tage nach einer Serumkrankheit auf und betreffen in der überwiegenden Zahl der Fälle die Segmente C 5—C 6. Zu Beginn der Erkrankung besteht das Gefühl von Taubsein und Kribbeln in Verbindung mit verschiedenen starken Schmerzen (Owen). Sensible Störungen sind sehr selten. Fibrilläre und faszikuläre Zuckungen fehlen. Der Lähmungstypus entspricht dem von Duchenne-Erb (di Mofetta) und befällt bevorzugt den Nervus thoracicus longus (mit Serratus-Lähmung, Rost). Aber auch der Nervus axillaris und phrenicus können befallen sein (Hahn). Die Lähmungen können doppelseitig oder einseitig auftreten. Der rechte Arm scheint auffallend bevorzugt zu sein (Kino).

Auffassen muß man diese Erscheinungen als rein toxischer Art, wahrscheinlich als Ausdruck einer im nervösen Gewebe sich abspielenden anaphylaktischen Reaktion (Demme). Sie stellen eine Überempfindlichkeitsreaktion der Nerven dar (Gollasch). Die Schäden sind rein toxischer Natur und nicht etwa der Ausdruck einer technisch falsch ausgeführten Injektion. Sie sind auch unabhängig von der Körperstelle, an welcher die Einspritzung vorgenommen wurde.

In leichten Fällen kann es nur zum Gefühl des Taubseins und des Kribbelns mit oder ohne Ausbildung einer Muskelatrophie kommen, welches in relativ kurzer Zeit von einigen Wochen wieder verschwindet (Owen). In der überwiegenden Zahl der Fälle sind die Arme befallen. Nur Kroll berichtete von einem Fall, bei dem die Segmente C 2—D 2 und L 4—S 1 befallen waren und die Symptome auf eine Schädigung der Vorderhornzellen mit schlaffen Lähmungen, aber auch der Pyramidenbahnen und der Hinterstränge hindeuteten.

Müller und Quénée haben angegeben, daß man zwei verschiedene Arten von Lähmungen unterscheiden könne. Bei den durch das Serum an und für sich hervorgerufenen soll die elektrische Erregbarkeit herabgesetzt sein. Bei den Nervenschädigungen durch das Tetanustoxin dagegen ist die elektrische Erregbarkeit erhöht.

Die Prognose ist in allen bisher beobachteten Fällen günstig gewesen. Stets trat eine Besserung ein (Hahn) und zwar meist ziemlich rasch, wenn auch bis zu zwei Jahren eine Entartungsreaktion beobachtet worden ist (Rost).

In seltenen Fällen sind auch Nervenschäden an Hirnnerven beobachtet worden und zwar einmal eine Recurrensparese nach prophylaktischer Seruminjektion (Schanwecher), welche in 67 Tagen wieder ausgeheilt war. Dann eine Taubheit auf beiden Ohren mit Herabsetzung der Hörfähigkeit von 40 resp. 50 %, welche ebenfalls ausheilte (Cutter), und eine bleibende doppelseitige Taubheit (Max Cready.)

Eine „Serumkrankheit des zentralen Nervensystems“ hat Patrassi beschrieben in Form eines meningealen Symptomenkomplexes mit Koma, schlaffen Lähmungen und dysurischen Erscheinungen. Das neurologische Krankheitsbild ähnelt etwa dem der multiplen Sklerose. Anatomisch sollen zunächst diffuse Ödeme der Nervensubstanz und der Meningen bestehen, welche von einer „mikrofokalen“ Phase gefolgt werden.

Rhodes beschrieb eine 2 Tage nach einer Seruminjektion einsetzende Hämaturie, welche 8 Tage anhielt und bei der auch einige kleinere Hautblutungen auftraten. Sonst war kein krankhafter renaler Befund zu erheben, und es blieb auch kein solcher zurück.

3. Aktive Immunisierung

Nach dem ersten Weltkrieg haben französiche Autoren (RAMON und ZÖLLER) mit Tetanus-Formol-Giften, welche sie „Tetanus-Anatoxin" nannten, eine aktive Immunisierung herbeizuführen versucht. Es gelang ihnen, durch zweimalige Injektion von 0,5—2,0 ccm des Anatoxins bei einzelnen Menschen soviel Gegengift zu erzeugen, daß 1 ccm ihres Serums 10 tödliche Meerschweinchendosen Tetanusgift neutralisierte. Auf die Herstellung des Anatoxins sei hier nicht näher eingegangen. Die Giftabschwächung erfolgt vorwiegend mit Formol oder Alaun, so daß man von „Formol-Toxoid" resp. „Alaun-Toxoid" spricht.

In zunehmendem Umfang ist der aktiven Immunisierung gegen den Tetanus, zumal bei gefährdeten Berufen, das Wort geredet worden (z. B. CSI[?]I, GOTTFSBÜREN, KESTERMANN, MEYER, SNEATH). Aber nicht alle Autoren haben der Wirksamkeit dieses Verfahrens so getraut, daß sie die inaktive Immunisierung bei wahrscheinlich tetanusgefährdeter Verwundung ganz verlassen wollten. Immer wieder sind Stimmen laut geworden, welche in derartigen Fällen zusätzlich eine Antitoxininjektion empfehlen (BIGLER). Auch RAMON selbst hat sich einmal folgendermaßen geäußert: „Wenn man nicht sicher ist über die erste Impfung oder wenn mehrfache Wunden vorliegen und ein starker Blutverlust stattfand, dann wird es klüger sein, der Anatoxinimpfung eine Impfung mit Tetanusantitoxin hinzuzufügen."

Ein großer Vorteil des Verfahrens liegt auch in der Tatsache, daß die Gefahr der Anaphylaxie nicht bestehen soll und daß Schädigungen bisher nicht beobachtet worden sind (BAZY, GRIXONI). Diese Auffassung ist allerdings nicht unbestritten geblieben, denn WITTINGHAM hat mitgeteilt, daß er unter 61042 zweimaligen Impfungen mit Formoltoxoid nach der zweiten Injektion 2 typische anaphylaktische Reaktionen beobachtet habe, welche wahrscheinlich bedingt gewesen sind durch den Witte-peptongehalt. In 14 Fällen beobachtete er eine geringe Allgemeinreaktion und in 651 Fällen eine geringe lokale Reaktion. Auf dem Wittepepton als auslösenden Agens beruhte wohl auch die von CUNNINGHAM beobachtete Anaphylaxie. Drei Wochen nach Injektion von Tetanusanatoxin trat eine Urticaria auf, die man jedoch keineswegs sicher auf diese Injektion beziehen muß. Als nach weiteren drei Wochen eine weitere Injektion von Tetanusanatoxin vorgenommen wurde, kam es zu einem schweren anaphylaktischen Schock. COOKE und Mitarbeiter haben sich mit der Allergie nach Tetanustoxoidinjektion näher befaßt.

Das Vorgehen bei der Immunisierung selbst kann auf verschiedene Weise erfolgen. Im allgemeinen injiziert man 1 ccm des Toxoids, wiederholt die Injektion nach 3—4 Wochen mit 1,5 ccm und dann nach demselben Zeitraum noch einmal mit 2 ccm (WODON). GRISCONI verwendet im ganzen 6 ccm des Anatoxins. GOLD hat tägliche Injektionen von 0,5—1 ccm Toxoid 92 Tage lang empfohlen, ohne jedoch Anklang mit seinem Vorgehen zu finden. Nach 1—2 Jahren soll die Injektionsserie wiederholt werden. Dadurch wird eine wesentliche Besserung der Schutzwirkung erzielt (SNEATH). Auch allergische Personen vertragen die Anatoxininjektion sehr gut (GOLD). Orale Darreichung ist unwirksam (WODON).

Die Kombination der Tetanus-Anatoxininjektion mit gleichzeitig aufgeführter Schutzimpfung gegen andere Krankheiten wie Diphtherie, Typhus wird von mehreren Autoren als durchaus möglich bezeichnet (BIGLERU, WERNER, BAZY u. a.). RAMON ist der Ansicht, daß die Kombination dieser drei Schutzimpfungen besser wirke als jede für sich. Nur SAROTIUS und KLAUBERG glauben an eine „Konkurrenz der Antigene“, bei der allerdings der Tetanus den anderen Erkrankungen, zumal der Ruhr, überlegen sei.

Die Dauer der erzielten Immunität schwankt individuell ziemlich stark (GOLD). SNEATH konnte feststellen, daß nach 5—7 Monaten im Durchschnitt ein Titer von 0,1 Einheiten vorhanden war, bei $^1/_4$ der Personen lag er zwischen 0,001 und 0,01 Einheiten. Von zwei Jahren ab sinkt dann der Immunitätsgrad erheblich, so daß die Wiederholung der Impfung zu diesem Zeitpunkt ratsam ist, wie bereits erwähnt wurde. Die gegenteilige Ansicht von REDI, daß „voraussichtlich ein unbegrenzter Schutz“ erzeugt würde, muß wohl als überholt angesehen werden. KESTERMANN und VOGT konnten Nachuntersuchungen an aktiv gegen Tetanus immunisierten Menschen vornehmen. Nach erneuter „Sicherungsimpfung“ setzt nach 3—5 Tagen ein Antitoxinanstieg an und erreicht nach 6 Wochen das 10—375 fache des Ausgangswerts. Dieser Immunitätsgrad soll so groß sein, daß nach tetanusverdächtigen Verletzungen die Serumanwendung nicht erforderlich erscheint, sondern nur die Sicherungsimpfung mit Anatoxin.

WOLTERS konnte in Tierversuchen zeigen, daß bei durchgeführter Anatoxinimpfung ein Infekt mit virulenten Tetanussporen wie eine Wiederholungsimpfung wirkt. Man soll daher praktisch auch mit einer vollen Immunität rechnen, wenn der Titer zahlenmäßig abgesunken ist. Zu ähnlichen Anschauungen kommt BROWN. Nach seiner Auffassung findet die Immunität nicht ihren Ausdruck in dem nachweisbaren Blutantitoxingehalt, als vielmehr in einer Sensibilisierung des Retikuloendothels, wodurch dies in der Lage ist, bei einer späteren Infektion mit Tetanus sofort genügend Antitoxin zu bilden.

Den ersten größeren Versuch mit der Antitoxinschutzimpfung hat eine französische Eisenbahngesellschaft gemacht (BAZY). Nach einer Propagandaaktion haben sich zahlreiche Beamte freiwillig zur Impfung gemeldet. Das französische Heer hat vor dem zweiten Weltkrieg auch 60000 Pferde mit gutem Erfolg dieser Schutzbehandlung unterworfen (WODON). In demselben Zeitraum wurde für die belgische Armee die Behandlung gefordert unter der Begründung, daß der Tetanus die größte Sterblichkeit der Kriegserkrankungen (Tetanus 53—73 %, Cholera 52 %, Gasbrand 36 %) habe (WODON).

BOYD hat dem Tetanus auf afrikanischen und europäischen Kriegsschauplätzen der Jahre 1939—1945 eine Studie gewidmet. Die Engländer gaben bei aktiv Immunisierten bei Verwundungen einmalig 3000 Einheiten Antitoxin. In der kanadischen und amerikanischen Armee bekamen aktiv Immunisierte bei Verwundungen kein Antitoxin, zuweilen eine weitere Dosis von 1 ccm Toxoid, um die Antitoxinproduktion so schnell wie möglich zu steigern. Es wurden 22 Tetanusfälle trotz aktiver Immunisierung beobachtet. Bei kurzer Inkubationszeit nehmen sie jedoch einen leichten Verlauf.

4. Prophylaxe durch chemische Maßnahmen

Die überragenden Erfolge der Antitoxin-Serumprophylaxe haben alle anderen früheren Versuche der Vorbeuge absolut in den Hintergrund gedrängt. Der Vollständigkeit halber seien sie aber wenigstens hier ganz kurz aufgeführt.

Innerliche Gaben von Parakresol und Salol in Dosen von 4—6 g täglich wurden empfohlen (ARNDT und KRUMMEIN). Diese Substanzen sollen sich dann unter Wasseraufnahme in Saliyzlsäure und Karbolsäure zerlegen. Dem letzten Stoff wurde eine spezifische Wirkung gegen den Tetanus zugeschrieben. Die Methode ist verlassen.

Die Imprägnierung der Kleidungsstücke des Soldaten mit antiseptischen Stoffen wurde mehrfach vorgeschlagen (z. B. HEI E, FERNBACH, RULLGER). Wesentliche Erfolge sind jedoch von dieser Maßnahme nicht zu erwarten.

Auch das Serum von geheilten Tetanuskranken ist angewandt worden. Es ist aber unwirksam, da es nur ganz ungenügend und kurzdauernd Antitoxin enthält (BOZSIN, ZÖLLER).

Von chemischen Wunddesinfektionsmitteln, welchen eine spezifische Wirkung gegen den Tetanusbazillus zugeschrieben wird, seien genannt die Jodtinktur, der Perubalsam, das Wasserstoffsuperoxyd und auch der Äther. Man soll sich ihrer bei tetanusgefährdeten Wunden planmäßig bedienen, wie im folgenden Abschnitt noch ausgeführt werden wird. Hierzu ist noch in neuerer Zeit das Marfanil B gekommen. Auch von ihm sollte Gebrauch gemacht werden.

Ein bisher fast unbearbeitetes, aber doch vielleicht aussichtsreiches Gebiet ist die Ausnutzung der Bakteriensymbiose und des Antagonismus zur Prophylaxe des Tetanus. Systematische Untersuchungen in dieser Richtung erscheinen mir dringend erwünscht.

5. Chirurgisch-operative Prophylaxe

Aber nicht nur mit den Mitteln der Serologie kann man eine wirksame Prophylaxe gegen den Ausbruch des Wundstarrkrampfs treiben. Auch die Technik der operativen chirurgischen Wundversorgung vermag einen gar nicht hoch genug einzuschätzenden Beitrag zu leisten, der in der Praxis leider zu sehr in den Hintergrund gedrängt worden ist.

Wir wissen, daß begleitende Wundinfektionen mit banalen Eitererregern, Gewebsnekrosen und von Luftsauerstoff abgeschlossene Wundhöhlen zum Angehen der Tetanuskeime disponieren. Daher haben wir mit der auch aus Gründen der Wundheilung an sich und der Verhütung der Wundeiterung notwendigen „operativen Herrichtung der Gelegenheitswunde" ein Mittel in der Hand, in erheblichem Umfang die eingedrungenen Fremdkörper und Bakterien und damit auch die Tetanussporen aus der Wunde fortzuschaffen sowie durch Beseitigung der Gewebsnekrosen und breites Offenhalten der Wundhöhlen dem vielleicht noch verbliebenen Rest von Erregern die Grundlagen zu gefahrdrohender Weiterentwicklung zu nehmen.

Somit ist also die operative Wundherrichtung, über welche Näheres in dem Bande „Die Wunde" nachzulesen ist, eine äußerst wirksame Maßnahme zur Prophylaxe des Tetanus. Hieran ändert auch die Tatsache nichts, daß einige Autoren, z. B. KURTTIO, die Wirksamkeit der primär operativen Wundversorgung für die Prophylaxe des Tetanus bezweifeln. Man muß sie nur richtig ausführen.

Hinzu kommen die soeben genannten chemischen Mittel. Am besten lassen sie sich so in den Heilplan eingliedern, daß die operativ versorgte Wunde sofort in allen ihren Buchten mit Jodtinktur kräftig ausgewischt wird. Die Verbandgaze, welche in die Wundhöhle zum Zwecke der Offenhaltung des Sekretabflusses eingelegt wird, kann mit Perubalsam getränkt werden oder der Balsam direkt in die Wunde eingegossen werden. Und schließlich kann man sich bei Verbandwechseln zum schonenden und reizlosen Lösen angeklebter Verbandstoffe und zum Ausspülen der Wundhöhle mit großem Vorteil der Wasserstoffsuperoxydlösung bedienen. Auch dem Äther wird eine Schutzwirkung gegen die Tetanusinfektion zugeschrieben (Buzello, Abraham).

Wichtig erscheint mir noch der Hinweis, daß man abschließende Fettverbände (mit Salben, Ölen usw.) nach der operativen Versorgung einer tetanusgefährdeten Wunde vermeiden soll, weil durch sie die Gefahr heraufbeschworen werden kann, daß günstige, anaerobe Wachstumsbedingungen in der Wunde für zurückgebliebene Tetanuserreger geschaffen werden können (Bazy).

So kann man denn wohl als Ergebnis dieses Abschnittes sagen, daß eine „indizierte Serumprophylaxe" gegen den Tetanus anläßlich einer Wundversorgung stattzufinden hat. Die Indikationsregeln habe ich einmal folgendermaßen formuliert:

1. In jedem Einzelfall hat der Arzt sich unter Berücksichtigung von Erfahrungen über die örtliche Häufigkeit des Wundstarrkrampfes, der Entstehungsart und des Charakters der Wunde sowie der Möglichkeit ihrer chirurgischen Versorgung zu überlegen, ob eine Antitoxinschutzimpfung angezeigt ist.
2. Sie ist zu unterlassen, wenn die gesamte Wunde nach den Vorschriften von Friedrich ausgeschnitten werden konnte.
3. Oberflächliche, leicht zu reinigende, glatte, fremdkörperlose, nicht mit Erde oder dergleichen stark beschmutzte Wunden, welche keinen guten Nährboden für das anärobe Wachstum des Wundstarrkrampfbazillus darstellen, bedürfen bei sachgemäßer Überwachung der Wundheilung nicht der Schutzimpfung.
4. Die prophylaktische Injektion von 2500 Einheiten Tetanusantitoxin ist angezeigt bei allen erdbeschmutzte Fremdkörper enthaltenden, buchtigen Wunden, groben Zertrümmerungswunden, Wunden des Fußes und des Unternagelraumes.
5. Wurde früher schon einmal eine Seruminjektion vorgenommen, dann ist Rinderserum oder eiweißarmes Serum zu verwenden. Ist der Verletzte als Anaphylaktiker bekannt, so ist die Seruminjektion zu unterlassen. Um so wichtiger ist dann aber die einwandfreie chirurgische Behandlung der Wunde.
6. Besteht nach Ablauf von 7—10 Tagen die Gefahr, daß in Buchten der Wunde noch Tetanussporen auskeimen können, so ist die Antitoxininjektion mit einem von anderer Tierart stammenden oder eiweißarmen Serum zu wiederholen.

VIII. Die Behandlung des Tetanus

1. Grundlagen und Ziele der Behandlung

Der Tetanus ist eine der gefährlichsten und sicher die qualvollste Wundinfektionskrankheit, welche es gibt. Bei den anderen, beispielsweise beim Gasbrand, schwinden mit Zunahme der Erscheinungen Krankheitseinsicht, Schmerzempfindung und Bewußtsein. Ganz anders ist es beim Wundstarrkrampf. Bis zum letzten Augenblick des Lebens, bis zum Erstickungstod infolge Krampf der Atemmuskulatur, ist das Bewußtsein erhalten. Die Zeit zwischen den Anfällen ist ausgefüllt mit der Angst vor erneutem Einsetzen der schwersten Krämpfe. Der Schlaf, der wohltätige und stärkende Freund des Kranken, flieht ihn beim Tetanus. Die Behandlung stellt also an Arzt und Pflegepersonal ganz besondere Ansprüche.

Da wir Entstehungsweise und Verlaufsart des Starrkrampfes gut kennen, so sind wir in der Lage, unsere Maßnahmen auf einem festen Fundament aufbauen zu können. Als wesentlich kommen in Frage:

1. Die weitere Produktion des Tetanustoxins in der Wunde zu verhindern.
2. Das im Körper kreisende Toxin zu binden.
3. Die Nervenzellen von dem an sie fixierten Toxin zu befreien und weiterhin symptomatisch, deshalb aber keineswegs weniger wichtig:
4. Die Reflexerregbarkeit zu dämpfen, die Krämpfe zu verhindern und die notwendige Ruhe zu schaffen.
5. Den Allgemeinzustand der Kranken zu heben.

Es sei vorweggenommen, daß wir Mittel zur Erfüllung der Forderung 3, das Toxin aus den Nervenzellen frei zu machen, noch nicht kennen. Ob wir dieses Ziel je erreichen werden, erscheint heute fraglich. Trotzdem ist es wert, angestrebt zu werden. Arbeiten hierüber erscheinen lohnend sowohl in theoretischer Hinsicht als auch ganz besonders im Hinblick darauf, daß es dann möglich wäre, die ausgebrochene Krankheit wirksam zu bekämpfen und zahlreiche Menschen dem heute noch sicher vorzeitigen Tode an Wundstarrkrampf zu entreißen. Leider ist die Beobachtung von Jampolski, daß die Narkotika der Fettreihe in der Lage sind, das Toxin in den Nervenzellen zu schwächen oder der Einwirkung des Antitoxins zugänglich zu machen, nicht genügend gesichert. Diese in der Narkose eintretende Wirkung könnte sonst in Kombination mit hohen Antitoxingaben nutzbar gemacht werden.

Die übrigen 4 Behandlungsarten sind alle zusammengenommen wichtig. Man darf keineswegs in den Fehler verfallen, etwa zu glauben, daß mit einer Seruminjektion alles kausal getan wäre und daß man die anderen, besonders symptomatischen Methoden minder einschätzen könne. Nichts wäre falscher als das. Auch die nur krampfverhindernde Narkosebehandlung kann doch dadurch gelegentlich ausschlaggebend für die Erhaltung des Lebens sein, weil sie die Kräfte, die zum Überstehen der Krankheit notwendig sind, sparen hilft.

Jeder nur einigermaßen Erfolg versprechende Weg muß in der Therapie verwendet werden. VACCAREZZA hat beobachtet, daß während des Tetanus eine Überproduktion und Retention stickstoffhaltiger Substanzen im Körper vorhanden sind und auch auf diesem Wege eine Schädigung des Allgemeinzustandes, wenn auch an und für sich geringen Grades, stattfindet. Aber auch an derartigen, nicht ausschlaggebenden Teilen des krankhaften Geschehens hat die Therapie einzugreifen, zumal wenn es sich nur um das Trinkenlassen großer Flüssigkeitsmengen zur Erzielung einer lebhaften Diurese und damit der Ausscheidung harnfähiger Substanzen aus dem Organismus handelt. Hierher kann man auch den Vorschlag von Zeller rechnen, den gesamten Liquor auszublasen und ihn durch Narcylen zu ersetzen, um den Toxintransport zu blockieren. Zielbewußt müssen daher nebeneinander und auch mitunter nacheinander die vorhandenen Mittel durch den Arzt in den aufzustellenden Heilplan eingegliedert werden je nach dem Charakter und der Schwere des im Einzelfall vorhandenen Krankheitsbildes.

Unsachlich wäre es, den Wert der verschiedenen, auf differenter Basis beruhenden Verfahren, etwa die Antitoxinbehandlung und die Narkosebehandlung, gegeneinander abwägen zu wollen (KASPAR). Aber auch die ätiologisch angreifenden Verfahren der Ausschaltung der Toxinquelle in der Wunde und der Antitoxinbehandlung sind unterstützende und keine konkurrierende Verfahren (JAEGER).

Die richtige Durchführung und Überwachung der notwendigen Maßnahmen ist, abgesehen von Ausnahmefällen, nur in einem Krankenhause möglich. Daher ist es unbedingt Pflicht, jeden Kranken, bei dem auch nur der Verdacht eines sich entwickelnden Tetanus besteht, unverzüglich und so schonend wie möglich in ein Krankenhaus überführen zu lassen. Wegen der notwendigen operativen Eingriffe von der Wundrevision an bis eventuell zur Anlegung einer Magenfistel gehört der Kranke auf eine chirurgische Abteilung.

Die von KORGANOVA—MÜLLER erhobene Forderung, in Krankenhäusern „Sonderabteilungen" für Tetanuskranke zu errichten, wird sich nicht verwirklichen lassen, denn dazu ist die Erkrankung, wenigstens in Europa, viel zu selten. Hieran ändert auch nichts die Tatsache, daß nach Angabe dieses Autors in Kalifornien in einer solchen Sonderabteilung, welche in zwei Jahren 75 Kranke behandeln konnte, insofern gute Erfahrungen gemacht worden sein sollen, als die Sterblichkeit auf 26% gegenüber sonst 75% in dieser Gegend gesenkt werden konnte. Jedes Krankenhaus und jeder Arzt muß in der Lage sein, einen Tetanuskranken sachgemäß behandeln zu können, und zwar unter Berücksichtigung aller Verfahren, welche anschließend geschildert werden sollen.

2. Chirurgische Maßnahmen bei ausgebrochenem Tetanus

Da wir wissen, daß die Tetanusbazillen in der Wunde, in welche sie gelangt sind, liegen bleiben und hier ihr Toxin produzieren, so ist es sinnvoll, daß man versucht, die Quelle unschädlich zu machen. Die äußerst seltenen Fälle, in denen bei einer Allgemeininfektion Tetanusbazillen zusammen mit anderen Eitererregern auf dem Blutwege in andere Körperorgane verschleppt wurden, können aus unseren praktischen Erörterungen ausscheiden, da es sich dabei um Krankheitsformen handelt, bei denen unsere therapeutischen Bemühungen sowieso zur Erfolglosigkeit verurteilt sind.

Wenn also ein beginnender Tetanus klinisch diagnostiziert worden ist, so muß man unbedingt nach der Eintrittspforte suchen und sie mit chirurgischen Mitteln zusammen mit den in ihr liegenden Tetanusbazillen entfernen. Man darf jedoch nicht erwarten, daß dadurch die im Körper befindlichen Toxine irgendwie beeinflußt werden. Aber man kann verhindern, daß weitere Toxine in ihn gelangen und so eine wesentliche Verschlimmerung der Erkrankung herbeiführen.

Also muß man am besten das gesamte Wundgebiet im Gesunden herausschneiden, soweit Umfang und Sitz dies zulassen (DECKNER). Auf jeden Fall sind alle Wundtaschen sorgfältig zu revidieren, breit zu spalten und offen zu lassen. Jedes nekrotische Gewebe und alle Fremdkörper sind restlos zu entfernen. Oft sind auch in Narben Fremdkörper als Träger der Tetanusinfektion aufgefunden worden (LANDSBERG und viele andere). Nach sorgfältiger Blutstillung ist die Wundhöhle mit Jodtinktur, welche vielleicht spezifische Wirkung gegen Tetanusbazillen besitzt, auszuwischen. BUZELLO empfiehlt das Auswischen mit Narkoseäther. Die Verschorfung der Wundfläche mit dem Hochfrequenzstrom oder mit dem Glühbrenner ist nicht ratsam, da auf diese Weise stärker als bei der Wundexzision mit scharfem Messer Gewebsnekrosen gesetzt werden, welche in diesem Fall besonders unerwünscht sind. Man hat auch vorgeschlagen, die Wunde mit ultraviolettem Licht zu bestrahlen (BACH, HINTERSTÖSSER, LOTHEISEN, JESSIONEK). Wesentliche Erfolge sind von dieser Behandlungsart jedoch nicht zu erwarten (v. BEUST).

LEXER hat einmal folgende Forderung gestellt. Die Wundexzision ist besser als die vorbeugende Serumeinspritzung. Die Unterlassung derselben ist kein Kunstfehler in juristischem Sinne. Ein schwerer Fehler dagegen ist es, wenn beim ausgebrochenen Tetanus die Eintrittspforte nicht exzidiert wird.

Zum Offenhalten der Wunde bedient man sich neben der Drainage dem lockeren Auslegen mit Jodoformgaze oder Mull, der mit Perubalsam getränkt wurde. Auch diesen beiden Stoffen wird eine spezifische Wirkung zugesprochen. Auch aufsaugende Wundpuder wie Bolus alba mit Calcaria chlorata (RIEHL, WIESEL) oder Tierkohle (PRIBRAM) sind vorgeschlagen worden. Sie können bei richtiger Anwendung Wundsekrete absaugen. Eine deutlich überragende Wirkung kommt ihnen aber nicht zu.

Es ist weiterhin empfohlen und auch ausgeführt (z. B. ARRIBAT) worden, die Extremitäten, welche die Wunde mit den Tetanusbazillen tragen, zu amputieren, um so sicher die ganze Eintrittspforte zu beseitigen. Soweit es sich dabei um Zehen oder Fingerglieder handelt, ist gegen das Verfahren nichts einzuwenden. Der Amputation größerer Gliedabschnitte möchte ich aber nicht das Wort reden, zumal auch die Amputation nicht absolut vor einem tödlich verlaufenden Tetanus zu schützen braucht (PRIBRAM, HINTERSTÖSSER). Eine Amputation ist nur dann indiziert, wenn die örtlichen Wundverhältnisse es erfordern, nicht aber aus Anlaß der Tetanuserkrankung.

Alle diese Eingriffe wird man aber besser und auch am schonendsten für den Kranken in Allgemeinnarkose ausführen.

Die Durchschneidung größerer Nervenstämme oberhalb der Wunden verbessert die Heilungsaussichten des Starrkrampfs nicht wesentlich und kann auch ein weiteres Aufsteigen des Tetanusgiftes zum Zentralnervensystem nicht verhindern. Wegen der schweren Funktionsstörungen sind diese Eingriffe zu unterlassen.

Das bei der Wundrevision entfernte Wundgewebe und besonders die gefundenen Fremdkörper sind im Ausstrichpräparat, in der Kultur und im Tierversuch auf das Vorhandensein von Tetanuserregern zu untersuchen.

Bei mittelschweren und schweren Fällen des Wundstarrkrampfs sind noch zwei chirurgische Eingriffe mitunter ratsam.

Das erste ist die Anlegung einer Magenfistel (Gastrostomie). Sie kann am besten wohl in der Form der Witzel-Fistel gelegentlich der sowieso notwendigen Wundversorgung in wenigen Minuten ausgeführt werden. Bei der reisfreien Ernährung des Kranken bietet sie ungeheuere Erleichterungen und gestattet die Zuführung einer zweckmäßig zusammengesetzten, kräftigen Nahrung sowie ausreichender Flüssigkeitsmengen, ohne daß dem Kranken durch Provokation von Schluckkrämpfen starke Beschwerden zugefügt werden. Auch während der protrahierten Narkosebehandlung gewährleistet sie mühelos die notwendige Ernährung. Wenn die Fistel nicht mehr benötigt wird, genügt meist eine Entfernung des Schlauches, um ein Verheilen derselben herbeizuführen. Es sollte also in Zukunft die Magenfistel fast schematisch zur planmäßigen Behandlung mittelschwerer Tetanusfälle gehören.

Wesentlich anders sind die Auffassungen über die Ausführung der Tracheotomie. Einen Sinn hat dieser Eingriff natürlich nur, wenn die Atemnot begründet ist in einem mechanischen Verschluß der oberen Luftwege durch Glottiskrampf. Und so hat Meseck sie auch bei dieser Komplikation empfohlen. Gelegentlich wird man zu ihr auch seine Zuflucht nehmen müssen, zumal die Intubation wegen des dauernden Reizes nicht vertragen wird. Aber die Erfolge sind doch nicht so gut, wie man vielleicht annehmen könnte, so daß man sich wohl nur im äußersten Notfall zu ihrer Ausführung entschließen wird. Mit zunehmender Häufigkeit der protrahierten Narkose wird auch die Gelegenheit zur Tracheotomie seltener werden.

3. Serumtherapie

Die Serumtherapie des Tetanus hat das Ziel, das im Körper befindliche Toxin zu binden und dadurch unschädlich zu machen, jedoch hat sie auch ihre Grenzen, denn in das Nervengewebe kann das Antitoxin nicht eindringen. Und wenn man es auch in dasselbe einspritzen würde, dann ist es doch nicht in der Lage, das bereits an die Nervenzellen verankerte Gift von denselben wieder zu trennen. Auch eine Steigerung der Dosis führt nicht zum Ziel. Wenn daher zu Beginn der Behandlung die tödliche Toxindosis bereits in die Nervenzellen gelangt ist, dann kann auch das Antitoxin den Zustand nicht ändern. Dies muß man sich vor Augen halten, um nicht Unmögliches von der einzigen ätiologischen Therapie des Starrkrampfes zu verlangen.

Die dem Körper einverleibten Serummengen können noch die in den Geweben (außer Nerven), besonders die in Blut und Lymphe sich befindenden Toxinmengen abfangen. Dies wird in vielen Fällen ausschlaggebend sein, denn vielleicht haben gerade diese Mengen noch an der tödlichen Dosis in den Nervenzellen gefehlt. Da der Tetanus die ersten sicheren klinischen Erscheinungen (Trismus, Risus sardonicus, Nackenstarre usw.) macht, wenn bereits Toxin in den Nervenzellen verankert ist, und da wir kein Mittel haben festzustellen, wie groß die Menge dieses Giftes ist, in Sonderheit, ob etwa bereits die tödliche Dosis erreicht wurde, so müssen wir diese Behandlungsart auch in denjenigen Fällen zur Anwendung bringen, in denen wir beispielsweise aus der Länge der Inkubationszeit schließen zu müssen glauben, daß die Prognose äußerst ungünstig ist. Umso mehr müssen wir bestrebt sein, die geringen und häufig uncharakteristischen Frühzeichen der Erkrankung richtig zu erkennen und zu deuten, denn je früher die Serumtherapie einsetzt, desto wirksamer wird sie selbstverständlich sein. Die Erfahrung hat weiterhin gezeigt, daß Tetanuskranke, welche überhaupt nicht mit antitoxischem Serum behandelt wurden, fast ausnahmslos zugrunde gingen, wenn es sich nicht um besonders leichte Fälle handelte. An der spezifischen Wirksamkeit des rechtzeitig angewendeten Antitoxins besteht nach vielseitiger experimenteller und klinischer Erfahrung nicht der geringste Zweifel.

In zahlreichen Veröffentlichungen sind Vergleichsangaben über die Ergebnisse der Behandlung mit und ohne Antitoxin enthalten. In der überwiegenden Zahl der Fälle ergab sich, daß die Heilungsaussichten bei der Serumanwendung sehr viel größer sind als ohne dieselbe (Kraus, Bakay, Wiedhopf). Nur zwei Zahlenangaben seien aufgeführt. An dem Kiewer Krankengut von 343 Fällen berechnet Radzievskij die Sterblichkeit bei Serumbehandlung auf 69,2 %, ohne dieselbe auf 94 %. Eine Statistik von Klemmer aus den Vereinigten Staaten von Nordamerika besagt, daß die Mortalität bei Serumbehandlung 56 % betrug, ohne dieselbe 72 %. Bei kombinierter intravenöser und intramuskulärer Anwendung soll sie sogar nur 15 % betragen haben.

Mit dem antitoxischen Serum müssen wir also die Toxine zu erreichen versuchen, welche sich

1. in der Wunde und ihrer nächsten Umgebung,
2. in Blut und Lymphe des Körpers und seinen verschiedenen Organen,
3. in unmittelbarer Nähe des Nervengewebes, also in der Cerebrospinalflüssigkeit

befinden. Demgemäß kann man verschiedene Anwendungformen des Serums unterscheiden.

Die lokale Serumbehandlung hat das Ziel, die in der Wunde selbst und ihrer nächsten Umgebung befindlichen Toxine zu neutralisieren. Wie bereits im vorigen Abschnitt ausgeführt, soll zu der chirurgischen Behandlung zusätzlich eine Antitoxinbehandlung kommen. Auf verschiedenste Weise kann dies durchgeführt werden. Man kann zunächst einmal das Serum direkt in die Wunde spritzen oder, was auf dasselbe herauskommen wird, serumgetränkte Verbandstoffe in dieselbe einlegen (Suter, Behring, Romertz, Graser). Von anderer Seite wurde Trockenantitoxin empfohlen (Aschoff und Robertson). Auch die Einbringung von Trockenantitoxin in Pulverform ist angewendet worden (Calmette). Und schließlich hat Bockenheimer eine Antitoxinsalbe angegeben, welche 100 (alte deutsche) Einheiten auf 100 g Salbengrundlage enthällt. Dies letzte Verfahren dürfte das unwirksamste sein, wie Aschoff auch in Tierexperimenten zeigen konnte, denn die Resorption des Antitoxins aus der Salbe ist nur sehr gering.

Man wird die äußere lokale Serumtherapie in einer der geschilderten Formen anwenden, muß sich aber klar darüber sein, daß sie als alleinige Maßnahme nie genügen wird. Daher wird vorgeschlagen und ist auch ratsam, 12 500 Einheiten in die Weichteile in unmittelbarer Umgebung der Wunde einzuspritzen und auf diese Weise einen Wall von Antitoxin zu schaffen. Man kann das auch in der Form tun, daß an irgendeiner geeignet erscheinenden Stelle zwischen Wunde und Rumpf ein Querschnitt der Extremität mit Serum infiltriert wird, so daß alles Toxin ihn auf seiner Wanderung von der Wunde zum Zentrum passieren muß und neutralisiert wird. Man muß sich darüber im klaren sein, daß dieser Serumwall nur kurze Zeit vorhanden sein wird und vom Körper in den allgemeinen Kreislauf übernommen wird und somit dem Antitoxin gleicht, welches auf die nachstehend geschilderte Weise appliziert wird.

Eine weitere Form der Serumbehandlung besteht in der intravenösen Injektion. Sie dürfte das wichtigste Verfahren darstellen. Auf diesem Wege ist es möglich, das Antitoxin überall hinzubringen mit Ausnahme des Nervengewebes, wenngleich es mir abwegig erscheint zu behaupten, daß „nur“ die intravenöse Serumtherapie Erfolg habe (SEHRT). Aber man muß auch eine ausreichend hohe Antitoxinkonzentration in den Geweben unterhalten. Aus diesem Grunde ist es notwendig, die Injektion mehrfach zu wiederholen. Man gibt also sofort im Anschluß an die Wundbehandlung noch während der Narkose 12 500 Einheiten intravenös und wiederholt die Gaben je nach Schwere des Einzelfalles in den nächsten 5—6 Tagen. Höhere Dosen an den Einzeltagen oder Fortsetzung der Behandlung über eine Woche hinaus ist nicht ratsam, trotzdem sie mehrfach ausgeführt worden ist. BROMEIS sagt in bezug auf die zu gebende Serummenge, daß man so viel Serum intravenös geben soll, als man wagen kann. Außerdem soll auch das Gewebe zwischen der Verletzungsstelle und dem Nervenstamm mit Serum infiltriert werden. Beispielsweise beschrieb FRIEDLÄNDER vier Fälle, bei denen er drei bis vier Wochen lang täglich zweimal, später einmal 5 000—20 000 amerikanische Einheiten (= 2 500 bis 10 000 neue internationale Einheiten) intravenös verabfolgte und Heilung erzielte. Ähnliche Veröffentlichungen stammen von BLUST, DREYFUS und UNGER. Bessere Wirkung als mit der üblichen Dosierung ist aber auf diese Weise nicht zu erwarten. Auch die intraarterielle Serumanwendung ist vorgeschlagen worden, und zwar durch Injektion in die Karotis. Diese Applikationsart ist nicht gefahrlos. FOURNESTRAUX erlebte bei drei Fällen einmal eine Thrombose der Karotis. Fritzsche konnte beobachten, daß unter dieser Behandlung nach mehrmals wiederholten Injektionen in die Karotis sich der vorher allgemeine Tetanus in einen vorwiegend linksseitigen verwandelte. Bei seinen 15 auf diese Weise behandelten Fällen hat er nie örtliche Schäden an den Arterien gesehen.

Wegen der bestehenden Blut-Liquorschranke kann man aber durch intramuskuläre oder intravenöse Injektion das im Liquor befindliche Tetanustoxin nicht neutralisieren. Es ist aber wegen seiner räumlichen Nähe zum zentralen Nervensystem ganz besonders gefährlich. Wir müssen also auch eine intraspinale Serumapplikation vornehmen. Neben der Neutralisation der im Liquor vorhandenen Toxine üben wir durch diese Maßnahme auch eine Blockade in unmittelbarer Nähe der Nervenzentren aus. Aber eine Beeinflussung der an die Nervenzellen gebundenen Giftstoffe vermögen wir auch auf diesem Wege nicht zu erreichen. Die intraspinale Serumanwendung ist nicht so abwegig, wie SEHRT und MILLER es darstellen.

Die Lumbalpunktion wird in Seitenlage des Kranken vorgenommen. Außerdem ist im Regelfalle auch eine Narkose notwendig schon aus dem Grunde, weil es sonst technisch nicht möglich ist, bei der Rückwärtskrümmung der Wirbelsäule mit der Nadel in den Lumbalkanal zu kommen, oder wenn es doch gelingen sollte, kann durch den Reiz der Punktion ein Krampfanfall ausgelöst werden und dadurch die Kanüle abgebrochen werden. Wenn man die Narkose vermeiden will, muß mindestens eine Vorbereitung mit 0,02 Morphium oder Skopolamin-Ephedrin-Eukodal stark und 2,0 g Chloral rektal vorgenommen werden. Nach Ablassen von 25 ccm Liquor injiziert man langsam 12 500 Antitoxineinheiten. Der Kranke wird dann flach auf den Rücken mit etwas erhöhtem Becken gelagert, damit das Serum auch bis zur Medulla oblongata und dem Hirn gelangen kann. Es ist selbstverständlich, daß auch durch die intralumbale Seruminjektion schwere Schockzustände ausgelöst werden können, wie sie beispielsweise von Leonhardt und Mitarbeitern beschrieben wurden. Auch durch Subokzipitalpunktion kann man unter Beachtung der hierfür notwendigen technischen Vorsichtsmaßregeln das Serum in die Cisterna cerebello medullaris einspritzen (Lehrnbecher, Yodh).

Auch in den Seitenventrikel ist das Antitoxin nach lochförmiger Trepanation des Schädels von Horneffer eingespritzt worden. Er injizierte 5—10 ccm in den Ventrikel und dann nach teilweisem Herausziehen der Kanüle noch 10—20 ccm subdural, und zwar auf jeder Seite. Er hat mit dieser Methode zwei Fälle geheilt, jedoch handelt es sich dabei um eine Inkubationszeit von 20 Tagen, so daß es nicht sicher ist, daß dieser Heilerfolg allein dem Verfahren zu verdanken ist.

Die Erfahrungen mit der intraspinalen Injektionsmethode lauten durchaus günstig (Kocher, Ravina, Craglietto), so daß sie bei jedem schweren oder mittelschweren Tetanusfall mindestens am ersten, gegebenenfalls auch noch am zweiten und dritten Behandlungstag vorgenommen werden sollte. Robinau hatte auf diese Weise bei 20 Fällen 19 Heilungen. Nabarro berichtet ein Heilergebnis mit 633 000 Einheiten, von denen 144 000 intraspinal verabfolgt worden waren. Eine Beschränkung allein auf die intraspinale Applikationsweise ist jedoch nicht ratsam, sondern sie ist mit der lokalen und intravenösen Anwendung zu kombinieren.

Aus dem Liquor wird das Antitoxin recht schnell wieder ausgeschieden, im allgemeinen schneller als aus der Blutbahn.

Es ist auch vorgeschlagen worden, das Antitoxin endoneural zu injizieren. Man ging dabei von der Vorstellung aus, daß man den Transport des Giftes längs der größeren Nervenstämme verhindern wollte. Man legte zu diesem Zweck die betreffenden Nerven zwischen Wunde und Rückenmark an geeigneten typischen Stellen (meist Plexus brachialis, Nervus ischiadicus, Nervus cruralis) operativ frei und injizierte, allerdings nur kleinere Mengen, in den Nervenstamm direkt. Manche Autoren (Küster, Kempf, Meyer, Bolot) haben sich dafür ausgesprochen. Und Anschütz hat mitgeteilt, daß er bei 10 Tetanusfällen mit endoneuralen Injektionen 6 Heilungen, bei 14 Fällen ohne dieselbe nur 4 Heilungen erzielen konnte.

Es soll aber nicht verschwiegen werden, daß es möglich ist, durch die Aufquellung des Nervenstammes mit dem Serum vorübergehende und auch dauernde Leitungsstörungen zu erzeugen. Daher wird diese Methode, welche die übrigen in keiner Weise ersetzen kann, nie ein Normalverfahren werden, sondern besonderen Ausnahmefällen vorbehalten bleiben.

Auf Grund tierexperimenteller Erfahrungen von Roux und Borrell mit intrazerebraler Antitoxininjektion ist dieselbe auch beim Menschen angewandt worden jedoch waren die Erfolge nicht ermutigend. Courtmont und Doynen haben bei 24 Tetanusfällen dieses Verfahren angewandt. 18 von den Kranken sind wenige Stunden später gestorben.

Infolgedessen wird diese Therapie für recht zweifelhaft (Permin) gehalten oder vollkommen abgelehnt (Greyer). Hartleib verteidigt die intrakranielle Injektion gegen die Vorwürfe von Heddäus und Gödecke und glaubt, daß die von letzterem erzeugte Epilepsie auf einem technischen Fehler bei der Injektion beruhe. Es ist nicht sehr wahrscheinlich, daß eine Injektion des Serums in das Gehirn das Antitoxin an alle in Frage kommenden Nervenzellen heranzubringen in der Lage ist.

Diesem Mangel hat Lehmann abhelfen wollen, als er vorschlug, das Serum in die Arteria carotis communis einzuspritzen und durch gleichzeitige digitale Kompression der Arteria carotis externa es zu erzwingen, das Gehirn zu durchströmen. Er konnte auf diese Weise drei Fälle heilen. Auch Gödecke wandte das Verfahren an. Heddäus legte das Gefäß frei und injizierte direkt in die Arteria carotis interna. Damit konnte er bei acht Fällen sechs Heilungen erzielen. In diesem Zusammenhang sei noch erwähnt, daß Unger die Seruminjektion in die freigelegte Arteria ulnaris empfohlen hat.

Schließlich muß noch die subdurale intrakranielle Injektion erwähnt werden. Sie geht auf Leyden und Blumenthal (1910) zurück. Im ersten Weltkrieg ist sie auf deutscher Seite oft ausgeführt worden, weil Beetz und Duhamel günstiges von ihr berichteten und der Chef des Sanitätswesens ihre Anwendung empfahl. Der Streit um die Wirksamkeit dieser Methode hat zeitweise einen breiten Raum im kriegschirurgischen Schrifttum eingenommen. Einzelheiten seien hier übergangen, zumal die gleichzeitige Anwendung anderer Methoden kein klares Bild über die Wirksamkeit gewinnen läßt. Zeichen schwersten Schocks und Hirndruck sind nach der Injektion beobachtet worden. (Tangani hält das Verfahren für anwendbar in schweren Fällen.) Da außerdem der Tetanuskranke jeden Eingriff am Schädel schlecht verträgt, so sollte man diese Behandlungsmethode am besten fallen lassen, da sie bei der an sich schon sehr schweren Erkrankung einen zu ernsten und zu gefährlichen Eingriff darstellt.

Immerhin haben wir in der Serumtherapie ein leidlich wirksames Mittel zur Behandlung des Wundstarrkrampfes, welches sinnvoll angewendet beachtliche Erfolge erzielen kann. Einige Zahlen mögen dies erläutern. Stricker errechnete in seiner Sammelstatistik über alle Tetanusfälle des ersten Weltkrieges, daß von 28 ohne Serum behandelten Fällen (weil kein Serum vorhanden war) 24 gestorben sind. Das entspricht einer Mortalität von 85%. Dagegen fand Kreuter, daß die Serumtherapie bei einer Inkubationszeit bis zu 10 Tagen die Mortalität von 78,9% auf 64,3%, bei einer solchen von mehr als 10 Tagen von 37% auf 12,2% senken konnte.

Die Wirkungsweise des Serum ist einmal durch einen sehr anschaulichen Vergleich erläutert worden. Seine Einspritzung beim ausgebrochenen Tetanus gleicht der Wirkung des von der Feuerwehr gespritzten Wassers bei einer Feuersbrunst. Es kann ein weiteres Umsichgreifen des Feuers verhindern, aber nicht das Verbrannte wiederherstellen.

Wenn man nun die gesamten Möglichkeiten der Serumtherapie des Tetanus überblickt, so läßt sich das nachstehend von Buzello mitgeteilte Behandlungsschema aufstellen:

1. Tag: Nach Wundversorgung in Narkose:
12500—15000 Einheiten in die Extremität injizieren zwischen Wunde und Rumpf, besonders auch in die Nähe der großen Nervenstämme, und Wundverbandstoffe mit Serum tränken oder Trockenantitoxin einstreuen,
12500 Einheiten intravenös injizieren,
12500 „ intralumbal injizieren.
2. Tag: 12500 „ intralumbal in Narkose,
12500 „ intravenös in Narkose,
12500 „ intramuskulär in die verletzte Extremität.
3. Tag: 12500 „ intralumbal in Narkose,
12500 „ intravenös in Narkose.
4. Tag: 12500 „ intravenös.

Peyre gibt als Behandlungsschema an, daß alle Tage intravenös 20 ccm Serum und dann 1—2 Stunden später 0,5 g einer 2 % Urotropinlösung und $^1/_2$ Stunde später 60—120 ccm Serum gegeben werden sollen. Mit dieser Behandlung hat er von 17 Kranken 16 geheilt.

Es ist selbstverständlich, daß dies nur ungefähre Angaben darstellen, welche nicht absolut und wörtlich in jedem Fall auszuführen sind, sondern welche der kundige Arzt dem gerade vorliegenden Einzelfall sinngemäß anpassen muß. Die Ausführungen dieses Buches geben ihm die hierzu notwendigen Unterlagen.

Über die Mengen der anzuwendenden Antitoxineinheiten gehen die Ansichten stark auseinander. Noegerrath bezeichnet 24000 Einheiten als die beim Kinde tatsächlich wirksame Dosis. Klemmer gibt Mengen von 5000 bis 500000 Einheiten, durchschnittlich 71000 Einheiten an. Cables teilt einen Fall mit, der zur Heilung gebracht werden konnte und bei dem im Laufe von 44 Tagen 3760000 Antitoxineinheiten verabfolgt worden sind, ohne daß eine Anaphylaxie auftrat. Swain dagegen ist der Ansicht, daß man mit sehr viel geringeren Mengen (nicht mehr als 23000 Einheiten) auskommen kann. Allerdings muß man auch andere Behandlungsarten (Magnesiumsulfat, Narkose usw.) zur Anwendung bringen, eine Forderung, welche ganz allgemein erhoben wird (Wiedhopf).

Da es kein Zeichen gibt, welches uns sicher anzeigt, wann die Serumtherapie abzusetzen ist, so soll man auch nach Aufhören der Krämpfe diese Behandlung noch kurze Zeit fortsetzen (Bolot). Floriani verabfolgt noch vier Tage lang je 100000 Einheiten und daneben zweimal täglich 20 ccm einer 20 % Magnesiumsulfatlösung. Dann wird die Serumtherapie abgebrochen. Auf diese Weise hat er bei 367 Fällen nur eine Sterblichkeit von 40 % gehabt.

Die besondere Wirkung der Antitoxintherapie pflegt sich am 3.—5. Tag zu zeigen. Aber auch nach Überstehen der Krampfanfälle sind die Kranken noch sehr wenig widerstandsfähig (Bolot). Bluttransfusionen sind zur Hebung des Allgemeinzustandes und zur Kräftigung angezeigt.

4. Anatoxinbehandlung

In neuerer Zeit hat auch die Anatoxinbehandlung des ausgebrochenen Tetanus an Bedeutung gewonnen. Die gleichzeitig notwendige passive Immunisierung behindert nicht die Entstehung der aktiven Immunität (Ramon), welche allerdings eine gewisse Zeit zu ihrer Ausbildung benötigt. Clavel hat sie schon mit der prophylaktischen Serumgabe zu kombinieren versucht, indem er sofort nach dem Unfall 10 ccm Serum und mit einer anderen Spritze in einen anderen Körperteil $^1/_2$ ccm Anatoxin und nach weiteren 1—2 Monaten weitere 2 ccm verabfolgte.

Für die Behandlung des ausgebrochenen Starrkrampfes fordern Dalous und Brux neben Schlafmittel- und Narkosebehandlung und Seruminjektion die Einspritzung von 6, 4, 2 ccm Anatoxin in Intervallen von 1—2 Tagen. Fieberreaktionen, die aber ungefährlich sind, könnnen im Anschluß daran auftreten. Nach der letzten Injektion soll die Behandlung mit Serum und Schlafmitteln abgesetzt werden. Die Autoren sehen den Vorteil der Behandlung darin, daß sie in gutartigen Fällen die Krankheitsdauer abkürzt. In bösartigen Fällen soll fast mit Sicherheit eine Heilung erzielt werden können. Leider erscheint mir persönlich diese Auffassung etwas zu optimistisch. Über gute Erfolge einer derartigen Behandlung hat auch Bonnet berichtet.

Von deutscher Seite liegen aus den letzten Monaten des zweiten Weltkrieges günstige Erfahrungen von Kuntzen vor, der 21 Kranke auf diese Weise behandelte. Von diesen blieben 7 am Leben, drei weitere starben nicht am Tetanus, sondern an ihren Verletzungen. Unter Berücksichtigung der schwierigen Verhältnisse des französischen Kriegschauplatzes im Sommer 1944 nach der Invasion kann das Ergebnis als beachtlich angesehen werden.

5. Die Bekämpfung der Muskelkrämpfe

Die Bekämpfung und Unterdrückung der Krämpfe ist eine sehr wichtige Seite der Behandlung, nicht allein nur dann, wenn die Atemmuskulatur befallen ist, sondern auch, wenn es sich darum handelt, die Krämpfe der Extremitäten und Rückenmuskulatur zu beseitigen. Auch die möglichst frühzeitige Einleitung einer solchen Behandlung ist notwendig, denn je länger ein Krampfzustand schon besteht, umso schwerer ist seine Beseitigung. Zu berücksichtigen ist weiter, daß bei den gebräuchlichen Mitteln z. B. Morphium, Magnesiumsulfat, Chloralhydrat ziemlich rasch eine Gewöhnung eintritt, welche zur Erhöhung der Dosen oder zur Kombination verschiedener Medikamente zwingt.

Bei allen Medikamenten handelt es sich um mehr oder weniger starke Gifte, deren Dosierung sorgfältig bestimmt und deren Wirkung fortlaufend überwacht werden muß.

Ein oft gebrauchtes Mittel ist das Magnesium sulfuricum, von dem Meltzer und Auer im Jahr 1906 entdeckten, daß seine Injektion in den Lumbalsack eine ausgedehnte Herabsetzung des Muskeltonus und auch Anästhesie erzeugte. Kocher führte es 1912 in Europa in die Tetanusbehandlung ein, und Staub studierte seine Wirkung. Bei Aufnahme über den Magendarmkanal hat das Glauber- oder Bitter-Salz abführende Wirkung. Ganz anders aber sind seine Eigenschaften bei parenteraler Einverleibung. Durch Blockierung der motorischen Nervenendigungen der Skelettmuskulatur hat es eine lähmende Wirkung, daneben aber auch eine narkotisierende Komponente, die sich in Beruhigung und Schlafsucht äußert und bis zu einer leichten Allgemeinnarkose gesteigert werden kann. Die Wirkung auf die Muskulatur erzeugt keine vollständige Muskellähmung, sondern führt bei richtiger Dosierung nur zur Aufhebung der tetanischen Muskelstarre ohne Behinderung des willkürlichen Gebrauchs der Glieder.

Man kann von einer dosierbaren „Muskelnarkose" sprechen (HETZAR). Die Lähmung befällt in bestimmter Reihenfolge zunächst die willkürliche Muskulatur, dann die glatte Muskulatur und dann die Atemmuskulatur (STRAUB). Im Tierversuch erfolgt der Herztod durch die Magnesiumwirkung erst recht spät nach vollkommener Atemlähmung. Wenn man eine richtige Dosierung bei tetanuskranken Menschen wählt, dann kann man die tetanischen Krampfstöße der Muskulatur verhindern, ohne die zur Ernährung notwendige Kau- und Schluckmuskulatur oder die der Blase und des Mastdarms zu stören, so daß Ernährung und Verdauung vor sich gehen können, der Kranke bei Kräften bleibt und auch durch die narkotische Wirkung Ruhe und Schlaf findet. SAEGESSER ist in Tierversuchen der Frage nachgegangen, ob das Magnesiumsulfat imstande ist, Tetanustoxin zu binden oder die Toxinzufuhr zum Zentralnervensystem zu sperren. Leider hat es diese Eigenschaft nicht. Vor einer Tetanustoxininjektion ausgeführte zentralere Magnesiumsulfateinspritzung verzögert den Ausbruch des Starrkrampfes nicht. Der Verlauf der Erkrankung ist jedoch etwas milder.

Im Reagensglas wird an die Hirnsubstanz gebundenes Toxin durch Zugabe von Magnesiumsulfat freigemacht. Leider tritt im Körper dieser Effekt nicht ein. Immerhin muß man das Magnesium sulfuricum bei parenteraler Einverleibung als differentes und auch gefährliches Mittel ansehen, dessen Wirkung auch noch von der Applikationsart abhängt. Die Lähmung der Atemmuskulatur hängt ab von der Schnelligkeit der Darreichung und Resorption; die Gefährlichkeit ist somit am geringsten bei subkutaner, am stärksten bei intralumbaler Anwendung. SAEGESSER hat das Wichtigste über die Anwendung des Magnesiumsulfats bei der Tetanusbehandlung zusammengestellt.

Gegen die Überdosierung besitzen wir im Chlorkalzium ein prompt wirkendes Mittel, welches in 5% Lösung (in physiologischer Kochsalzlösung) stets steril griffbereit vorhanden sein muß, wenn die Magnesium sulfuricum-Therapie zur Anwendung gelangt. Wenn unter seiner Wirkung bei den Tetanuskranken die Atmung sich verschlechtert oder aussetzt oder auch nur eine Zyanose auftritt, soll man 5 ccm der vorstehend genannten Lösung intravenös oder 30—40 ccm einer 2% Chlorkalziumlösung intramuskulär einspritzen. Im ersten Fall ist die Wirkung naturgemäß wesentlich prompter und nachhaltiger. Bis die gewünschte Wirkung einsetzt, muß künstliche Atmung durchgeführt werden.

Bei mittelschweren und leichten Fällen des Tetanus kann man die subkutane oder intramuskuläre Injektion anwenden. Am besten verwendet man die 25% Lösung in physiologischer Kochsalzlösung (Magnes. sulfuric. cristall. 25,0, Natriumchlorat 0,89 Aqua dest ad 100,0). Die Injektion ist allerdings sehr schmerzhaft, so daß man auch Novocain (0,5—1,0 g zu obiger Lösung) zugesetzt hat.

Bei intramuskulärer Anwendung muß man bei Erwachsenen recht erhebliche Dosen anwenden. Erst bei 16 g lassen die Zuckungen und Krämpfe nach, bei 20 g

Einzeldosis hält die Wirkung für mehrere Stunden an und bei 25—30 g tritt eine vollständige Erschlaffung der Muskulatur und ein Verschwinden der tonischen Körperstarre ein (LANDOW). Die Wirkung beginnt 12—15 Minuten nach der Injektion und steigert sich in den nächsten 10—15 Minuten zur Höchstwirkung. Gleichzeitig setzt ein Schweißausbruch und ein Temperaturabfall von 0,5 Grad ein. Zunächst verschwinden die starken tetanischen Krampfanfälle, dann die Zuckungen und dann läßt die tonische Muskelstarre nach. Bei Aufhören der Magnesiumwirkung spielt sich das Wiederkommen der Erscheinungen in umgekehrter Reihenfolge ab. Die Dauer der Wirkung beträgt (bei 25—30 Mg SO_4) etwa 8—10 Stunden und kann durch gleichzeitige Injektion von 0,02 Morphium noch etwas verlängert werden. In leichten und mittelschweren Fällen pflegt man bei Kindern mit der Injektion von 5 ccm bei Erwachsenen von 10 ccm der 25% Lösung zu beginnen. Reicht dies nicht aus, kann man auf zweimal täglich 10 ccm bei Kindern und 20—30 ccm bei Erwachsenen heraufgehen. Allerdings hat man in Einzelfällen auch zu höheren Dosen gegriffen, ohne Atemlähmungen zu erzeugen. Aber es erscheint nicht ratsam, mehr als die soeben mitgeteilten Mengen zur Anwendung zu bringen.

Die intravenöse Injektion wird meist mit der 2,5% Lösung (Magnes. sulfuric. cristall. 2,5 Natrii chlorati 0,89 Aq. dest. ad 100,0) ausgeführt. Man verwendet bei Erwachsenen 2 mal täglich 10—15 ccm. Sie bietet den Vorteil, daß Krämpfe und Muskelstarre in kürzester Zeit beseitigt werden, so daß man die Injektion auch zur Lösung des Zwerchfellkrampfes benutzen kann. Die Injektion der etwas angewärmten Lösung muß sehr rasch erfolgen. Andererseits ist aber auch die Gefahr der Erzeugung einer Atemlähmung wesentlich größer als bei intramuskulärer Applikation. Die Wirkung läßt aber schon nach einer halben Stunde sichtlich nach, so daß eine intramuskuläre Injektion hinzugefügt werden muß, um dem Kranken für einige Stunden Ruhe zu verschaffen. Daher hat STRAUB die intravenöse Dauertropfinfusion empfohlen. Bis zu 1,5 l der Lösung sind im Laufe eines Tages auf diese Weise infundiert worden. WEYDEN hat die intravenöse Anwendung von 30—50 ccm der 5% Lösung empfohlen, welche bei Erwachsenen alle Krämpfe und Spasmen für 4—5 Stunden vollständig beseitigen solle.

Auch die intralumbale Anwendung ist von KOCHER empfohlen worden. Er konnte damit von 6 Fällen 5 retten. Es kam jedoch im 5. Falle zu schweren Atemlähmungen, welche 4 mal eine Tracheotomie notwendig machten. Die Gefahr der Atemlähmung ist bei der intralumbalen Anwendung besonders groß. Die krampflähmende Wirkung setzt $^1/_4$ bis $^1/_2$ Stunde nach der Injektion ein, hält dann aber 12—24 Stunden an. Der Kranke muß mit erhöhtem Oberkörper gelagert werden. Buzello rät, mit der intralumbalen Anwendung zurückhaltend zu sein und höchstens einmal täglich 9—10 ccm einer 15% Lösung zu verabreichen. Er weist darauf hin, daß eine nach dieser Anwendungsart einsetzende Atemlähmung auch durch Injektion von Chlorkalzium und Physostigmin nicht immer zu beseitigen ist. Auch LANDOW und ANSCHÜTZ berichteten über schlechte Ergebnisse.

GEZOWA fand bei Untersuchung des Rückenmarks von Tetanuskranken, die intralumbal mit Magnesiumsulfat behandelt worden waren, eine Vermehrung der Gliazellen und nekrotische Herde in den grauen Vorderhörnern, vorwiegend im Lumbosakralmark. Aber auch über günstige Ergebnisse ist berichtet worden. COLSTEN heilte 6 Kranke, indem er 1 ccm einer 25% Magnesiumsulfatlösung pro

25 Pfund Körpergewicht gab und bis zu 6 ccm auf einmal intralumbal injizierte. REVERDIN und BEUF erzielten bei 7 Fällen 6 Heilungen (10—20 ccm in 10 % Lösung). Immerhin wird man heutzutage im allgemeinen die intralumbale Anwendung des Magnesiumsulfats wegen der offensichtlichen Gefahren ablehnen (SAEGESSER).

Die rektale Anwendung hat ORTH empfohlen. Er gab zweistündlich ein Klysma von 200 ccm in 3 % Lösung. Die Resorption war recht gut. Reizerscheinungen von seiten der Rektalschleimhaut wurden nicht beobachtet. In einem Falle wurden im ganzen 2400 ccm verabfolgt. Das Eintreten der Wirkung entspricht etwa der subkutanen Applikationsart. Das Wirkungsoptimum ist $^1/_2$ Stunde nach dem Einlauf erreicht. HOTZ gab 10 ccm einer 20 % Lösung 3—4 mal täglich meist 1—$1^1/_2$ Stunden vor den Mahlzeiten, um die Nahrungsaufnahme zu erleichtern.

Eine Kombinationsmethode hat Tschebull angegeben, welche der Stroganoff'schen Eklampsiebehandlung nachgebildet ist. Der Kranke erhält sofort nach Stellung der Diagnose und Klinikeinlieferung 25 000 Einheiten Antitoxin intralumbal und 3 g Chloralhydrat als Klysma, nach 2 Stunden 30 ccm einer 20 % Magnesium sulfuricum-Lösung rektal und nach weiteren 2 Stunden 0,01—0,02 g Morphium. Nach 4 Stunden wurde dies beginnend mit dem Chloralhydrat wiederholt. Im Laufe eines Tages wurde dieser Zyklus dreimal wiederholt. Auf diese Weise konnten von 34 Fällen 28 geheilt werden, was einer Mortalität von nur 17,64 % entspricht, also ein sehr beachtlicher Erfolg war.

Anstelle des schwefelsauren Magnesiums hat ZUELZER das Glyzerin phosphorsaure Magnesium empfohlen, das von MERCK hergestellt wurde. KOBERT fand jedoch, daß es toxischer war als das schwefelsaure Magnesium und eine Glykosurie erzeugte.

So stellt danach das Magnesium sulfuricum ein beachtliches, wenn auch nicht gefahrloses Mittel in der Krampfbehandlung des Tetanus dar, dessen wir uns mit Vorteil bedienen können.

In diesem Abschnitt wären weiter zu besprechen die Karbolsäureinjektionen, die von BACELLI eingeführt worden sind. Die Methode stammt aus Italien und ist auch vorwiegend dort angewendet worden. Ebenso wie das Magnesium sulfuricum setzt auch die Karbolsäure die Reflexerregbarkeit herab, erzeugt Beruhigung und weckt ein Schlafbedürfnis. Die subkutane Injektion von 5 % Lösungen wird besser vertragen als die von 3 % Lösungen (BUZELLO). Andererseits kann besonders eine längere Verabfolgung eine Nephritis herbeiführen. Man injiziert am besten 1—2 mal täglich 10—20 ccm einer 5 % Lösung, bei Kindern die Hälfte. Die Kombination mit Magnesiumgaben ist ratsam. BUZELLO beobachtete dabei, daß man dann mit weit geringeren Dosen von Magnesium sulfuricum auskommt, ja, es für 24 Stunden mitunter vollkommen fortlassen kann.

Die Erfolge der Behandlung lauten eigentlich befriedigend. So konnte SILVESTRINI durch Kombination von Serum und Karbolinjektion von 9 Fällen 8 heilen. MAIEREN (21 Fälle) will nur mit Carbolinjektionen 62 % Heilungen, mit Seruminjektionen 50 % Heilungen erzielt haben. Wichtig scheint auch die Beobachtung von FATTORI, welcher 2 Kranke mit einer Inkubationszeit von 4 Tagen heilen konnte. Auch TEDENAXT und NOEL LAPEYRE gelang dies.

Weiterhin sind aus dem Schrifttum einige Fälle bekannt, in denen die übliche Behandlung kaum Erfolge hatte und bei denen die Karbolinjektion die Wendung zum Bessern herbeiführte (MADELUNG). Sogar an eine spezifische Wirkung des Karbols ist in dem Sinne geglaubt worden, als daß Karbol in der Lage sein soll, das an die Nervenzellen gebundene Tetanustoxin wieder zu lösen (TALIANI). Leider ist diese Auffassung aber bisher nicht bestätigt worden.

Zur Krampfbekämpfung beim Tetanus ist auch das Curare verwendet worden. Es ist das Pfeilgift südamerikanischer Indianer, welches aus dem getrockneten Wurzelsaft verschiedener Strychnosarten gewonnen wird. Das Haupthindernis seiner klinischen Anwendung ist die Inkonstanz seiner Zusammensetzung. Eine exakte Dosierung ist daher kaum möglich, was bei seiner differenten Wirkung ganz besonders gefahrvoll ist. Die wirksame Substanz ist das Alkaloid Curarin, welches auch in der Form seines schwefelsauren Salzes nicht absolut konstant zu sein scheint. Von amerikanischer Seite sind mehrere Präparate hergestellt worden, teilweise auch analysiert worden.

Das Curare lähmt die motorischen Endplatten der gereizten Nerven und unterbricht daher die Reizleitung des Krampfes, stellt also theoretisch ein durchaus brauchbares Mittel für die Krampfbekämpfung beim Tetanus dar. Zunächst kommt es zu einer Lähmung der Muskeln der unteren Extremitäten, später der oberen. Durch Lähmung der Bronchialmuskulatur kann es aber auch zu einer Atemstörung kommen. Die glatte Muskulatur von Herz und Darm usw. wird wenig beeinflußt. Alles dies gilt für eine geringe Dosierung (0,013 g Curarin per kg subkutan oder 0,001 g intravenös). Bei Verwendung größerer Dosen tritt auch eine Lähmung der Atemmuskulatur ein.

Die einzelnen Präparate sind sehr wechselnd, einige besitzen auch noch eine krampferzeugende Wirkung. Sie müssen biologisch standardisiert werden. Nach subkutaner Injektion von 0,05 g Curare hält die Wirkung etwa zwei Stunden an. Es tritt aber sehr rasch eine Gewöhnung an das Mittel ein, so daß im Laufe einer Tetanusbehandlung auf diesem Wege mitunter alle halbe Stunde eine Injektion erfolgen muß, wenn der gewünschte Zweck erreicht werden soll. Nach Aufhören der Wirkung setzten die tetanischen Krämpfe ziemlich schnell wieder ein.

Die Gefahr der Curarevergiftung ist recht groß. Sie beginnt mit einer deutlichen Pulsbeschleunigung welche sehr schnell von einer Atemlähmung mit Zyanose und einer Lähmung der Extremitäten gefolgt wird. Ein medikamentöses Gegenmittel ist nicht bekannt. Nur eine stundenlang durchgeführte künstliche Atmung kann gegebenenfalls den Menschen retten.

Schon im Jahre 1811 hat BRODIE das Curare als Mittel gegen allerhand Nervenkrankheiten, darunter auch den Tetanus, empfohlen. Der erste nach dieser Behandlung geheilte Fall (Injektion von 1,215 g Curare im Verlauf von 7 Tagen) ist 1871 von BIANCHI veröffentlicht worden. Aus der THIERSCHschen Klinik hat 1883 KARG 4 Fälle damit behandelt. Die Curarisierung (innerhalb einer Stunde 2mal 0,05 g) wurde soweit getrieben, daß ein Atemstillstand eintrat und daß stundenlang künstliche Atmung bei angelegter Tracheotomie durchgeführt werden mußte. Keiner der Kranken konnte gerettet werden.

In neuer Zeit haben BERGELL und LEVY das Mittel wiederum empfohlen. Ein Fall von SCHÖNBAUER sei kurz mitgeteilt, weil er genauere Angaben über die Dosierung enthält, welche gegebenenfalls als Anhalt dienen können. Es handelt sich um einen 54jährigen Mann, bei dem 10 Tage nach Erhalt einer Quetschwunde am Schädel ein Tetanus auftrat. Trotz Seruminjektion intravenös und intralumbal verschlimmerten sich die klinischen Erscheinungen. Es traten Schluck- und Glottiskrämpfe auf. Es wurde einmal täglich morgens 0,002 g Curare gegeben und die Dosis täglich um 1 mg bis auf 0,005 g gesteigert. Der Versuch weiterer Steigerungen führte zur Lähmung der Atemmuskulatur. An späteren Tagen wurde die Dosis geteilt, so daß er morgens und nachmittags die Hälfte der Gesamtdosis erhielt. Im Verlauf von 14 Tagen, während der 63 mg Curare injiziert worden waren, wurde der Kranke geheilt.

Sehr viel hängt ab von der Güte des verwendeten Curare-Präparates. West hat angegeben, daß man das Mittel intravenös tropfenweise (0,25 g pro kg in einer Stunde) verabfolgen soll. Ein anderes Behandlungsschema stammt von Cole. Er verabfolgte 4 mal in 6 stündigen Intervallen je 32 mg Curare subkutan, wenn sich nach Besserung der klinischen Erscheinungen etwa nach drei Tagen wieder eine Verschlechterung einstellte, nochmals drei Injektionen, welche nach wiederum drei Tagen erneut wiederholt wurden.

In einem anderen Fall von foudroyantem Verlauf eines Tetanus bei einem 7 jährigen Kind wurden in 10 Minuten Abstand zwei Injektionen zu je 7,5 mg gemacht. Schon nach 10 Minuten trat eine Entspannung der Muskulatur und ein Nachlassen der Krämpfe auf. 10 und 20 Minuten später wurden nochmals 15 mg injiziert. Sie konnten den Tod aber nicht aufhalten. Auch Friedrich hat keine Erfolge der Curarebehandlung gesehen.

Zusammenfassend ist zu sagen, daß das Curare ein geeignetes Mittel zur Krampfbekämpfung beim Tetanus ist. Seine Anwendung ist aber wegen der Inkonstanz der einzelnen Präparate schwierig. Einmal eingetretene Intoxikationen sind nur sehr schwer zu beseitigen. Wir besitzen bessere Mittel, um zu dem gleichen Ziel zu gelangen.

Bei seiner Anwendung soll man den starken Speichelfluß durch Atropin hemmen oder durch richtige Lagerung des Kopfes für ungehinderten Abfluß desselben sorgen (Florey).

6. Narkosebehandlung des Tetanus

Schon frühzeitig ist in die symptomatische Tetanusbehandlung die Dauernarkose eingebaut worden. Damals war das Chloroform ganz allgemein bevorzugt, und daher wird denn auch in Lehrbüchern die Chloroformnarkose auch heute noch empfohlen. Adrian hat sich unter Anführung statistischer Zahlen für die Chloroformnarkose in Kombination mit Serumbehandlung eingesetzt. Aber auch aus einem anderen Grunde verdient sie tatsächlich trotz der größeren Gefahr für das Herz den Vorzug vor dem Äther, denn dieser führt ja zu einer vermehrten Sekretion im Bereich des Respirationstraktes. Da das Aushusten während der Narkose nicht möglich ist und auch wegen des Tetanus in etwa eingeschobenen narkoselosen Pausen nicht erfolgt, so wird die Gefahr der Pneumonie sehr viel größer als die Gefahr für das Herz durch das Chloroform. Wenn man also beim Tetanus eine Allgemeinnarkose anwendet, dann wird man als Mittel das Chloroform wählen. Hierzu kommt noch die immer wieder behauptete Wirkung des Chloroforms, daß es die Bindung des Toxins an die Nervenzellen lockern soll (Valocsay, Villaret u. a.). Im Auslande führt die Behandlungsart mit Chloroformnarkose und hohen Antitoxinmengen den Namen von Dufour. Ein Heilungsergebnis von 62% (bei 18 Beobachtungsfällen) konnten Lenti und Pais mit diesem Verfahren erzielen. Auch die Kombination mit Leberextrakten und Anatoxin ist empfohlen worden (Villaret). Es sei aber nicht unerwähnt, daß die toxinlösende Wirkung der Inhalationsnarkotica nicht unbestritten geblieben ist, Caminiti konnte in Tierversuchen die praktische Unwirksamkeit zeigen. Ähnliche Versuche in bezug auf den Äther hat Giuliani ausgeführt. Das Ergebnis war, daß die pulmonale subkutane oder rektale Zufuhr des Äthers den Ablauf des experimentellen Tetanus nicht wesentlich beeinflussen konnte.

Jedoch ist die Inhalationsnarkose heutzutage fast vollständig verdrängt durch die moderne Basisnarkose mit Avertin. Sie wurde sofort nach Einführung dieses segensreichen Mittels erstmalig von Haas und Läwen 1927 auch beim Tetanus angewendet. Seitdem sind eine ganze Reihe von zustimmenden Veröffentlichungen erfolgt.

Bis zu 20 Narkosen und mehr wurden im Lauf einer Behandlung angewendet. Zweifellos besitzen wir in der Avertinbasisnarkose ein sehr gutes Mittel zur Behandlung des Tetanus. Nur muß man von ihm nicht Unmögliches verlangen. Wenn man beispielsweise in einer Veröffentlichung liest, daß das Verfahren bei einem foudroyant verlaufenden Fall „völlig versagt" habe und „den letalen Endausgang nicht aufhalten" konnte, dann ist diese Darstellung insofern irrig, als die Narkose ja kein ätiologisches Mittel gegen die Toxinvergiftung des Tetanus darstellt, sondern nur ein symptomatisches, deswegen aber doch sehr wichtiges Mittel gegen die Krampfanfälle. Mit der tierexperimentellen Erforschung der Avertinwirkung beim Tetanus hat sich Kaspar befaßt. Er fand, daß diese Narkose naturgemäß den Wundstarrkrampf nicht heilen kann, aber die Anfälle sistieren, den Erstickungstod verhindern, die tödliche Erschöpfung und den Herztod aufhalten und den Eintritt des Todes verzögern kann.

Während von mehreren Seiten als wichtig betont wird, daß man einen „Dauerschlaf" erzeugt (Bromeis), empfiehlt Börges, daß man nur nachts Avertinnarkosen anwenden soll, am Tage aber Morphium und Chloralhydrat anwendet, um Gelegenheit zu ausreichender Ernährung und Darmentleerung zu geben. Die Dosierung wird sehr verschieden gehandhabt. Während Löwe 0,07 g pro kg Körpergewicht, Simons sogar nur 0,05 g und weniger empfiehlt, sind von anderer Seite sehr viel höhere Dosen zur Anwendung gebracht worden. Es ist zweifellos ausreichend, einen oberflächlichen Schlaf hervorzurufen, schon um die Gefahr der Aspirationspneumonie zu verringern. Sie ist nicht gering einzuschätzen, denn etwa ein Drittel der an der Heidelberger Klinik trotz der Avertinnarkose gestorbenen Tetanuskranken erlag einer Pneumonie (Obladen).

Die Kombination der Avertinnarkose mit anderen ähnlich wirkenden Mitteln ist mehrfach empfohlen worden z. B. Pernocton (Schamoni). Durch geringe Morphiumgabe kann man den Avertinschlaf wesentlich verlängern (Teichmann).

Im Laufe einer Avertinbehandlung können beachtliche Mengen dieses Mittels verbraucht werden. Nur wenige Zahlen seien genannt:

Wolf:	11 Narkosen	mit	50 g	in	7 Tagen
Bromeis:	28 „	„	82 g	„	14 „
Hempel:	? „	„	104,5 g	„	8 „
Bromeis:	75 „	„	278 g	„	28 „

Wir werden also die rektale Avertinbasisnarkose solange anwenden, bis die Krampfbereitschaft überwunden ist. Gleichzeitig kann mittels einer durch die Nase eingeführten Schlundsonde eine Ernährung des Kranken ohne besondere Mühe durchgeführt werden. Reinigungseinläufe in das Rektum sind in kurzen Narkosepausen, besonders bei tagelanger Durchführung der Behandlungsart ratsam.

Auch die modernen intravenösen Narkosemittel sind zur Behandlung des Tetanus herangezogen worden. STOHR erzielte mit Pernocton nach 4 Minuten einen tiefen Schlaf von $2^1/_2$ bis 3 Stunden Dauer. Auch nach dem Erwachen setzten für einige Stunden die Krampfanfälle aus. Er gab bei einem 10jährigen Kinde im Laufe von 10 Tagen insgesamt 18 ccm Pernocton in intramuskulären Injektionen von je 1—2 ccm.

Das Evipan ist ebenfalls oft zur Anwendung gelangt (DAGULF, WALZEL, HOCHE, CAMINITI). Stets wird seine rasche Wirksamkeit besonders bei Atemkrämpfen gerühmt. HOCHE hat 8 Tage lang 2mal täglich eine Evipannarkose mit je 6—8 ccm ausgeführt und in den Zwischenzeiten Pantopon in Tropfen gegeben. EARLE erzielte mit 1 g Evipan einen Schlaf von 2—4 Stunden, welchen er durch rektale Gaben von Chloreton für den Rest des Tages verlängerte.

Anhangsweise an diesen Abschnitt sei besprochen, daß auch die örtliche Betäubung zur Behandlung des Tetanus herangezogen worden ist. MANDL und HÄRTEL streiten sich um die Priorität. WIEDHOPF hat Tierversuche darüber angestellt, ob Novokain in höheren Dosen mit oder ohne Zusatz von Antitoxin einen Einfluß auf den Ablauf des Tetanus hat. Er kam zu negativem Resultat.

Die Verabfolgung großer Novokainmengen kann einen ausgebrochenen Tetanus weder heilen noch den Eintritt des Todes verzögern. Örtliche Betäubungsmittel üben keine spezifische Wirkung auf den Wundstarrkrampf aus. Wohl aber können intramuskuläre Einspritzungen von örtlichen Betäubungsmitteln eine wesentliche Bereicherung der symptomatischen Behandlung darstellen, weil sie die quälende, schmerzhafte, tetanische Muskelstarre beseitigen.

Eine Novokainblockierung der Phrenici ermöglicht bei erschlafftem Zwerchfell eine künstliche Atmung mit dem Überdruckverfahren, auch wenn die ganze Thoraxmuskulatur tetanisch starr ist.

Auch in Form der Sakralanästhesie ist sie angewandt worden (WIEDHOPF, LÖBER). MANDL führte diese Betäubungsart bis zur Novokainintoxikation durch. Von 5 Fällen konnte er 3 heilen. Er erklärte die Wirkung durch den Antagonismus der auf gleichem Wege zum Zentralnervensystem aufsteigenden Tetanustoxine und Kokainderivate.

Zur Beseitigung der Kaumuskelstarre in mittelschweren Fällen kann ebenfalls die Lokalanästhesie herangezogen werden. Durch Anästhesierung des Masseter, Musc. temporalis und der Pterygoidei kann auch der stärkste Trismus für etwa eine halbe Stunde beseitigt werden (MOSER, LOTHEISEN, MANDL).

Es handelt sich hierbei sicher um eine Wirkung des Novokains, denn MANDL konnte zeigen, daß durch Aufschwemmung der physiologischen Kochsalzlösung der Effekt nicht zu erzielen war.

Durch Novokaininjektion in das Ganglion stellatum, um oder in den Lendensympathikus, haben SIMON und PATRY ein sofortiges stundenlanges Aufhören der Schmerzen und eine Besserung der tetanischen Erscheinungen erreicht.

Im Jahre 1946 hat LÄWEN auf einem Kongreßvortrag sich mit der epiduralen und paravertebralen Novokaininjektion beim Tetanus befaßt. Ein von ihm auf diese Weise behandelter Tetanusfall heilte, jedoch wird wohl nach Ansicht von LÄWEN die gleichzeitig eingeleitete Avertinbehandlung (40 Narkosen in 14 Tagen) den wesentlichsten therapeutischen Effekt gehabt haben.

7. Behandlung mit Schlafmitteln

Wie jeder andere Schwerkranke braucht auch der Tetanuskranke zum Überstehen der schweren Infektion und zur Gesundung Ruhe und Schlaf, wenn er nicht einer allgemeinen Erschöpfung erliegen soll. Besonders das in seiner Reflexerregbarkeit krankhaft gesteigerte Nervensystem und der Herzmuskel bedürfen der Ruhe. Aber gerade die Natur der Erkrankung steht dem entgegen. So werden wir dann neben den vorstehend besprochenen narkotischen Medikamenten auch Schlafmittel benötigen und anwenden. Eine relativ große Anzahl steht zur Verfügung, nur die am häufigsten angewandten sollen besprochen werden.

Das Chloralhydrat ist wohl am meisten empfohlen worden und zwar in der Darreichungsform als Klysma in 10% wäßeriger Lösung oder in Schleim. Man gibt einem Erwachsenen 3—4 g selten 6 g am Abend, bei Kindern unter 10 Jahren 1—2 g. Das Mittel hat zwar eine gewisse schädigende Wirkung auf das Herz, ist aber doch in seiner Wirkung gerade beim Tetanus oft erprobt.

Auch das Hedonal, dem Avertin in seiner chemischen Struktur ähnlich, wurde besonders bei Kindern angewendet. Säuglingen bis zu einem halben Jahr gibt man 0,5—0,75 g in Reisschleim als Klysma, größeren Kindern 1—1,5 g täglich. Überdosierung äußert sich in Pulsverschlechterung, weiten Pupillen, Zyanose und Atemlähmung. Als Gegenmittel ist künstliche Atmung anzuwenden und 0,1 g Strychnin. nitric. zu injizieren.

Weiterhin sind empfohlen worden:

Urethan	bis	zu	15 g	pro	Tag
Chloraldehyd.........	„	„	10 g	„	„
Trional	„	„	4 g	„	„
Bromkalium	„	„	3 g	„	„
Luminalnatrium	„	„	2 g	„	„
Somnifen	„	„	6 ccm	pro	die
Veronal	„	„	1 g	pro	dosi
Medinal	„	„	1 g	„	„

Auch Morphium und Pantopon werden verwandt, jedoch sollte man sie nicht regelmäßig geben.

Die Toleranz Tetanuskranker gegenüber narkotischen Mitteln ist erhöht. Man soll daher die gewöhnlich üblichen Dosen etwa verdoppeln (Sokolov). Nach Angaben von Sehrt hat Picquet einem Kranken in 5 Tagen 256 ccm Morphium verabfolgt

8. Chemotherapie des Tetanus

Es ist selbstverständlich, daß im Zeitalter der Chemotherapie mit unendlich viel Stoffen Versuche gemacht worden sind, den Tetanus in ätiologischem Sinne zu heilen. Es sei vorweggenommen, daß es bisher mit keinem Mittel gelungen ist. Auch die „geistigen Beeinflussungen“ sind äußerst spärlich, aber dennoch seien die Bemühungen in dieser Richtung wenigstens kurz erwähnt.

Salvarsan hat zunächst Hoffnungen erweckt. Rothfuchs behandelte 14 Kranke mit einer Inkubationszeit von über 9 Tagen neben Serum mit 0,3 g Altsalvarsan intravenös und Wiederholung der Gaben nach 6—8 Tagen. 12 Kranke wurden geheilt, 2 starben. Alsberg, Wiesel, Knippen versuchten das Mittel ebenfalls ohne sichtbaren Erfolg. JACOBSTHAL hat Tierversuche angestellt und fand, daß mit Salvarsan vorbehandelte Tiere die tödliche Toxininfektion etwas länger überlebten als nicht vorbehandelte Tiere.

An sonstigen Chemikalien seien erwähnt:

Urotropin (BAIS),
Ammoniumpersulfat (SCHUHMACHER),
Natriumpersulfat (BERARD und LUMIÈRE),
Natriumbikarbonat (HERIN),
Calciumlactat (COLEMANN),
Kaliumpermanganat (BELIN, COLEMANN),
Jodguajakol (SINIGAGLIA),
Elektrocollargol (URBAN),
Methylenblau, Eosin (KÜSTER),
Trypaflavin (LEGL).

Im Tierversuch haben BUZELLO und BRIOLA eine große Reihe von Stoffen wie Neosalvarsan, Neohexal, Urotropin, LUGOL'sche Lösung, Argoflavin, Argochrom, Trypaflavin, Jodcollargol, Jodisan, Kampfer, Hexeton, Zyclotropin, Yatren u. a. untersucht. Nur beim Neosalvarsan und beim Jod wurde eine Verlängerung der Krankheitsdauer beobachtet. Eine Heilung von tödlicher Toxininfektion gelang nie.

Eine gewisse Rolle hat die Tetanusbehandlung mit Phenol gespielt, welches von den verschiedensten Seiten empfohlen wurde. Von SERVANSA wird es geradezu als „Spezifikum gegen Tetanus" bezeichnet. In Italien wird diese Behandlung nach BACELLI benannt. PILLENI hat in 12 Jahren 53 Kranke auf diese Weise behandelt. In 11 foudroyanten Fällen starben trotz der Behandlung 6. Im ganzen erzielte er in 70 % Heilung. Bei drei Kranken trat eine Nephritis auf. MAIEREN erzielte 62 % Heilungen.

Die Karbolinjektion wird von BATES in 2—3 % Lösung in Gesamtdosis von 1—5 ccm pro die in die Umgebung der Wunde oder Nervenstränge eingespritzt. HERDING injiziert eine 2 % Phenolserummischung intramuskulär.

SUVANSA verwendete intraspinale Injektionen von $^1/_4$ % Karbollösung in physioiogischer Kochsalzlösung und GRASMÜCK eine lumbale Injektion von 4,0—5,0 ccm ln einer 3 % Lösung.

Die Wirkung wird erklärt durch einen unspezifischen Reiz des Phenols auf das Zentralnervensystem.

Über günstige Erfolge in der Tetanusbehandlung mit Deuteroalbumose haben HOLER, SCHMIDT und PRIBRAM berichtet. JADASSOHN und STREIT kombinierten hochprozentige Traubenzuckerlösung mit Magnesium sulfuricum sowie Serum und narkotischen Mitteln und heilten zwei Fälle mit einer Inkubationszeit von 5 und 7 Tagen. Im Experiment beobachteten sie keine Wirkung des Traubenzuckers auf das tetanuskranke Kaninchen. Es erscheint mir zweifelhaft, ob es sich um eine spezifische Wirkung gehandelt hat, vielleicht eher um eine allgemeine Stimulation, besonders auf das Herz. Auch die Proteinkörpertherapie ist beim Starrkrampf angewendet worden. BUZELLO und ENGELMANN haben eine Reihe von Normalseren, spezifischen Seren und Eiweißkörpern (Novoprotin, Kaseosan) erprobt und erzielten durch letztere eine gewisse Verzögerung im Ablauf der Erkrankung, durch normales Pferde- und Menschenserum einen leichteren Verlauf und auch hin und wieder Heilung. DURLACHER wandte Bauchhöhlentranssudat eines anderen Menschen an und erzielte eine Besserung der Krämpfe und Heilung.

Die Verwendung von Rekonvaleszentenserum ist schon in einem früheren Abschnitt als nicht erfolgversprechend bezeichnet worden. Die mitgeteilten Erfolge (KLINCK, KLIENEBERGER) werden wohl einer unspezifischen Serumwirkung zuzuschreiben sein (WIEDEMANN). Das Serum von Tetanusrekonvaleszenten ist von NOEGERATH und SCHOTTELIUS auf seinen Antitoxingehalt untersucht worden. Sie fanden dasselbe in kaum nennenswerten Mengen. Auch LÖWI konnte dies bestätigen und konnte eine Abhängigkeit von Verlauf, Schwere und Dauer des überstandenen Tetanus nicht ermitteln.

Die Versuche, mit chemischen Mitteln Medikamente in die Nervenzellen selbst zu bringen in der Hoffnung, die Bindung mit dem Tetanustoxin vielleicht sprengen zu können, sind bisher nicht sehr zahlreich und haben auch zu keinem sichtbaren Erfolg geführt. Immerhin zeichnet sich diese Forschungsrichtung doch schon in einigen Arbeiten ab. HOFF und SILBERSTEIN haben Tiere mit Tetanusgift infiziert und haben nach dem Auftreten der klinischen Erscheinungen Antitoxin und Insulin intralumbal gegeben und diese Injektionen alle 24 Stunden wiederholt, weil bekannt war, daß das Insulin das Eindringen beispielsweise von Zuckerlösungen in Körperzellen erleichtert. Die Insulintiere lebten einige Tage länger und es gelang sogar, sie teilweise am Leben zu erhalten.

Auch durch Kombination von Antitoxin und 0,5 Euphyllin intralumbal und intravenös konnten sie bessere Erfolge erzielen als bei alleiniger Serumtherapie.

Auch Körper der Puringruppe können (nach FRÜHLICH und ZACH) anderen Stoffen den Weg in die Nervenzellen bahnen. Fortsetzung und systematischer Ausbau dieser Versuche werden vielleicht einmal erfolgreich sein bei der spezifischen Behandlung des Tetanus.

Ein neues synthetisch hergestelltes Mittel, das Myanesin (BEYER und BRADLEY) hat eine ähnliche Wirkung wie das Curare und kupiert Strychninkrämpfe. Es greift nicht zerebral, sondern spinal-depressiv an. Dabei ist die Gefahr der Zwerchfelllähmung (im Gegensatz zum Curare) nicht vorhanden. Eine narkotische Wirkung hat das Mittel nicht. Vielleicht wird es einmal in der Tetanusbehandlung eine Rolle spielen. Naturgemäß sind auch die Sulfonamide in ihrer Wirksamkeit auf den Tetanusbazillus untersucht worden. DOMAGK und HEGLER haben darüber folgende Versuche angestellt.

Eine 16stündige anaerobe Tetanuskultur auf Leberbouillon wurde zu gleichen Teilen mit 5 % Muzin vermischt. In diese Kultur werden eine Stunde lang Streichholzstückchen eingelegt und dieselben unter geringer Verletzung der Muskulatur des Rückens unter die Haut von Mäusen geschoben. Nach einer Stunde Einwirkung wurde die verletzte Stelle mit einer kleinen Messerspitze der im folgenden angegebenen Substanzen beschickt und die Wunde mit Kollodium verschlossen.

	Zahl der Tiere	Es leben nach 24 Stunden	Es leben nach 3 Tagen
Kontrollen	10	0	0
Uliron C	5	0	0
Prontalbin	5	1	1
Marfanil	5	3	3

Weiter erhielten Tiere außer der oben angegebenen Behandlung noch 0,3 ccm Serum subkutan.

	Zahl der Tiere	Es leben nach 24 Stunden	Es leben nach 3 Tagen
Uliron C	5	4	4
Prontalbin	5	2	2
Marfanil	5	5	5
Serum allein	5	0	0

Eine gewisse Wirkung entfaltet Marfanil also auch gegenüber der Tetanusinfektion, so daß vielleicht auch hier beim Menschen mit einem Nutzen der Marfanilverabreichung zu rechnen sein dürfte.

Bei lokaler Anwendung von Marfanil und Marfanil B bei erdinfizierten Muskelwunden beobachteten Domagk und Hegler bei stark tetanussporenhaltigen Erden vielfach, daß trotz hoher Tetanusserumgaben von 1 ccm pro kg Körpergewicht subkutan die Tiere nach mehreren Tagen einer Tetanusinfektion erlagen, hingegen diejenigen Tiere, die das schwerlösliche Marfanil B in ihre Wunden lokal eingestreut erhalten hatten, sämtlich vom Tetanus verschont blieben. Auch im Blutplattenversuch übte Marfanil gegenüber den Tetanusbazillen einen deutlichen Hemmungseffekt aus.

Mayer konnte bei experimenteller Infektion 80 % der Tiere durch Sulfonamide retten. Scharp hat angeblich 5 Tetanuskranke mit Sulfonamiden geheilt. Hegler sah bei einem Fall von schwerem, puerperalem Tetanus vom Eubasinum keine Wirkung.

Selbstverständlich ist auch das Penicillin zur Tetanusbekämpfung herangezogen worden. Negro und Tolosa haben 2 Säuglinge mit Nabeltetanus heilen können. Das erste Kind erhielt vom 2. Tag ab 10000 Penicillin-Einheiten alle 3 Stunden und an den 6 folgenden Tagen je die Hälfte. Das andere Kind erhielt am 1. und 2. Tag je 1500 Einheiten Tetanusantitoxin und dann 12 Tage lang alle drei Stunden 10000 Penicillineinheiten, also 80000 pro Tag.

Interessant ist die Beobachtung von Ramon und Richon, daß Filtrate von Penicillinkulturen (ebenso wie solche des Bazillus subtilis) Tetanustoxine trennen können. Dem gereinigten Penicillinpräparat geht diese Eigenschaft durch den Produktionsgang leider verloren. Nach Neter haben auch Clavicin und Pyocyanase die Eigenschaft, Tetanustoxin zu paralysieren.

9. Die Behandlung des Atmungskrampfes beim Tetanus

Der lebenbedrohende und mitunter ganz plötzlich einsetzende Krampf der Atmungsmuskulatur und des Zwerchfells erfordert besondere Maßnahmen zur Vermeidung der Erstickung und des Herzstillstandes. Der Brustkorb ist dabei in Inspirationsstellung vollkommen starr. Hals- und Bauchmuskulatur sind bretthart gespannt. Die Atmung sistiert völlig, die Zyanose wird immer stärker, der Puls wird klein und unregelmäßig. Das Bewußtsein schwindet. Die auf die gewöhnliche Weise ausgeführte künstliche Atmung wird bei der Starre des Brustkorbes keine besondere Aussicht auf Erfolg haben.

Zur Lösung des Krampfes kann man 10 ccm einer 2,5 % Magnesium sulfuricum-Lösung intravenös injizieren. Auch die Einleitung einer Narkose am besten mit Chloräthyl beginnend, dann mit Chloroform, kann zweckmäßig sein, einen Krampf zu lösen. Als letztes Mittel bleibt noch die Tracheotomie mit Einblasung von Sauerstoff in die Lungen durch einen Gummikatheter.

Zweckmäßiger ist es natürlich, einem solchen Krampf vorzubeugen. JAHN hat über einen Fall von hochgradiger Zwerchfellstarre berichtet, in welchem SAUERBRUCH eine doppelseitige Phrenikotomie ausführte und das Zwerchfell lähmte, so daß künstliche Atmung durchgeführt werden konnte. Der Kranke konnte geheilt werden. Immerhin bleibt eine dauernde Lähmung des Zwerchfells zurück.

Daher ist zu erwägen, ob man nicht statt der Phrenikotomie die temporäre Lähmung der Nerven durch Lokalanästhesie (nach dem Vorschlage von WIEDHOPF) versuchen soll.

Gegen die Gefahr zentraler Atemlähmung soll man (nach SELBERG) am Bett des Kranken Lobelin, Kampfer, Koffein und Kalziumchlorid (10 cm der 5% Lösung), außerdem auch eine Sauerstoffbombe bereit halten. Die Sauerstoffüberdruckatmung wird von BAYARD empfohlen, weil er ihr einen schädigenden Einfluß auf die Tetanusbazillen selbst zuschreibt.

10. Allgemeine Behandlung des Tetanus

Neben all den geschilderten spezifischen und unspezifischen Behandlungsmethoden, welche in den vorhergehenden Kapiteln besprochen worden sind, dürfen die rein krankenpflegerischen Maßnahmen nicht außer acht gelassen werden. Sie tragen ganz wesentlich dazu bei, den Krankheitsverlauf zu erleichtern.

Jeder Tetanuskranke ist möglichst in ein Einzelzimmer zu legen, nicht weil es sich um eine ansteckende Krankheit handelt, sondern weil ihm größtmöglichste Ruhe gewährt werden soll. Jeder Reiz akustischer, optischer, mechanischer Art ist von dem Kranken fernzuhalten. Das Zimmer muß leicht verdunkelt sein, sich aber trotzdem gut lüften lassen. Ein Bettschirm soll den Kranken vor jedem Luftzug bewahren. Unbedingte Ruhe muß im Zimmer herrschen. Jedes unnötige Gehen ist zu vermeiden. Die Bettfüße kann man auf Filzunterlagen stellen. Das Pflegepersonal soll Filzschuhe oder dgl. tragen. Alle Manipulationen am Kranken müssen besonders zart vorgenommen werden. Der Kranke ist flach zu lagern und nicht mit erhöhtem Oberkörper, weil hierdurch eine Starre der langen Rückenmuskulatur unterhalten wird. Die Neigung zum Durchliegen pflegt groß zu sein, daher soll Lagerung auf einem Wasserkissen angestrebt werden. Die Schweißabsonderung ist sehr stark. Häufiger Wäschewechsel wird notwendig und soll im Dämmerschlaf vorgenommen werden.

Zu Beginn der Behandlung muß der Kranke gewogen werden, da sein Körpergewicht für die Dosierung zahlreicher Medikamente gebraucht wird. Jeder Transport ist zu vermeiden. Das Baden während der ersten Tage der Behandlung wäre an und für sich angezeigt. Aber es ist besser, es zu unterlassen wegen der damit unvermeidlich verbundenen krampfauslösenden Reize. Wenn es aber stattfindet dann nur im Beisein von mindestens zwei geübten Schwestern oder Pflegern. Es ist ein Fall bekannt, in welchem der Kranke während des Badens einen Krampfanfall bekam und ertrank.

Die Ernährung macht sehr große Schwierigkeiten, da jedes Schlucken krampfauslösend wirken kann. Auch der Trismus erschwert die Nahrungsaufnahme und macht sie teilweise ganz unmöglich. Die Nahrung soll besonders kräftig, konzentriert und schlackenarm sein. Kohlehydratreichtum ist anzustreben, da durch die Muskelkrämpfe sehr viel Energie verbraucht wird. In der Rekonvaleszenz ist dazu auf einen

Eiweißüberschuß Wert zu legen. Zur Erhaltung der Kräfte ist eine reichliche Ernährung notwendig (COLE).

Ungeheuer erleichtert wird die Ernährung durch die frühzeitige Anlegung einer Magenfistel. Durch dieselbe kann man stärkende Nahrungsmittel wie Ei, Zucker, zerlassene Butter, Milch, Wein, Kognak u. dgl. in jeder gewünschten Menge ohne Reizauslösung dem Kranken beibringen und auch Medikamente in den Magen schnell einführen. In mittleren und schwereren Fällen von Tetanus sollte die Anlegung einer Magenfistel vorgenommen werden (SOKOLEV).

Während der Narkosebehandlung soll man eine Schlundsonde durch die Nase einführen und durch sie die Ernährung durchführen. Sehr lange wird die Nasensonde nicht ertragen, wenn nicht zum mindesten ein Dämmerzustand auf irgend eine Weise herbeigeführt wurde.

Auf die Entleerung von Blase und Mastdarm muß geachtet werden. Glyzerinspritzen, Reinigungseinläufe werden in einem leichten Dämmerzustand notwendig werden. Auf ausreichende Harnentleerung ist zu achten und gegebenenfalls eine Katheterentleerung mit Gummikatheter herbeizuführen. Anlegen eines Dauerkatheters ist im allgemeinen nicht angezeigt.

Der Stützung der Herzkraft ist von Anfang an Aufmerksamkeit zu widmen. Sowohl durch das Tetanustoxin selbst als auch durch zahlreich notwendig werdende Medikamente wird sie im Laufe der Behandlung geschädigt, so daß ein langsam sich entwickelndes oder auch akut beim Zwerchfellkrampf einsetzendes Herzversagen eine gefürchtete Komplikation darstellt. Dieses Ereignis kann sowohl während der Erkrankung selbst als auch noch in der Rekonvaleszens eintreten. Die genaue Überwachung des Pulses ist daher unerläßlich.

Von mancher Seite wird auf die doppelte Temperaturmessung in Rektum und in der Achselhöhle Wert gelegt, da ein Unterschied von mehr als 2 Grad in den beiden Messungen auf ein Versagen der Herzkraft hindeuten soll, weil das Herz die Peripherie nicht mehr ausreichend mit Blut versorgen kann.

Es ist ratsam, einer Herzschwäche vorzubeugen. Daher soll man bei jedem erwachsenen Tetanuskranken vom ersten Behandlungstage ab täglich einmal 10 bis 15 ccm Oleum. camphoratum forte als Depot intramuskulär (bei Kindern 2—4 ccm) geben. Dies bewirkt eine kontinuierliche Steigerung der Herzkraft und vermag auch vorbeugend gegen eine Pneumonie zu wirken. Auch Cardiazol ist ratsam.

Bei plötzlich auftretender Herzschwäche ist Strophantin intravenös angezeigt. Auch Traubenzuckerinjektionen oder Infusion von Salzlösungen (Normosal, Tutofusin, Periston oder dgl.) sind angezeigt. Besonders in der Rekonvaleszens wirken guter Rotwein oder Südwein, Sekt, Kognak körperlich und physisch exzitierend.

Die Vorbeugungsmittel gegen eine Lungenentzündung sind leider sehr spärlich. Eine systematische Atemgymnastik wird sich nicht durchführen lassen, weil im wachen Zustand das tiefe Atmen krampfauslösend wirkt. Im Narkosestadium soll man regelmäßig mit Intervallen etwas Kohlensäure einatmen lassen, um ein tiefes Durchatmen zu erzwingen.

Einige ausgefallene Behandlungsverfahren, welche im Schrifttum empfohlen worden sind, sollen noch erwähnt werden. BAYARD hat die „Hyperthermie“ durch Typhusvaccine, nukleinsaures Natron, Peptone und Diathermie des Zentralnervensystems empfohlen, da die Tetanuskeime gegen Wärme empfindlich seien. Anhänger scheint dieses Verfahren nicht gefunden zu haben. Longfellner ist der Ansicht, daß Diathermie und Röntgenbestrahlungen sowohl den ausgebrochenen Tetanus als auch seine Prodromalerscheinungen beeinflussen können. Die Einwirkung dieser Strahlenarten auf die Achsenzylinder soll sogar das Weiterwandern des Giftes in ihnen verhindern können. Eine Bestätigung dieser Auffassung von anderer Seite fehlt. Und schließlich ist auch die Quarzlampe zur Behandlung des Tetanus herangezogen worden (Kalugin).

11. Die Nachbehandlung

Die Frage, wann ein Tetanus als überstanden zu betrachten ist, läßt sich nicht ganz genau beantworten. Meist pflegen am Ende der zweiten Krankheitswoche die Krämpfe abzuklingen. Aber immer noch ist dann der Kranke gefährdet, einer akuten Herzschwäche oder auch einem plötzlich einsetzenden Zwerchfellkrampf zu erliegen. Die Zwischenräume zwischen den Krampfanfällen werden geringer, die einzelnen Anfälle selbst sichtbar leichter. Diejenigen klinischen Erscheinungen, welche zuerst auftraten, bleiben am längsten bestehen, so daß vom Höhepunkt der Erkrankung ab dieselbe in umgekehrter Reihenfolge der Symptome verläuft. Die allgemein gesteigerte Reflexerregbarkeit bleibt am längsten bestehen und verschwindet erst nach vielen Wochen.

Auch eine hartnäckige Schlaflosigkeit pflegt längere Zeit vorhanden zu sein. Die während der Erkrankung eingetretene Schwächung des Herzmuskels bleibt wochenlang bestehen und kann sich gelegentlich erst in der Rekonvaleszens bemerkbar machen.

Daher muß der Kranke lange Zeit das Bett hüten. Dies schließt nicht aus, daß er während der Bettruhe Extremitätenbewegungen ausführt, soweit seine Reizüberempfindlichkeit es zuläßt. Erst etwa drei bis vier Wochen, nachdem die letzten Muskelzuckungen aufgetreten sind, darf der Kranke das Bett verlassen.

Auf eine kräftige eiweißreiche Ernährung ist besonderer Wert zu legen, da der Kräfteverbrauch in den Wochen der schweren Erkrankung sehr groß gewesen ist. Bevor der Kranke aufsteht ist es ratsam, Röntgenaufnahmen der Wirbelsäule in 2 Ebenen anfertigen zu lassen, um das Vorliegen von Wirbelfrakturen erkennen zu können. Es erscheint sogar zweckmäßig, diese Untersuchung nach Abklingen der tetanischen Krämpfe anzustellen und von ihrem Ausfall die Länge der Zeit der Bettruhe mit abhängig zu machen.

Auch wenn der Kranke aufgestanden ist und mühsam wieder gehen gelernt hat, ist er noch 2—3 Monate als schonungsbedürftig anzusehen.

IX. Die Prognose

Hippokrates äußerte sich über die Prognose des Tetanus wie folgt: „Die, welche vom Starrkrampf befallen werden, sterben in 4 Tagen. Wenn sie diese Zeit überstanden haben, werden sie wiederhergestellt". Auch heute noch ist eine wesentliche Änderung nicht eingetreten, wie die auf modernster Behandlung basierende Statistik von CALOIN und GOLDBERG aus den Vereinigten Staaten von Nordamerika zeigt. Die Erfahrung der Jahrhunderte hat einwandfrei gelehrt, daß die Prognose des Tetanus von der Länge der Inkubationszeit abhängt. Aufschlußreich ist in dieser Hinsicht eine Statistik von PRIBRAM:

	gestorben	Mortalität
10 Fälle mit Inkubationszeit 1—5 Tage	10	100%
14 ,, ,, ,, 6—10 ,,	11	78%
13 ,, ,, ,, 11—14 ,,	4	31%
6 ,, ,, ,, 15—19 ,,	2	33%
4 ,, ,, ,, über 20 ,,	0	0%

Etwa ähnliche Zahlen hat KURTTIO aus Finnland mitgeteilt. Eine auf etwas größeren Zahlen basierende Statistik stammt von v. BAKAY und KLIMKO:

Abhängigkeit der Prognose von der Inkubationsdauer.

Inkubation	Zahl der Fälle	gestorben	%
bis zu 5 Tagen	246	204	82,9
6—10 Tage	350	230	65,7
11—14 Tage	201	102	50,7
15—19 Tage	30	8	26,7
über 20 Tage	87	32	36,8

Daher kann man sagen, daß Kranke, welche die ersten 5 Tage überlebt haben, eine etwas bessere Prognose besitzen. Aber noch in der zweiten Krankheitswoche ist sie als zweifelhaft zu bezeichnen (in rund $^1/_3$ der Fälle tödlicher Ausgang), während sie erst von der 4. Krankheitswoche ab als günstig zu bezeichnen ist.

Die Einführung der Serumprophylaxe hat deutlich die absolute Erkrankungsziffer herabgedrückt. Am offensichtlichsten wird man sich dessen bewußt bei dem Vergleich der Mortalitätsziffern der letzten Kriege.

Krimkrieg 1854—1856, englisches Heer	90,0%
Amerikanischer Krieg 1861—1864	89,3%
Deutsch-französischer Krieg 1870—1871	90,0%
1. Weltkrieg, deutsches Heer bis Dezember 1914 bei schon teilweiser Serumanwendung	75,0%
1. Weltkrieg, deutsches Heer April-Dezember 1915	54,6%
1. Weltkrieg, deutsches Heer, nach durchgeführter Serumprophylaxe	51,4%

Nach dem Erfahrungsgut der Kinderheilkunde (NOEGERATH) ist die Sterblichkeit auf $^2/_3$ bis $^1/_2$ gesunken. Wenn ein Kind im Stadium des erhöhten Muskeltonus oder in dem der spontanen Reflexstöße zur Behandlung kommt, ist die Prognose relativ günstig. Aus einer amerikanischen Statistik von MILLER und ROGERS ergibt sich, daß die Mortalität beim Tetanus vor der Anwendung des Antitoxins 80 % betrug gegenüber 47 % nach Einführung dieses Mittels. Die besten Ergebnisse an einer Serie von 100 Fällen haben wohl VENNER und BOWER gehabt. Sie hatten eine Gesamtsterblichkeit von 29 %, wenn man die Fälle, welche in den ersten 24 Stunden nach der Einlieferung schon starben, in Abzug bringt, sogar nur 19 %.

Die Erfolgsaussichten der verschiedenen Behandlungsarten sind von v. BAKAY und v. KLIMKO sehr eingehend errechnet worden. Ich gebe nachstehend ihre tabellarischen Angaben wieder.

Behandlungsart	Zahl der Fälle	Gestorben	Sterblichkeit in %
Serum + Morphium	577	359	62,2
Serum + Magnesiumsulfat + Morphium	45	26	57,8
Serum + Chloralhydrat + Morphium	320	184	57,5
Serum + „ + Mg-Sulfat + Morphium	90	42	46,7
Serum + Luminal	15	10	66,7
Serum + Morphium + Pilocarpin	6	4	66,7
Serum + Brom + Chloralhydat	16	11	68,8
Serum + Calcium + Morphium	8	1	12,5
Serum + Avertin + Sevenal (Luminal)	4	4	100
Serum + Pernocton	2	1	50
Serum + „ + Sevenal + Magn.-Sulf.	6	3	50
Serum + Neosalvarsan	1	0	0
Serum + Magnesiumsulfat + Soda.	6	3	50
Serum + Somnifen + Chlorhydrat + Morphium	3	3	100
Morphium + Sevenal + Mg.-Sulfat + Chlorhydrat	6	4	66,7
Magnesiumsulfat + Chloralhydrat + Morphium	33	33	100
Chloralhydrat + Morphium + Somnifen	21	14	66,7
Chloralhydrat + Brom	2	2	100
Sevenal + Morphium	2	2	100
Keine Behandlung	32	32	100

Derartige Tabellen sind aber mit einer sehr großen Kritik zu verwerten. Aus ihr ist nicht ersichtlich, in welchem Stadium die Krankheitsfälle den verschiedenen Behandlungsarten zugeführt worden sind. Dies ist aber von ausschlaggebender Wichtigkeit.

Die Unterschiede nach den Applikationsformen des Serums ergeben sich aus nachstehender Tabelle.

Art der Serumtherapie	Zahl der Fälle	Gestorben	Sterblichkeit in %
Subkutan	446	283	63,5
Intramuskulär	128	81	63,3
Intravenös	74	40	54,1
Intralumbal	88	45	51,1
Subkutan + intramuskulär	10	5	50,0
Subkutan + intravenös	25	12	46,2
Subkutan + intralumbal	38	20	52,6
Subkutan + intravenös + intralumbal	3	2	66,7
Subkutan + intravenös + intramusk. + intralumbal	32	10	31,3
Intravenös + intralumbal	32	17	53,1
Intravenös + intramuskulär	39	22	56,4

Art der Serumtherapie	Zahl der Fälle	Gestorben	Sterblichkeit in %
Intramuskulär + intralumbal	54	30	55,6
Intravenös + intramuskulär + intralumbal	5	4	80,0
Intramuskulär + subdural	7	5	71,4
Intravenös + subdural	10	7	70,0
Subdural	11	6	54,5
Intramuskulär + Infiltr. nervi	3	2	66,7
Intrakraniell	7	3	42,9
Subkutan + Narkose	1	0	0
Serumanwendung unbekannt	60	35	58,3

Eine andere Statistik von STRICKER, welche über den Erfolg einiger Behandlungsarten Aufschluß gibt, sei noch angeführt.

Behandlung	Zahl d. Fälle	Gestorben	Mortalität
Nur mit Magnesiumsulfat	46	30	65,2 %
Magnesiumsulfat + Serum	209	107	51,2 %
Nur mit Narcoticis. Serum fehlte, Magnesiumsulfat unbekannt	28	24	85,7 %
Operation + Serum + Choralhydrat	191	96	50,3 %

Der günstige Einfluß der Serumbehandlung ist nach diesen Zahlen unverkennbar. Man würde aber die Grenzen der Wirksamkeit des Mittels verkennen, wenn man glauben wollte, daß nunmehr die Gefahr der Krankheit behoben sei.

Immer, besonders in Kriegszeiten, hat der Starrkrampf viele Opfer gefordert. BERARD teilte mit, daß zu Beginn des Krieges 1914—1918 auf französischer Seite die Mortalität des Tetanus 68 % betrug. Mit besserer Durchführung der Serumprophylaxe sank sie auf 46 %. Ähnliche Zahlen wurden auch im deutschen Heere errechnet. GUSSMANN stellte aus Heimatlazaretten 396 Fälle zusammen mit einer Gesamtmortalität von 61,87 %. Zwerchfell- und Glottis-Krämpfe treten in 50 % auf, lokaler Tetanus wurde in 10 % beobachtet.

Aus dem Friedenskrankengut seien noch folgende Statistiken zusammengestellt:

Gegend	Autor	Jahr	Zahl d. Fälle	Mortalität
Pommern	BUZELLO	1928	44	64 %
Rheinland	BODEWIG	1927	135	61 %
Italien	SARTORI	1928	50	56 %
Ungarn	CHUDOWSZKY	1922	102	30 %
Italien	POZZATO	1924	214	29 %
Steiermark	TSCHEBULL	1928	34	18 %

Je früher und je besser der Tetanus behandelt wird, um so besser ist die Erfolgsaussicht. ASHORST errechnete eine Gesamtmortalität von 34,2 %, bei frühzeitiger Behandlung jedoch 16,6 %.

Man kann auch gewisse S c h l ü s s e a u f d i e P r o g n o s e a u s d e m K r a n k h e i t s v e r l a u f d e s E i n z e l f a l l e s ziehen. Eine günstige Prognose bieten Fälle mit längerer Inkubationszeit, dauernd normaler Temperatur und niedriger Pulszahl, bei denen die Intensität der Symptome nur langsam zunimmt. Das gute Ansprechen auf narkotische und sedative Mittel ist weiterhin ein prognostisch günstiges Zeichen (GOLDSCHEIDER). Eine schlechte Prognose bieten die Fälle mit Temperatursteigerung und hoher Pulszahl sowie mit frühzeitig auftretenden Schlund-, Glottis- und Zwerchfellkrämpfen.

Die Art der Mischinfektion in der Wunde ist ebenfalls von Bedeutung. Eine Vergesellschaftung mit Coli-Bakterien ist ungünstig (ALBERT), wahrscheinlich wegen deren gewebsnekrotisierenden Eigenschaften. Mischinfektionen mit Staphylokokken und Streptokokken verlaufen milder und haben günstige prognostische Aussichten.

Auch die Lokalisation der Eintrittspforte hat einen deutlichen Einfluß auf die Prognose. Darüber hat KAWINKOCHTIS eine interessante Tabelle aufgestellt.

Körpergegend der Wunde	Mortalität
Fuß	80,0 %
Unterschenkel	76,6 %
Oberschenkel	75,7 %
Hand	62,5 %
Unterarm	65,3 %
Oberarm	75,0 %
Rumpf	76,3 %
Kopf	80 %

Ähnliche Zahlen sind von BOZZI mitgeteilt worden.

Auf eine einheitliche Ursache kann man diese Zahlen nicht zurückführen. Am Kopf spielt der kurze Infektionsweg zum Zentralnervensystem wohl die Hauptrolle, am Fuß die besondere Beschmutzung mit Erde.

Die Todesursache sind keineswegs immer nur der Wundstarrkrampf, sondern sehr häufig auch die schon besprochenen Komplikationen. Am Krankengut der Züricher Klinik gewann v. BEJST folgende Zahlen.

Todesursache beim Tetanus

	Fälle	%
Starrkrampf	24	38,1
Erstickung (Zwerchfellkrampf)	15	23,8
Herzlähmung	21	33,3
Blutinfektion	3	4,8
Summe	63	

X. Spätfolgen nach überstandenem Tetanus

Wenn einmal ein Starrkrampf überstanden ist, dann sind dauernde Folgen recht selten. Mitunter sind langdauernde und auch progrediente Muskelkontrakturen beobachtet worden. Dabei ist es immer noch strittig, ob es sich wirklich um echte Spätfolgen oder um einen chronisch verlaufenden Tetanus handelt, bei dem in irgendeiner bisher nicht ermittelten Eintrittspforte Tetanusbazillen liegen, welche dauernd geringe Mengen Toxin produzieren, die nunmehr einen „lokalen Tetanus" herbeiführen. Mir erscheint diese letzte Auffassung über die Genese am wahrscheinlichsten. Und somit ist es notwendig, bei derartigen Fällen genau die Anamnese aufzuklären und besonders die betreffenden Extremitäten nach zurückgebliebenen Fremdkörpern, Narben u dgl. eingehend zu untersuchen.

Gussmann hat im ersten Weltkrieg 23 derartige Fälle von chronisch rezividierendem Tetanus mit Gelenkkontrakturen beschrieben. Grober beobachtete derartige Kontrakturen, in einem Falle sogar an Gesicht, Rumpf und Extremitäten. Eine Unilateralstarre mit einer 4 Monate dauernden Kniekontraktur und Spitzfuß beschrieb Halban. Ich selbst konnte 4 derartige Fälle beobachten. Bei zwei von ihnen bewirkte die Wundrevision das Aufhören der Kontrakturen. Die biologische Wunduntersuchung ergab das Vorhandensein von Tetanuserregern.

Alle diese Beobachtungen sind somit eigentlich besser als chronischer Tetanus aufzufassen, zumal sich diese Kontrakturen, worauf Buzello hingewiesen hat, in Narkose oder auch örtlicher Betäubung ausgleichen lassen. Dies wäre aber nicht möglich, wenn es sich um eine dauernd bestehenbleibende Veränderung der Muskelsubstanz handeln würde, wie es Meyer und Weiler angenommen haben. Auch die Annahme einer chronisch gewordenen Störung der Rückenmarksfunktion (Fröhlich und Meyer) ist wohl nicht richtig denn nie, auch nicht im Tierexperiment, konnten nach überstandenem Tetanus Veränderungen in den Ganglienzellen nachgewiesen werden, welche als Giftwirkung zu deuten wären.

Die Wirbelfrakturen, welche hierher gerechnet werden können, sind bereits auf Seite 75 abgehandelt worden.

Als Kuriosum sei erwähnt, daß Eliasberg einen Fall von Epilepsie beschrieben hat, der sich an einen überstandenen Tetanus angeschlossen haben soll. Dies ist aber in höchstem Grade unwahrscheinlich. Eher könnte man annehmen, daß der erste leichte epileptische Anfall fälschlich als Tetanus gedeutet wurde, da er sich zeitlich an eine Verletzung angeschlossen hatte.

Schrifttum

Allgemeines Schrifttumsverzeichnis

BUZELLO. Der Wundstarrkrampf beim Menschen. Neue deutsche Chirurgie. Bd. 45, 1929.
KREHL. Tetanus. In Mehrings Handbuch der inneren Medizin. 1909.
ROSE. Der Starrkrampf beim Menschen. Deutsche Chirurgie. Lfg. 8, 1897.
SCHITTENHELM. Tetanus. In Mohr Stähelin. Handbuch der inneren Krankheiten. 3. Aufl. Bd. 1. 1934.
SONNTAG. Die bisherigen Erfahrungen über den Wundstarrkrampf in dem jetzigen Kriege. Ergebnisse der Chirurgie und Orthopädie. Bd. 10, S. 1.

Geschichte des Tetanus

ARLOING u. TRIPIER. Gazette med. de Paris 1870.
v. BEHRING u. KITASATO. Über das Zustandekommen der Diphtherie-Immunität und der Tetanus-Immunität bei Tieren. D.m.W. 1890.
v. BEHRING. Die Blutserumtherapie. Thieme Leipzig.
BILLROTH. Wiener med. Presse 1879, S. 26.
CARLE u. RETTON. Giosnale della R. accademia di medicina di Torino. März 1884.
GRIESINGER. Arch. f. Heilkunde Bd. 3.
KITASATO. Zeitschrift f. Hygiene 1889 Bd. 7.
KITASATO. D.m.W. 1889 N. 31.
LATTEN. Die Bedeutung des Tetanus in den Kriegen der Vergangenheit. Veröffentl. des Reichs-Sanitätswesens H. 108, 1939.
NICOLAIER. Beiträge zur Ätiologie des Wundstarrkrampfes Diss. Göttingen 1885.
NICOLAIER. Virch. Arch. 1885, Bd. 128.
ROSENBACH. Archiv f. Chirurgie 1888, Bd. 34.
SONNTAG. Die bisherigen Erfahrungen über den Wundstarrkrampf in dem jetzigen Kriege. Erg. d. Chir. u. Orthop.
SPENCER, WELLS. The medical times and gazette 1859.
STRÜMPELL. Arch. f. klin. Med. Bd. 36.

Der Tetanusbazillus

BUCHNER. Zentralbl. für Bakt. Bd. 4.
CARBONNE u. PERRERO. Zentralbl. für Bakt. Bd. 18, S. 7.
GINFFRÉ. Experimentelle Untersuchung über den Tetanus-Bazillus. Einfluß von Vitamin B 1 auf die Kultur des Tetanus-Bazillus in flüssigen Nährböden. Arch. ital. med. sper. Bd. 5, 1939.
P. HAUDUROY u. W. RESSOT. Aufsuchen und Feststellung des Tetanus-Bazillus bei einer gewissen Zahl Kranker mit ausgebrochenem Tetanus. Schweizer med. Wochenschr. Bd. 52, S. 1539, 1943.
v. HIBLER. Zentralbl. f. Bakt. 1908 Orig. Bd. 25.
v. HIBLER. Untersuchungen über die pathogenen Anaerobier G. Fischer Jena 1908.
ILLENYI, A. u. KENNESSEY, ST. Die Untersuchung des durch die Bakterien produzierten E-Vitamins auf die Entwicklung der Tetanus-Bazillen. Zentralbl. f. Bakt. Bd. 146 1940.
KAUTHAKS u. CONNEL. Transact of the patholog. soc. of London Bd. 48.
KITASATO. D.m.W. 1889, Nr. 31.

KOWASZ. Zentralbl. f. Bakt. 1925 Bd. 95, S. 344.
LENTZ. Zentralbl. f. Bakt. Orig. Bd. 52.
MESECK, H. Geheilter schwerer Tetanus, vom Ohr ausgehend. Klin. Wochenschr. 1926, Nr. 48.
SAUFELICE. Zeitschr. f. Hygiene 1893, Bd. 14.
SESSLER. Untersuchungen über die Dampfresistenz von Tetanus-Sporen. Arch. f. Hyg. 1924 Bd. 94.
SILVESTRINI. Gazz. internat. di. Med. u. Chir. 1913, S. 605.
TAROZZI. Zentralbl. f. Bakt. Ref. Bd. 39, S. 407.
TONKOW, N. Ein Fall von Phlegm. gasosum und Tetanus. Chir. bulgare Bd. 4, S. 932.
VOTTELER. Zeitschr. f. Hygiene Bd. 27.
ZEISSLER. Handbuch der pathogenen Mikroorganismen 1928 Bd. 10.

Verbreitung des Tetanusbazillus

BERGHAUS, W. Die Tetanussterblichkeit in Baden. Med. Welt 1933, S. 1130.
BISSERIE. Thèse Paris 1894.
BODEWIG. Umfrage über den Tetanus im Rheinland. Beitr. z. klin. Chir. Bd. 139.
BOSHAMER, K. Tetanus in den Subtropen. Zentralbl. f. Chir. 1935, S. 2833.
BUZELLO u. RAHMEL. Der Nachweis von Tetanus-Bazillen im Darm und in den inneren Organen gesunder, nicht tetanuskranker Menschen. Arch. f. klin. Chir. Bd. 130, H. 4.
BUZELLO u. SONNENBERG. Über Tetanus-Bazillen im menschlichen Darmkanal und deren bakteriologische und klinische Bedeutung. 34. Tagung nordwestdeutscher Chirurgen, Kiel 1928.
BAIS, W. J. Tetanusprophylaxe und Therapie. Geneesk. Tijdcsgr. Nederl. Indie Bd. 72, 1932.
DERNBY u. ALLANDER. Studien über den Einfluß der Wasserstoffionenkonzentration auf das Wachstum und die Toxinbildung der Tetanus-Bazillen. Biochem. Zeitschr. 1923, Bd. 123.
DRESCHER. K. Über den Keimgehalt sowie das Coli- und Tetanusvorkommen im Waldboden des Hochschwarzwaldes. Diss. Freibug 1936.
GILLES, E.C. Die Isolierung des Tetanus-Bazillus aus Straßenstaub. J. amer. med. Assoc. Bd. 109, Nr. 7.
GIUNTA, G. Der Tetanus in Italienisch-Somaliland. Arch. ital. Sec. med. colon. Bd. 14 1933.
GRAVES, A.M. Tetanus in New Orleans. Ann. Surg. Bd. 92, 1930.
HAERTL. Zentralbl. f. Bakt. Ref. Bd. 42, S. 19.
HEINZELMANN. M.m.W. 1891, S. 185.
HINSTORFF, D. Die Abhängigkeit der Tetanusprophylaxe von der Verschiedenheit des regionalen Vorkommens der Erkrankung. Der Chirurg Bd. 5, 1933.
INOUE, H. Anaerobe Bakterien aus dem Erdboden isoliert. J. of orient. Med. Bd. 1937
ISHIKARA, N. u. MURAKANIE, K. Über Verteilung der Tetanus-Bazillen in den Turnplätzen der Schulen der Stadt Taihoku. J. med. assoc. Formosa Bd. 32, Nr. 8, 1933.
KÜHNAU. Berl. med. Wochenschr. 1898Nr. 28 u. 29.
KUNZ, H. Soll bei jeder offenen Verletzung die Serumprophylaxe gegen Wundstarrkrampf durchgeführt werden? Wiener med. Wochenschr. 1935 ,S. 713.
KURTTIO, E. Über Tetanus und sein Vorkommen in Finnland. Acta soc. med. finn. Duodecim Bd. 22, H. 1, 1936.
MAKSIANOVIECZ, M. Die Verbreitung des Tetanusstäbchens im Boden der Stadt Taskent, Med. Mysl. Uzbekistana 1930, Nr. 9—10.
MOLLO, L. Träger von Tetanus-Bazillen auf der Haut. Giorn. Batter. Bd. 15, 1935.
MOMSEN, FR. Über das Vorkommen von Tetanus-Bazillen an den Füßen der Landbewohner. Diss. Gießen 1938.
MOORE, R.M. u. SINGLETON, A.O. Tetanuserkrankungen im John Sealy Hospital. Beobachtungen über die Ausbreitung des Tetanus in den Vereinigten Staaten. Surg, Gyn, Obst. Bd. 69, 1939, S. 146.

Nicolaier. Virch. Arch. 1892 Bd. 128.
Piccini. Riv. di igiene 1898 Nr. 5.
Ransom. Das Schicksal des Tetanusgiftes nach seiner intestinalen Einführung in den Meerschweinchenorganismus. D.m.W. 1898, S. 117.
Rathcke, L. Bakteriologische Wunduntersuchungen, ein Beitrag zur Frage der Tetanusprophylaxe. Zentralbl. f. Chir. 1940, S. 755.
v. d. Reiss. Zeitschr. f. d. ges. exp. Med. 1923.
Rietsch. Cpt. rend. l'acad. des scienses 1888.
Rostock, P. Wert und Gefahren der prophylaktischen Tetanusschutzimpfung. Arch. f. klin. Chir. Bd. 197, 1939.
Russell, A.W. Tauben möglicherweise als Tetanusträger. Brit. med. J. Nr. 4015, 1937.
Schmidt, R. Über das Vorkommen von Tetanuskeimen im Boden des Kaiserstuhls. Veröffentl. Heeres-San.-Wesen H. 105, 1938.
Siroki, M. Ein Bericht über meine 29 Tetanusfälle. Wiener med. Wochenschr. 1937, I.
Sormani. Ann. Inst. d'igiene perrim Roma 1891.
Tangari, C. Klinisch statistische Untersuchung über 176 Tetanusfälle. Riv. Chir. Bd. 3, 1937.
Tenbroek u. Bauer. Journ of exp. Med. 1922 Bd. 36.
Thiele, K.R. Über Tetanus und maligne Ödeme in den Tropen. Diss. Berlin 1940.
Tullock. Proc. of the R. soc. 1919 Bd. 90.
Uhlenhuth u. Händel. Leutholds Gedenkschr. Bd. 1, S. 29.
Weller, Eugen. Tetanus und Umwelt. Unter besonderer Berücksichtigung der regionalen Verschiedenheit des Tetanus-Vorkommens. Inaug Diss. Tübingen 1941.
Weller, Eugen. Über die regionale Verschiedenheit des Tetanus-Vorkommens, ihre Erklärung und Bedeutung für die Tetanusprophylaxe. D.m.W. 1948 Nr. 21 — 24.

Das Tetanustoxin

Abel, J.J. u. Evens, E.A. u. Hampil, B. Verteilung und Schicksal des Tetanustoxins im Körper. Bull. Hopkins Hosp. Bd. 59, 1936.
Abel, J.J. u. Mitarbeiter. Untersuchungen über den Tetanus. Bull. Hopkins Hosp. Bd. 62, 1938.
Arneth, J. Über das qualitative und quantitative Thrombozyten- und Leukozyten-Blutbild beim Tetanus. Deutsches Arch. f. klin. Med. Bd. 179, 1936.
Aschoff u. Robertson. Med. Klinik 1915, S. 715.
Battiloro, M. Versuche über das Fortschreiten des Tetanustoxins durch Nervennarben hindurch. Arch. ital. chir. Bd. 21, 1942.
v. Behring. Einführung in die Bekämpfung der Infektionskrankheiten. Berlin 1912.
v. Behring. Zeitschr. f. Hygiene Bd. 12.
v. Behring. Beitr. z. exp. Therapie H. 7.
v. Behring u. Ransom. D.m.W. 1898 Nr. 12.
Besredka. Ann. de l'Inst. Pasteur 1907 Bd. 17.
Brieger, L. Zur Kenntnis der Ätiologie des Wundstarrkrampfs. D.m.W. 1887, S. 303.
Brieger u. Cohn. Zeitschr. f. Hygiene Bd. 15, S. 39.
Bromeis, H. Die Wanderungsgeschwindigkeit des Tetanusgiftes im Tierkörper. Deutsche Zeitschr. f. Chir. Bd. 250.
Buzello u. Rahmel. Der Nachweis von Tetanus-Bazillen im Darm und in den inneren Organen gesunder Menschen. Arch. f. klin. Chir. 1924. Bd. 130.
Carriere. Soc. Biol. 1899 Nr. 8.
Courmont u. Doyen. Le Tetanus. Paris 1889.
Dernby u. Allander. Studien über den Einfluß der Wasserstoffionenkonzentration auf das Wachstum und die Toxinbildung der Tetanus-Bazillen. Biochem. Zeitschr. 1923 Bd. 123.
Dönitz. D.m.W. 1897, S. 428.
Doerr, R. u. Seidenberg, S. u. Magrassi, Fl. Kritische und experimentelle Studien zur Frage des Nachweises von Tetanustoxin in peripheren Nerven. Zeitschr. f. Hygiene Bd. 118, 1936.

EHRLICH, P. Die Wertbemessung des Diphtherieheilserums. Klin. Jahrb. 1897.
EHRLICH, P. Berl. klin. Wochenschr. 1898 Nr. 12.
EISLER u. KOWACZ. Über Giftentstehung und Giftgewinnung aus Bakterien. Zeitschr. d. Immun.-Forschung 1926 Bd. 46.
EISLER u. LÖWENSTEIN. Über Formalinwirkung auf Tetanustoxin und andere Toxine. Zentralbl. f. Bakt. 1911 Bd. 61.
FABER, K. Die Pathogenese des Tetanus. Berl. klin. Wochenschr. 1890 Bd. 27.
FERMI u. PERNOSSI. Über das Tetanusgift. Zentralbl. f. Bakt. 1894, 15.
FIROR, W.M. u. LAMONT, A. Die augenscheinliche Veränderung von Tetanustoxin im Zentralkanal des Hundes. Ann. Surg. Bd. 108, 1938.
FLEXNER u. NOGUCHI. Stud. of the Rockefeller Inst. 1905 Bd. 5.
GIUFFU, T. Experimentelle Untersuchungen über den Tetanus-Bazillus-Einfluß des Vitamin B 1 auf die experimentelle Tetanusinfektion. Riv. Pat. sper. Bd. 22, 1939.
GÖPFERT, H. u. SCHÄFER, H. Über die Mechanik des Wundstarrkrampfes Naunym Schmiedebergs Arch. Bd. 197, 1940.
GOTTLIEB u. FREUND. M.m.W. 1916, S. 741.
HALL u. TABER. Journ. of inf. diseases 1914 Bd. 15.
JODLBAUER u. v. TAPPEINER. M.m.W. 1904, S. 737.
KITASATO. Experimentelle Untersuchungen über das Tetanusgift. Zeitschr. f. Hygiene 1891 Bd. 10.
KNORR. Das Tetanusgift und seine Beziehung zum tierischen Organismus. D.m.W. 1898.
KURA, N. u. KAMESAWA, S. Über die Veränderung der peripheren Nervenfasern und ihre Endigungen durch das Tetanustoxin. Trans. jap. path. Soc. 1929 Bd. 18.
LIBERTI, R. Der Liquor der Tetanuskranken vom Gesichtspunkt der Immunität aus. Policlinico Sez. med. 1936, H. 11.
LÖWENSTEIN. Über aktive Schutzimpfung bei Tetanus durch Toxoide. Zeitschr. f. Hygiene 1909 Bd. 62.
MAC CONKEY. Journ. of Hyg. 1934 Bd. 22.
MARIE. Ann. Inst. Pasteur 1918 Bd. 32.
MARIE u. MORAX. Ann. Inst. Pasteur 1902 u. 1903.
MAYER, J.B. Über den Nachweis und die Verteilungsweise der Tetanusbazillen im menschlichen und tierischen Organismus. Ein Beitrag zur Pathologie der Tetanusinfektion. Zentralbl. f. Bakt. I Bd. 139, 1937.
MAYERHOFER u. PRIBRAM. Zur Frage der Durchlässigkeit der Darmwand für Eiweißkörper, Toxine und Fermente. Zeitschr. f. exp. Pathol. u. Therapie 1909 Bd. 7.
METSCHNIKOFF. Ann. Inst. Pasteur 1898 Bd. 12.
MEYER, G. Deutsche tierärztl. Wochenschr. 1921, S. 572.
MEYER u. RANSOM. Arch. f. exp. Pharmakol. u. Pathol. Bd. 49.
MIYAMOTO. D.m.W. 1900, Nr. 30.
NICOLLE u. TRUCKE. Ann. Inst. Pasteur 1912 Bd. 26.
NISSEN. D.m.W. 1891.
PALMA, R. Anwesenheit von Tetanusbazillen in Subcutanabszessen bei Bazillenträgern. Arch. ital. Chir. Bd. 32, 1932.
PIRINGER, W. Tetanussepsis. Zentralbl. f. Chirur. 1938, S. 1736.
PIRINGER, W. Über den Nachweis von Tetanusbazillen im Herzblut und in der Milz. Zentralbl. f. Bakt. I. Bd. 141, 1938.
PIRINGER, W. Über experimentelle Tetanusbazillämie. Zentralbl. f. Bakt. Bd. 147, 1941.
RANSOM. Das Schicksal des Tetanusgiftes bei seiner intestinalen Einführung in den Meerschweinchenorganismus. D.m.W. 1898, S. 117.
RAUBITSCHEK u. RUSS. Über entgiftende Eigenschaften der Seife. Zeitschr. f. Immun.-Forschung 1909, S. 395.
ROCCHI, F. Untersuchungen zur Pathogenese des Tetanus mittels der Parabiose. Policlinico Sez. med. 1941, Nr. 1.
ROSSI, C. Experimentelle Forschungen über den Tetanus. Übertragung von Tetanusinfektion durch die alkoholisierten Nerven. Arch. ital. med. sper. Bd. 4, 1939.
ROUX u. BOREL. Ann. Inst. Pasteur 1898, Nr. 4.

SAWAMURA. Experimentelle Studien zur Pathogenese und Serumtherapie des Tetanus. Inst. Inf. Krankh. Bern 1909, H. 4.

SCHAEFER, V. Der Wundstarrkrampf und seine Behandlung unter Berücksichtigung des Zentralnervensystems. Deutsche Zeitschr. f. Chir. Bd. 23, S. 533.

SCHARAPOW. Zur Frage der Heilungsmöglichkeit von Lähmungen mittels abgeschwächter Tetanustoxine. Fragen der Neurochirurgie. Bd. X, H. 1, 1946.

SCHEINKER, A. Wirkung der ultravioletten Strahlen auf das Tetanustoxin. Zeitschr. Mikrobiol. russ. 1940, Nr. 4.

SCHMIDT, GISELA. Zur Frage der Bindung von Toxin an Hämoglobin beim Tetanus. Zeitschr. f. Immunforschung 1943, H. 3.

SIEBER u. SCHOUMOW-SIEMANOWSKI. Zentralbl. f. Bakt. Bd. 23, Nr. 19.

SILVESTRINI. Unempfindlichkeit kastrierter Kaninchen gegen Strychnin und Tetanusantitoxin. Lyon med. 1910 Bd. 114.

SILVESTRINI. Gaz. intern. di Med. e. Chir. 1913, S. 605.

STINTZING. Grenzgeb. d. Med. u. Chir. 1913, S. 605.

STRINTZING. Grenzgeb. d. Med. u. Chir. Bd. 3, H. 3—4.

THALMANN. Zeitschr. f. Hygiene 1900 Bd. 33.

VACAREZZA, A.J. Der Blutzucker bei Tetanus. Rev. pat. inf. Bd. 1, 1936.

VAILLARD u. ROUGET. Ann. Inst. Pasteur 1892 Bd. 6.

VASARHELYI, J. Ein Beitrag zur Frage der Resistenz gegen das Tetanustoxin. Zentralbl. i. Bakt. I Bd. 113 1935.

VINCENZI. Rif. med. 1895.

WASSERMANN u. TAKADI. Über tetanusantitoxische Eigenschaften des normalen Zentralnervensystems. Berl. klin. Wochenschr. 1898, S. 5.

WOLF EISNER. Ist der Tetanus eine Gehirn- oder eine Rückenmarkserkrankung? Klin. Wochenschr. 1926, Nr. 47.

ZUMPE u. v. ÖTTINGEN. Deutsches Arch. f. Med. Bd. 64.

Das Tetanusantitoxin

ASCHOFF u. ROBERTSON. Med. Klinik 1915, S. 715.

BABES u. PAWLOWSKY. Bull. de l'acad. med. 1895.

BECK. Neurol. Zentr. 1894, S. 900.

v. BEHRING. Die Blutserumtherapie. Leipzig, Verlag Thieme.

v. BEHRING. Zeitschr. f. Hygiene 1892 Bd. 12.

v. BEHRING u. RANSOM. D.m.W. 1898 Nr. 12.

v. BEHRING u. KITASATO. Über das Zustandekommen der Diphtherie-Immunitat und der Tetanus-Immunität bei Tieren. D.m.W. 1890, S. 1113.

BRIEGER. Zeitschr. f. Hygiene Bd. 19, S. 101.

DÖNITZ. D.m.W. 1897, S. 428.

EHRLICH. D.m.W. 1892, S. 393.

v. EISLER. Wiener klin. Wochenschr. 1915, Nr. 45.

v. EISLER u. SILBERSTEIN. Zeitschr. f. Hygiene 1920 Bd. 89.

EISLER u. LÖWENSTEIN. Zentralbl. f. Bakt. 1911 Bd. 61.

HOMER. Journ. of Hyg. 1916 Bd. 15.

KNORR. Experimentelle Untersuchung über die Heilungsmöglichkeit des Tetanus durch Tetanusheilserum. Hab. Schr. Marburg 1895.

KRAUS. Studien zur Erzeugung von Tetanusserum bei Rindern. Wiener klin. Wochenschr. 1923, S. 67.

KRAUSS u. SORDELLI. M.m.W. 1921, S. 12-14.

MEYER u. RANSOM. Untersuchungen über Tetanus. Arch. f. exp. Pathol. u. Pharmakol. 1903 Bd. 49.

PICK. Versuche zur Isolierung von Immunkörpern des Blutserums. Hofmeisters Beiträge 1902, H. 7.

RAMON. C. R. Soc. Biol. 1925 Bd. 93.

RAMON, G. Tetanusantitoxinlösung und die Verhütung der Serumkrankheit bei der Bekämpfung des Tetanus. Med. Acad. Chir. Bd. 66, 1941.

RAMON, G. u. RICHON. Tetanusantitoxinlösung und Prophylaxe der Serumerscheinungen bei der Verhütung des Tetanus. Rev. d'Immunil. 1900 Bd. 6, 1940.

RANSOM. Die Verbreitung des Tetansgiftes und Tetanusantitoxins im lebenden Körper. Zeitschr. f. Hyg. 1900 Bd. 33.

ROBERTSON. Amer. journ. of med. science 1916 Bd. 52.

ROUX u. BORREL. Ann. de l'Inst. Pasteur 1898, S. 225.

ROUX u MARTIN. Ann. de l'Inst. Pasteur 1894.

SACQUEPÉE, E. u. JUDE, A. Über den durch das Wundstarrkrampfserum übertragenen Ansteckungsschutz. Revue d'Immunol. Bd. 3, 1937.

SCHLOSSBERGER. D.m.W. 1926, S. 2199.

SORDELLI. Rev. d. Inst. bact. Buenos Aires 1918 Bd. 1.

TIZZONI u. CATTANI. Zentralbl. f. Bakt. 1891 Bd. 9.

VAGEDAZ. Zeitschr. f. Hygiene Bd. 20, S. 295.

VAILLARD. Ann. de l'Inst. Pasteur 1892, S. 224.

v. WASSERMANN. Berl. klin. Wochenschr. 1898, Nr. 1.

Der Tetanus beim Menschen

ABATE, A. Über einen Fall von mit Antitoxin geheiltem Tetanus. Giorn. med. mil. Bd. 82, 1934.

AMBERG, E. u. HENRITT, R.S. Tetanus, Tetanusantitoxin oder Phenobarbital-Taubheit. J. americ. med. Assoc. Bd. 105, 1948.

ANDREWES. Lancet 1917 Bd. 192.

ANGGARD, G. Zwei Fälle von Tetanus unter dem Bilde einer Peritonsillitis. So. Läkarstidn. 1935, S. 713.

ARMANGUÉ, J. Über 3 Fälle von Tetanus. Rev. med. Barcelona. Bd. 20, S. 484.

ARND. Korrespondenzbl. f. Schweizer Ärzte 1913, S. 105.

ARNETH. Zur Frage des Blutbefundes bei Tetanus. D.m.W. 1928, Nr. 31.

ARNETH, J. Über das quantitative und qualitative Thrombocyten- und Leukocyten-Blutbild beim Tetanus. Deutsches Arch. f. klin. Med. Bd. 179, 1936.

ASCHOFF u. REINHOLD. Die Veränderungen der motorischen Ganglienzellen beim Wundstarrkrampf. Veröffentl. z. Kriegs- und Konstitutions-Pathol. Nr. 11—12. G. Fischer Jena 1922.

ASCHOFF u. ROBERTSON. Med. Klinik 1915, Nr. 26.

AXELRAD, L.D. Wirbelsäulenveränderungen beim Starrkrampf. Nov. chir. Arch. russ. Bd. 48, 1941.

AXHAUSEN. Über lokalen Tetanus beim Menschen. Deutsche Zeitschr. f. Chir. 1905 Bd. 78.

BAGINSKY. D.m.W. 1893, S. 41.

BAISCH. Über chronischen Tetanus. M.m.W. 1918, Nr. 5.

BARROS. Zeitschr. f. Neurol. 1924 Bd. 93, S. 720.

BECHER. Ein Tetanus im Anschluß an eine künstliche Kallusreizung bei einer Humerusschaftfraktur mehrere Monate nach Verheilung der Hautwunden. D.m.W. 1917 Nr. 32.

BECHER, E. Kyphoskoliose nach Tetanus. M.m.W. 1918, Nr. 47.

BECHER. Grenzgeb. d. Med. u. Chir. 1918, Bd. 30.

BECK. Neurol. Zentralbl. 1894, S. 900.

BENECKE. Über Leukozytose bei Tetanus. Mitt. a. d. Grenzgeb. d. Med. u. Chir. 1922 Bd. 24.

BENEDEK, L. u. JUBA, A. Die Bedeutung der „Wurzelnerven" bei der Tetanusinfektion des Menschen. Ors. Hetil. 1938, S. 675.

BENNEY, V. u. ROX, CH. u. MAC LENNAU, J. Tetanus-Bazillen noch 10 Jahre nach dem ersten postoperativen Tetanusanfall. Brit. med. Journ. Nr. 4043, 1938.

BERARD u. LUMIÈRE. Presse med. 1925, Nr. 59.

Bernhard-Kreis, E. Über einen seltenen Fall von Starrkrampf. Zugleich ein kasuistischer Beitrag zur Frage des sogenannten „kryptogenetischen" Tetanus. Zeitschr. f. Geburtsh. Bd. 116, S. 79.

Bethge. Zum Nachweis der Eintrittspforte beim Tetanus. Chirurg. 1941, S. 19.

v. Beust. Deutsche Zeitschr. f. Chir. Bd. 159, S. 105.

Biancheri, T. Über einen Fall mit einem umschriebenen Spättetanus der oberen Extremität. Giorn. Med. mil. Bd. 4, 1937.

Blancardi, A. Über Tetanus localis. Policlinico Sez. prat. 1942, H. 25.

Blumenthal. D.m.W. 1898, Nr. 11.

Bocchia. Su la preseuze del bacillo de tetano nel catgut greggio. Riv. d'igiene e sanita publ. 1910.

Boehler. Med. Klinik 1917, S. 300.

Borries, G. V. Th. Der aurikuläre Starrkrampf und seine Beziehungen zum okularen. Rev. d'Otol. Bd. 8, 1930.

Boshamer, K. Tetanus in den Subtropen. Zentralbl. f. Chir. 1935, S. 2833.

Bratusch-Marrain. Zur Behandlung des Tetanus neonatorum. M.m.W. 1923, Nr. 50.

Bratusch-Marrain. Beobachtungen über den Tetanus neonatorum. Arch. f. Kinderheilk. 1924 Bd. 74.

Brown, J.J.M. u. Mac Donald, C.R. Tetanus nach Einführung eines Fremdkörpers in die Nase. Lancet 1932, S. 677.

Brüning. Berliner Ges. f. Chir. 13. Nov. 1922.

Brunner. Kopftetanus. Beitr. z. klin. Chir. Bd. 9, 10, 12.

Brunzel. Über lokal beschränkten Tetanus. Berl. klin. Wochenschr. Bd. 81, S. 609.

Brunzel. Tödlicher Tetanus nach einer 7 Jahre zurückliegenden Verwundung. Zentralbl. f. Chir. 1921, Nr. 46.

Bruschettini. La riforma med. 1892, Nr. 8.

Büdinger. Wiener klin. Wochenschr. 1893, Nr. 16.

Busch, W.L. Tetanus nach künstlichem Abort. J. amer. med. Assoc. Bd. 116, Nr. 25, 1941.

Buschke u. Örgel. D.m.W. 1893, Nr. 7.

Butturini, U. Klinische Beobachtungen über Tetanusinfektion. Giorn. clin. med. 1942 Bd. 23, S. 1321.

Calvet, J. Volvulus des Dünndarms und Tetanus. Presse med. 1942, S. 740.

Carbone u. Perrero. Zentralbl. f. Bakt. Bd. 18, S. 193.

Carothers, R.G. Die sich ergebenden Probleme bei Gasbrand und Tetanus bei komplizierten Frakturen. Amer. I. Surg. Bd. 28, 1935.

Chasin, A. Über Veränderungen in der Wirbelsäule nach Tetanus. Fortschr. a. d. Geb. d. Rö-Strahlen Bd. 46, 1932.

Chiuro, G.A. Ungewöhnliche Eintrittspforte für Tetanus-Bazillen. Riforma med. 1941, H. 10.

Ciaccia, S. Gibbus infolge Starrkrampf. Chr. Org. Movim Bd. 16, 1931.

Ciancarelli, S. Klinische und therapeutische Beobachtungen über 65 Fälle von Tetanus. Policlinico Sez. chir. Bd. 47, 1940.

Climesco, V. u. Sarbu, P. u. Roman, Dt. Wirbelsynostose nach Tetanus beim Erwachsenen. Rev. d'Orthop. Bd. 26, 1939.

Connerth. D.m.W. 1924, Nr. 52.

Courmont u. Doyon. Semaine med. 1893.

Cunico, N. Starrkrampfinfektion aus einem Unterschenkelgeschwür. Giorn. med. Alto Adige Bd. 11, 1939.

Czerny. D.m.W. 1914, Nr. 40 u. 44.

Decoulx, P. u. Bedrine, H. u. Bastien, P. Der Tetanus post abortum und seine Behandlung. Arch. franco-belges Chir. Bd. 34, 1937.

Dey, A. Chronischer Tetanus. Diss. Freiburg 1931.

Diemel. Lokales Tetanusrezidiv durch Narbenexzision erfolgreich behandelt. D.m.W. 1919, Nr. 34.

DIETRICH, H.F. u. KARSCHNER, R.G. u. STEELE, S.F. Tetanus und Verletzungen der Wirbelsäule im Kindesalter. J. Bone Surg. Bd. 22, 1940.

DIMTZA, A. Tetanusinfektion bei Ulcus cruris. Chir. 1930, S. 118.

DOANE, J.C. Tetanus as a complication in drug inebriety. J. amer. med. Assoc. Bd.82, 1924.

DOLLY. Sc. Soc. 1908 Bd. 24.

DOBERER. Über Spättetanus. Wiener klin. Wochenschr. 1917.

DRABIG, F. Zwei seltene Infektionswege des Tetanus. Deutsche Zeitschr. f. Chir. Bd. 249.

EBERSTADT, R. Über Gibbusbildung bei Tetanus. M.m.W. 1918, Nr. 47.

EDELMANN, H. Fußoperation und Tetanus-Erkrankung. Zentralbl. f. Chir. 1931, S. 2387.

ERNST, W. Spättetanus durch stumpfes Trauma, über 14 Jahre nach der ursächlichen Kriegsverletzung. Wiener klin. Wochenschr. 1931, S. 1308.

ESAU. Tetanus nach Abort und Douglaseiterung. Zentralbl. f. Gynäkol Bd. 45, S. 1695.

ESSER, F. Der Wundstarrkrampf als Betriebsunfall in Gießereien. Diss. Kiel 1938.

FALDINI, G. Brustwirbelfraktur, Lendenskoliose und Kontraktur einer unteren Extremität als Komplikation des Wundstarrkrampfs, Chir. Org. Movim Bd. 20, 1934.

FERRANDIZ, S.V. Klinisch experimentelle Untersuchungen über das Zusammentreffen der Tetanusinfektion mit elektrisch entstandenen Verletzungen. Arch. f. klin. Chir. Bd. 187, 1936.

FERRARI, S. u. FOGLIANI, U. Stickstoff und Chloride im Blute bei experimentellem Tetanus. Riv. Pat. sper. Bd. 27, 1941.

FERRY. Presse med. 1924, Nr. 79.

FISCHER, H. H. Spättetanus. Chir. 1947, S. 651, Jhg. 17—18.

FLECHTNER u. QUAST. Tetanus bei kriminellem Abort. Zentralbl. f. Gynäkol Bd. 49, S. 975.

FRANZ. Kriegschirurgen-Tagung Brüssel 7. VI. 1915.

FRENKLOWA. Beitrag zur Behandlung des Tetanus der Neugeborenen. Pedjatzja. Polska 1924 Bd. 4.

FRESSE. Tetanus nach Erfrierungen. Diss. München 1927.

FREUND. Tetanus puerperalis. D.m.W. 1912, S. 1813.

FRIEDRICH, H.G. Der Wundstarrkrampf in der Leipziger chirurgischen Universitätsklinik in den Jahren 1911—1928. Diss. Leipzig 1932.

FRIEDRICH. Spontanfraktur der Wirbelsäule bei Tetanus. Deutsche Gesellschaft f. Chir. 30. III. 1932.

GAGYI, J. Morphologische Untersuchung der innersekretorischen Organe bei Tetanus. Magy ors. Arch. Bd. 35, 1934.

GATES. Report of a case of tetanos neonatorum. Prov. of the Canal Zone 1915 Bd. 6.

GAVRILLA, J. u. CADARIN, SM. Bemerkungen über klinisch lokalisierte Tetanus-Formen. Klin. Wochenschr. 1942, S. 1125.

GELLER. Breslauer schlesische Gesellschaft für vaterl. Kultur 9. XII. 1927.

GERWIENER. Über chronischen Tetanus. M.m.W. 1916, Nr. 35.

GEZOWA. Frankfurter Zeitschr. f. Pathol. 1918 Bd. 21, H. 3.

GHON u. ROMAN. Über Misch- und Sekundärinfektion bei Tetanus traumaticus. Deutsch-österr. San.-Wesen 1915, S. 313.

GIUNTA, G. Der Tetanus im italienischen Somaliland. Arch. ital. Sec. med. colon. Bd. 14, S. 1933.

GLÜCKSTHAL. Zur Kasuistik der ungewöhnlich langen Inkubation und der Recidive bei Tetanus. M.m.W. 1916, S. 1730.

GOLD, H. Zwei seltene Infektionswege des Tetanus. Deutsche Zeitschr. f. Chir. Bd. 249, 1937.

GOLDSCHEIDER. Klinische Beobachtungen über Tetanus im Felde. Berl. klin. Wochenschr. 1915, Nr. 10 u. 11.

GOLDSCHEIDER u. FLATAU. Fortschr. d. Med. 1897.

GOSDEN, M. Tetanus im Gefolge von Beschneidungen. Trans. roc. Soc. trop. Med. London Bd. 28, 1935.

GREEN, C.C. Die Pathogenese des lokalen Tetanus. Ann. Surg. Bd. 105, 1937.

GROBER, J. Ein Fall von Kopftetanus. Grenzgeb. d. Med. u. Chir. Bd. 13, S. 40.

GROHE. Zur Frage des Blutbefundes beim Tetanus. D.m.W. 1916, S. 938.

GROSSMANN. Zur Frage des Tetanusrezidivs. M.m.W. 1917, S. 725.

GROSSMANN, A. Über die in den württembergischen Heimatlazaretten beobachteten Tetanusfälle. Bruns Beitr. Bd. 107, S. 326, 1917.

GRUNDMANN. Berl. Klin. Wochenschr. 1915, Nr. 8.

GÜNTZ, E. DieBedeutungderRücken-Streckmuskulatur für dieEntstehung von Wirbelkörperbrüchen durch Muskelzug im Starrkrampf (Tetanus-Cardiazol-Krampf) einerseits und Haltungkyphosen andererseits. Arch. f. orthop. u. Unfall Chir. Bd. 41, S. 64.

GULLICHSEN, R. Über Tetanus. Nord. med. Tidskr. 1935, S. 409.

HAENSERMANN, E. Tetanus als postoperative Komplikation in der Gynäkologie, insbesondere beim Carcinom. Zentralbl. f. Gynäkol. 1929, S. 1948.

HAGENMÜLLER, A. Über den lokalen Tetanus beim Menschen. Diss. Erlangen 1939.

HALBAN, J. Zur Symptomatologie des Tetanus. Grenzgeb. d. Med. u. Chir. Bd. 1, 1896.

HAMMER. Ein auf den linken Plexus lumbalis lokalisierter Fall von Tetanus.M.m.W. 1918, S. 1098.

HAPPEL. Zur Lehre vom Wundstarrkrampf. M.m.W. 1915, Nr. 30.

HARF. Tetanus lateralis. Berl. klin. Wochenschr. 1915, Nr. 52.

HART, A. Gehäuftes Auftreten schwerer Tetanusfälle. Wiederholt schwere Erkrankung auf Grund echter Neuinfektion. Bruns Beitr. Bd. 173, 1942.

HEDDÄUS. Med. Klinik 1917, S. 279.

HEYSE. Über Tetanus puerperalis. D.m.W. 1893, Nr. 14.

HERBIG. Wirbelfrakturen nach Tetanus. Zentralbl. f. Chir. 1939, S. 1103.

HOEDEN, J. VAN DER u. JORDAN, F.L.J. Otogener Tetanus. Nederl. Tijdschr. f. Geneesk. 1939, S. 2449.

HOHLBECK. D.m.W. 1903, S. 172.

HOTZ. Über rektale Magnesiumsulfatbehandlung bei Tetanus. Schweizer med. Wochenschr. 1921, Nr. 28.

HOWALD, R. u. FRANCESCHETTI, A. Über Affektion der äußeren und inneren Augenmuskeln bei Kopftetanus. Schweizer med. Wochenschr. 1930, S. 610.

JUNKERSDORF. Diss. Bonn 1918.

KAPOSI. Über Spättetanus. Wiener klin. Wochenschr. 1917, Nr. 8.

KAWINKOCHTIS. Zeitschr. f. Hyg. 1922 Bd. 95.

KEUTMANN. Monatsschr. f. Geburtsh. u. Gyn. 1898, Nr. 29.

KITASATO. Zeitschr. f. Hygiene 1891 Bd. 10.

KLEINERTZ. Tetanus durch Catgut. Berl. klin. Wochenschr. 1909, Nr. 36.

KLIENEBERGER. Klinische Erfahrungen über Tetanus auf dem westlichen Kriegsschauplatz. Berl. klin. Wochenschr. 1915, Nr. 32.

KÖNIGSWIESER. Über Tetanusgefahr bei aseptischen Operationen an der Fußsohle bei Barfußgängern. M.m.W. 1926, Nr. 41.

KREUTER. M.m.W. 1914, Nr. 46.

KRINITZKI. Zur Frage nach dem Mineralstoffwechsel beim experimentell erzeugten Tetanus. Biochem. Zeitschr. Bd. 183.

KROGER, W.P. Tetanus im Anschluß an akute Appendicitis. Amer. J. Durg. Bd. 18, 1932.

KÜHNAU. Berl. klin. Wochenschr. 1898, Nr. 28.

KÜMMEL. D.m.W. 1915, Nr. 52.

KÜMMEL. Beitr. z. klin. Chir. Bd. 96.

KÜSTER u. MARTIN. Erfahrungen über chronischen Tetanus, serologische Diagnose, Klinik und Therapie. Beitr. z. klin. Chir. Bd. 112, S. 268.

KUHN u. RÖSSLER. Tetanus und Catgut. Deutsche klin. Therapeut. Wochenschr. 1906, Nr. 46.

KUNTZEN, H. Über gehäufte Tetanuserkrankungen in der letzten Phase des Krieges und über die Behandlung des Tetanus mit Anatoxin. Der Chirurg 17.—18. Jahrgang, H. 4.

KUZMIN, S. Ein Fall von Wundstarrkrampf nach Verletzung der Vorhaut mit einem Haar während des Coitus. Sovet Chir. Bd. 5, 1934.

LANDOW. Deutsche Zeitschr. f. Chir. 1925 Bd. 190.

LARGER. Bull. med. soc. chir. 1894, S. 772.
LAUBENHEIMER u. CAAN. M.m.W. 1911, S. 904.
LEENHARDT, E. u. CHAPTAL, J. u. LONJU, P. Generalisierter Tetanus. Arch. Soc. Sci. med. et biol. Montpellier Bd. X., 1929.
LEMERE, F. u. ARNASEN, J.S. Ein Rückfall von Tetanus, der erfolgreich mit Azosulfonamid behandelt wurde. J. amer. med. Assoc. Bd. 116, 1941.
LESCHKE. Berl. Klin. Wochenschr. 1915, Nr. 52.
LIEBOLD. M.m.W. 1915, Nr. 20.
VAN LIER. Beitr. z. klin. Chir. 1916 Bd. 103.
LÖHR, R. Wundstarrkrampf und Blockwirbel. Bruns Beiträge Bd. 169, H. 1.
LOSSEN. Ein Fall von Spättetanus. M.m.W. 1916, S. 1778.
MADELUNG. M.m.W. 1914, Nr. 52.
MAIER, O. Über Wundstarrkrampf und andere Anäerobierinfektionen. Schweizer med. Wochenschr. 1939, Nr. 48.
MANN. Spättetanus. Wiener klin. Wochenschr. 1917, S. 1420.
MANOUELIOU. Ann. de l'Inst. Pasteur 1925, S. 440.
MAURER, G. Tetanus nach Verbrennungen und Erfrierungen. Zentralbl. f. Chir. 1938, S. 2771.
MARCUS. Zeitschr. f. Heilk. Bd. 4.
MARIE. Zeitschr. f. Immunforsch. 1913 Bd. 17.
MARSZALEK. Tetanus und Appendicitis. Nowiny lek. 1921.
MAUCLAIRE. Policlinico Sez. prat. 1927, S. 1.
MESEK. Klin. Wochenschr. 1926, Nr. 48.
MEYER. Klinisches über den Tetanus anhand eines rezidivierenden Falles. Beitr. z. klin. Chir. Bd. 106, S. 673.
MEYER, Z.H. Ein Beitrag zur Entstehung des Tetanus. Med. Klinik 1940, S. 711.
MEYER, E. u. WEILER, L. Weitere Untersuchungen über tetanische Muskelverkürzungen. M.m.W 1917, Nr. 49 u. 50.
MÖNCKEBERG. Pathol anat. Beobachtungen aus Reserve-Lazaretten. M.m.W. 1915, Nr. 2.
MOSBACHER. Arch. f. klin. Chir. 1927 Bd. 146.
MOSTI. Policlinico sez. prat 1925 Bd. 18.
MUELCHI. Amer. journ. of dis. of children. 1926 Bd. 32.
MÜLLER, W. Lokaler Tetanus. Zentralbl. f. Chir. 1941, S. 709.
MURSTAD. Med. rev. 1921, S. 38.
NAGY, G. Über Gibbusbildung bei Tetanus. Zeitschr. f. klin. Med. Bd. 127, S. 434.
NATON. Über Tetanus puerperalis. Diss. Breslau 1920.
NASSO. Rinasse med. 1925, Nr. 22.
NEUDÖRFER, D. Zur Frage der Entstehung von Wirbelkompressionsfrakturen nach Tetanus. Diss. Erlangen 1937.
NEGRO, C.R.C. u. TOLOSA, M. Zwei Fälle von Tetanus geheilt durch Penicillin. Act.. Pediatr. Bd. 17, 1946.
NICOLAIER. Virch. Arch. 1892 Bd. 128.
NISSEN. D.m.W. 1891.
NISSL. Fortsch. d. Med. 1897.
ORTH. Ein Fall von Spättetanus und seine Behandlung. M.m.W. 1917, S. 1222.
OSTERLOH. Tetanus puerperalis. M.m.W. 1902, S. 1116.
PALMA, R. Experimentelle Untersuchungen über die Pathogenese der Tetanus-Infektion. Ann. ital. Bd. 18, 1933.
PALMA, R. Über einen Fall von rückfälligem Tetanus. Ann. ital. Chir. Bd. 10, 1931.
PAUSE, FR. u. CUPPERS, C. Lokales Tetanusrezidiv mit elektrophysikalischen Befunden (Ein Beitrag zur Kenntnis der Wirkungsweise des Tetanustoxins) Nervenarzt Bd. 14, 1941.
PARRISCH. Case of tetanus neonatorum. Arch. f. Pediatr. 1923 Bd. 40.
PEMOYER, G.F. Traumatische Amputation am Oberschenkel kompliziert durch Gasbrand- und Tetanus-Infektion. J. amer. med. Asso c.Bd. 95, 1930.
PIT'HA. Zentralbl. f. Gynäkol. 1898, Nr. 29.

PORTMANN, A. Spätfolgen nach Wundstarrkrampf mit besonderer Berücksichtigung von Wirbelveränderungen. Diss. Zürich 1937.

PRIBRAM. Klinische und therapeutische Erfahrungen über den Tetanus. Berl. klin. Wochenschr. 1915, S. 867.

PRIBRAM, H. Der Tetanus in den Kriegsjahren 1914—1915. Med. Klinik 1916, Nr. 42.

PROGULSKI. Tetanus der Neugeborenen. Polska gaz. lekarska 1922, Nr. 17.

RADULESCO, A.D. u. SUZAN, B. Die tetanische Kyphose. Rev. d. orthop. Bd. 24, 1937.

RATHCKE, L. Über eine Beobachtung von örtlichem Tetanus. Zentralbl. f. Chir. 1942, S. 13.

REDDINGIUS, T. Wirbelstörungen beim Tetanus. Nederl. Tijdschr. Geneesk. 1937, S. 466.

REINHARDT u. ASSIM. Zentralbl. f. Bakt. 1909 Bd. 40.

RHEIN, J. Ungewöhnlich lange Inkubationsdauer bei Tetanus. Zentralbl. f. Chir. 1933, S. 153.

RITTER. Beitr. z. klin. Chir. Bd. 96, S. 443.

RIVA, A. Pathogenetische, prognostische und therapeutische Betrachtungen über 95 Tetanusfälle. Osp. Bergamo Bd. 4, 1935.

RIVOLTA, E. Gibbus nach Tetanus. Boll. Poliambul. Ronzeni 1937 Bd. 11.

ROBERG, T. Wirbelsäulendeformität nach Tetanus und Beziehung zu juveniler Kyphose. J. Bone Durg. Bd. 19 1937.

ROCHE, La. Steriles Catgut in der Praxis. D.m.W. 1901, S. 410.

ROGGE, F. Veränderungen der Wirbelsäule nach Tetanus. Diss. Düsseldorf 1937.

ROQUES u. CONDAT. Gaz. des hopitaux 1920, Nr. 86.

ROSNI. Otogener Tetanus. Zentralbl. f. Chir. 1932, S. 2291.

ROSTOCK, P. Wert und Gefahren der prophylaktischen Tetanus-Schutzimpfung. Arch. f. klin. Chir. Bd. 197, 1939.

ROTHSTEIN. Diagnose des Tetanus puerperalis. Zentralbl. f. Gyn. 1928, Nr. 26.

RÜTSCHLI, E. Bakteriologische Untersuchungen von Mistproben aus dem Engadin auf Anaerobier und speziell auf Tetanus-Bazillen. Diss. Zürich 1932.

v. SARBO. Ein Fall von lokalisiertem Tetanus infolge einer Stichverletzung. Wiener klin. Wochenschr. 1918, S. 806.

SCHEIDT, R. Tetanusintoxikation bei Fehlen lebender Tetanus-Bazillen. M.m.W. 1939, S. 959.

SCHLÖSSER, B. Über Wirbelsäulenverbiegungen beim Tetanus. Diss. Münster 1936.

SCHMID, W. Die Frühdiagnose des postoperativen Tetanus. Chirurg 1936, S. 763.

SCHMID, W. Die Entstehung des postoperativen Tetanus. Bruns Beitr. Bd. 166, 1937.

SCHMIDT, G. M.m.W. 1921, S. 328.

SCHMITT. Zur Klinik des chronischen Tetanus. Grenzgeb. d. Med. u. Chir. Bd. 33, H. 1—2.

SCHMUTZIGER. Deutsche Zeitschr. f. Chir. Bd. 187, H. 1—2.

SCHNABERTH, K. Über die Tetanusgefahr bei Fußoperationen. Ein Beitrag zur Frage der Tetanusprophylaxe. Zeitschr. f. Orthop. Bd. 72, 1941.

SCHNEIDER. Diss. Gießen 1910.

SEHRT, E. Der Wundstarrkrampf. Med. Welt 1937, S. 1773.

SENATE, V.F. Klinisch-experimentelle Untersuchungen über das Zusammentreffen der Tetanusinfektion mit elektrisch entstandenen Verletzungen. Arch. f. klin. Chir. Bd. 187.

SICARD, A. Der Tetanus uterinen Ursprungs. Bull. med. 1932, S. 897.

SIEMON. M.m.W. 1914, Nr. 48.

SIMPSON. Sel. Obst. Werks. Edinbg. 1871, S. 569.

SOKOLOV, S. Fehler und Komplikationen bei der Prophylaxe und Behandlung des Wundstarrkrampfs. Nov. chir. Bd. 21, 1931.

SONNTAG. Die bisherigen Erfahrungen über den Wundstarrkrampf in dem jetzigen Kriege. Ergebnisse d. Chir. u. Orthop. Bd. 10, S. 1.

SPEED. Surg. gynecol. and. obstr. 1916 Bd. 22.

SPIEGEL. Tetanus puerperalis Arch. f. Gyn. 1914, Bd. 103.

SPRENGER, O. Krampfbereitschaft als Spätfolge nach Tetanus. Zentralbl. f. inn. Med. 1937, S. 481.

STERNBERG, H. Infektion mit Wundstarrkrampf durch dieVerbandwatte bei fistelnder tuberkulöser Hüftgelenksentzündung. Zentralbl. f. Chir. 1931, S. 2815.

STEYER. Über einen eigenartigen Liquorbefund beim Tetanus. D.m.W. 1928, Nr. 31.

STINTZING. Grenzgeb. der Med. u. Chir. Bd. 3.

STRATER. Ein bemerkenswerter Fall von Tetanus D.m.W. 1916, Nr. 13.

STREBEL. Über einen Fall von Tetanus nach aseptischen Fußoperationen. M.m.W. 1927, Nr. 37.

STRICKER. D.m.W. 1914, Nr. 52.

TAROZZI. Zentralbl. f. Bakt. Bd. 39, S. 407.

TAYLOR, K.P.A. Krampf des Orbicularis oculi bei lokalem Tetanus. Arch. Surg. Bd. 29, 1934.

TEUTSCHLÄNDER. Spättetanus nach frühzeitiger Antitoxininjektion. D.m.W. 1915, S. 1453.

TRAUTVETTER. Diss. Zürich 1896.

TROTZKI. Latente Tetanusform. Nowy chir. Arch. 1923, Nr. 12.

ULRICH. Zentralbl. f. Chir. 1922, Nr. 51.

URECH. Rev. med. de la Suisse rom. 1926.

VACCARESZA, R.F. u. PEROMINI, J. u. VACCARESZA, A.J. Rev. sud. amer. Med. Paris Bd. 3, 1932.

VACCARESZA, R.F. u. VIVOLI, D. u. PERONEINI, J. Nierenveränderungen beim Tetanus. Semana med. espan. 1933, S. 77.

VAILLARD u. ROUGET. Caontribution à l'tude de tetanos. Ann. d. l'Inst. Pasteur 1892 Bd. 6.

VARGAS, H. Blatternimpfung und Tetanus. Med. Nin. espanol Bd. 31, 1930.

VERNEUIL. Rev. di chir. 1888, S. 640.

VIGANO. Wirbelveränderungen nach Tetanus. Arch. di Orthop. Bd. 51, H. 2.

VINAY. Du tetanos puerperal. Lyon med. 1891, Nr. 51.

VÖLKER. Zentralbl. f. Gynäkol. Bd. 94, S. 1625.

WALTERS. Surg. gyn. et obst. 1922 Bd. 34.

WALTHARD. Über den lokalen Tetanus beim Menschen. Diss. Bonn 1910.

WARENBURG, H. u. DRIESSENS, J. Hyperpolypeptidämie im Verlauf eines Tetanus. Presse med. 1935, S. 1601.

WEICHSELBAUM. Berl. klin. Wochenschr. 1915.

WILDEGANS. Über das Auftreten von Tetanus im deutsch-polnischen Kriege. D.m.W. 1940, Nr. 32.

WINTERSTEIN, O. Über Wirbelsäulenveränderungen nach Tetanus. Schweizer med. Wochenschr. 1937, Nr. 7.

WOHLGEMUTH, K. Über Tetanus nach Operationen. Arch. f. klin. Chir. Bd. 123.

ZEHRER, G. Wundstarrkrampf nach Fistelfüllung. Deutscher Militärarzt 1943, S. 175.

ZEISSLER u. KÄHEL. Die ätiologische Diagnose des Nabeltetanus beim Neugeborenen. Jahrb. f. Kinderheilk. 1922 Bd. 100, H. 1—2.

ZUKSCHWERDT, L. u. AXTMANN, R. Wirbelveränderungen nach Wundstarrkrampf. Deutsche Zeitschr. f. Chir. Bd. 238, 1933, S. 627.

ZWEIFEL. Bolus alba als Träger der Infektion. M.m.W. 1910, S. 1787.

Prophylaxe

ABRAHAM. Diss. Greifswald 1923.

ARNDT u. KRUMMBEIN. Zur Prophylaxe des Tetanus. Zentralbl. f. Chir. 1915, Nr. 13.

BAZY. Bull. mem. soc. chir. 1917 Bd. 43.

BAZY, L. Über die Vaccination gegen Tetanus. Versuche mit der Schutzimpfung in einer großen sozialen Gemeinschaft. Presse med. 1934, S. 1171.

BAZY, L. Tödlicher Tetanus nach einer Verbrennung an den Beinen. Befürwortung einer Tetanusschutzimpfung. Bull. Soc. nat. Chir. Paris Bd. 61, 1935.

BIGLER, J.A. u. WERNER, M. Aktive Immunisierung gegen Tetanus und Diphtherie bei Kleinkindern und Kindern. J. amer. med. Assoc. Bd. 116, Nr. 21, 1941.

Boyd, J. S. K. Tetanus auf afrikanischen und europäischen Kriegsschauplätzen 1939—1945. Lancet 1946, 113-119.

Bozsin. Gibt es ein natürliches Antitoxin bei gesunden Menschen gegen Tetanus? Diss. Greifswald 1924.'

Brown, H. H. Aktive Immunisierung gegen Tetanus. Brit. med. Journ. 1937, Nr. 3974.

Buzello, A. Mitt. a. d. Grenzgeb. d. Med. u. Chir. 1923, Bd. 36.

Buzello, A. Serumschock und Serumkrankheit nach Tetanus-Schutzimpfung und ihre Behandlung. D.m.W. 1934, S. 1137.

Camner, M. Leibschmerzen als Manifestation der Serumkrankheit. Bull. Soc. Pediatr. Jasi Bd. 6, 1935.

Cooke, A. u. Hampton, S. u. Shermann, W.B. u. Stull, A. Durch Immunisierung mit Tetanustoxoid hervorgerufene Allergie. J. amer. med. Assoc. Bd. 114, Nr. 19.

Csiki, J. Prophylaxe und Therapie des Tetanus. Der Chirurg 1940, S. 427.

Cunningham, A.A. Anaphylaxie nach Einspritzung von Tetanustoxoid. Brit. med. Journ. Nr. 4163, 1940.

Cutter, R.D. Beeinträchtigung der Gehörnerven durch Tetanusantitoxin. J. amer. med. Assoc. Bd. 106, 1936.

Demme, H. Obere Plexuslähmung nach vorbeugender Serumeinspritzung. M.m.W. 1933, S. 1502.

Domrich, H. u. Hubert, F. Über die Serumerkrankungen nach Tetanusantitoxininjektion. Zentralbl. f. Chir. 1940, S. 14.

Ebhardt. Zur Frage der Tetanusprophylaxe. Zentralbl. f. Chir. 1939, S. 1150.

Förster, W. Noch ein Wort zur Tetanus-Schutzimpfung. Zentralbl. f. Chir. 1939, S. 2444.

Froboese, C. Bemerkungen zur Frage der Tetanusprophylaxe. Chirurg 1939, H. 1.

Gold, H. Untersuchungen über das Tetanustoxoid. Journ. Allergy Bd. 8, 1937.

Gold, H. Studien über das Tetanustoxoid. J. amer. med. Assoc. Bd. 109, Nr. 7.

Gollasch, W. Plexusschäden nach Tetanusserum. Monatsschr. f. Unfallheilk. Bd. 48, Nr. 6, 1941.

Gottesbüren, H. Vorbeugung und Behandlung des Wundstarrkrampfes unter besonderer Berücksichtigung der aktiven Immunisierung. Arch. f. klin. Chir. Bd. 195, 1939.

Gottlieb u. Freund. Experimentelles zur Serumtherapie des Tetanus. M.m.W. 1916.

Grixoni, G. u. Bruni, N. u. Bardelli, P. Versuche über Schutzimpfung mit Tetanusanatoxin. Giorn. Med. mil. Bd. 77, 1929.

Haas, W. Wundstarrkrampf trotz Wundausschneidung und Serumgabe. Der Chirurg 1940, S. 430.

Hahn, E. Lähmungen nach wiederholter Seruminjektion. Klin. Wochenschr. 1934, S. 1309.

Hanke, H. Tetanus nach rechtzeitig ausgeführter Tetanus-Schutzimpfung. Deutsche Zeitschr. f. Chir. Bd. 242, 1934.

Hansen, K. Serumschock und Serumkrankheit. Zentralbl. f. Chir. 1939, S. 1074.

Heim, Fernbach u. Bullger. Ann. de l'Inst. Pasteur 1919, S. 537.

Hellpap, W. Vermeidung der Serumkrankheit durch Tetanus-Fermo-Serum. Zentralbl. f. Chir. 1943, S. 200.

Hempel u. Reymann. Über das Verschwinden des Tetanusantitoxins aus dem Blut. Wiener klin. Wochenschr. 1917, Nr. 8.

Herfarth. Zwei schwere Lähmungen nach Injektion von Tetanusserum. Zentralbl. f. Chir. 1939, S. 1472.

Hertz, J. Versager bei der Tetanusprophylaxe. Ugeskr. f. Laeg. 1938, S. 871.

Hornung, H. Zur Frage der Tetanus-Schutzimpfung. Chirurg 1940, S. 1035.

Hubert, Fr. Über einen Fall von Frühreaktion nach Tetanusantitoxin-Injektion. Zentralbl. f. Chir. 1942, S. 1889.

Hübner. Tetanusprophylaxe. Chirurg. 1938, S. 337, 719, 723 u. 735.

Hübner, A. Zur Frage der Tetanus-Schutzimpfung. Chirurg 1939, S. 393.

Hübner, A. Zur Frage der Tetanusprophylaxe. Zentralbl. f. Chir. 1940, S. 1299.

Jäger, F. Tetanusprophylaxe oder nicht? M.m.W. 1939, Nr. 5.

Jäger, F. Tetanus und Tetanusprophylaxe. Zentralbl. f. Chir. 1940, S. 221.

JUNG, G. Über Schädigungen nach vorbeugenden Gaben von Tetanusantitoxin und die Verwendung eiweißarmer Sera. Med. Welt 1937.

JUNGHANNS, H. Wundstarrkrampf trotz vorbeugender Einspritzung. Zentralbl. f. Chir. 1939, S. 700.

KARITZKY, B. Aktive Wärmebehandlung der Serumkrankheit. M.m.W. 1936, N. 35.

v. KARNITSCHNIGG, H. Ein Beitrag zur Serumprophylaxe beim Tetanus. Wiener klin. Wochenschr. Bd. 53, 1941.

KESTERMANN, E. u. SCHEINING, TH. u. VOGT, K.E. Aktive Immunisierung gegen Tetanus. Klin. Wochenschr. 1939, 1553.

KESTERMANN, E. u. VOGT, K.E. Nachuntersuchungen bei aktiv gegen Tetanus immunisierten Menschen. Klin. Wochenschr. 1940, S. 1129.

KINO, E. Tetanusserum-Polyneuritis. Lokalisierte Muskelkrämpfe. Nervenarzt Bd. 6, 1933.

KIRSCHNER, M. Notwendigkeit der Tetanusprophylaxe. Med. Klinik 1939, S. 1138.

KÖNIG, E. Tödlicher Wundstarrkrampf trotz Wundausschneidung mit vorbeugender Serumgabe. Chirurg 1940, S. 136.

KÖNIG, FRITZ. Über den Wert der Tetanusschutzimpfung nach v. Behring. Arch. f. Orthop. u. Unfall Chir. Bd. 43, 1944.

KROLL, F.W. Tetanusserum-Myelitis nach zweimaliger Serumimpfung. Nervenarzt Bd. 11, 1938.

KUNZ. Serumprophylaxe gegen Tetanus. Zentralbl. f. Chir. 1934, S. 518.

KURTTIO, E. Über Tetanus und sein Vorkommen in Finnland. Acta soc. med. finn. Duodecim. Bd. 22, H. 1, 1936.

LANGEMEYER, H. u. GOTTESBÜREN, H. Die Behandlung des Wundstarrkrampfes und die Vermeidung der Gefahren der Serumanwendung bei der Prophylaxe und der Therapie Chirurg 1940, Bd. 12, S. 422.

LEHMANN. Über die Notwendigkeit der Tetanusprophylaxe. Zentralbl. f. Chir. 1939, S. 1146.

LICOIT, R. Die vorbeugende Einspritzung von Tetanusantitoxin in der Militärmedizin. Bull. Soc. Med. mil. franc. Bd. 90, 1936.

LOEWE, O. Therapie und Praxis der Tetanusprophylaxe. Med. Welt 1937, S. 645.

MAC CREADY, P.B. Innenohrschwerhörigkeit durch Tetanusantitoxininjektion. Ann. of Otol. Bd. 47, 1928.

MAGNUS, G. Chirurgisches zur Tetanusprophylaxe. D.m.W. 1940, Nr. 49.

MAZEL u. GUILLEMINET. Ann. med. leg. Bd. 19, 1939.

MEYER, P. Tetanusverhütung und Vaccination. Zeitschr. f. Unfallheilkunde und Berufskrankheiten Bd. 32, 1938.

DI MOFETTA, N. Erbsche Plexuslähmung nach Injektion von Tetanusantitoxin. Arch. itl. Chir. Bd. 42, H. 2.

MOSBACHER. Zur Serum- und operativen Prophylaxe des Tetanus. Arch. f. klin. Chir. 1927 Bd. 146.

MÜLLER u. QUÉNÉE, A. Die Folgeerscheinung des Tetanus. Gemischte und toxische Folgezustände. Verantwortlichkeit eines jeden dieser Faktoren. Paris med. 1932, S. 100.

OWEN, H.R. Multiple Neuritis nach prophylaktischer Tetanusantitoxininjektion. Ann. Surg. Bd. 94, S. 1931.

PATRASSI, G. Über die „Serumkrankheit" des zentralen Nervensystems. M.m.W. 1940, Nr. 43.

RAMON, G. Tetanusanatoxin und der Tetanusschutz bei Mensch und Haustieren. Presse med. 1936, S. 1625.

RAMON, G. Das Tetanusanatoxin und die Tetanusvorbeugung beim Menschen und den Haustieren. Presse med. 1939, S. 877.

RAMON, G. Tetanusanatoxin und Tetanusschutzimpfung. Ann. Med. Bd. 42, 1937.

RAMON u. ZÖLLER. Cpt. rend. d. Acad. 1926 Bd. 182.

REDI, R. Beitrag zum Studium über die Dauer und den Wert der antitoxischen Immunität bei Personen, die mit Tetanusserum und Tetanusanatoxin injiziert sind. Zentralbl. f. Chir. 1935, S. 2190.

RHODES, J. Hämaturie nach dem Gebrauch von Tetanusantitoxin. J. of Urol. Bd. 38, 1937.

ROST, J. Nervenschädigungen nach Tetanus-Schutzimpfung. Deutscher Militärarzt Bd. 3, 1938.

ROSTOCK, P. Wert und Gefahren der prophylaktischen Tetanus-Schutzimpfung. Arch. f. klin. Chir. Bd. 197, 1939.

ROSTOCK, P. Zur Diskussion über die Serumprophylaxe des Wundstarrkrampfes. Zentralbl. f. Chir. 1939, S. 178.

ROSTOCK, P. Die prophylaktische Tetanus-Schutzimpfung. Zentralbl. f. Chir. 1940, S. 213.

SARTORIUS, F. u. CLAUBERG, K.W. Experimentelle Untersuchungen über aktive Schutzimpfung gegen Typhus und Ruhr, zugleich ein Beitrag zur Frage der kombinierten Impfung unter Einschluß des Tetanusschutzes. Deutscher Militärarzt Bd. 6, H. 2.

SCHAER, H. Tetanus-Prophylaxe und Serumkrankheit. Schweizer med. Wochenschr. 1934, S. 791.

SCHAUWECKER, S. Serumkrankheit mit Recurrenslähmung nach vorbeugender Einspritzung gegen Wundstarrkrampf. Zentralbl. f. Chir. 1933, S. 1411.

SCHMIDT, H. Zur Serumprophylaxe des Tetanus. D.m.W. 1930, S. 179.

SCHMIDT, H. Zur Serumprophylaxe des Tetanus. Med. Welt 1937, S. 604.

SCHNEIDER, H. Über die Notwendigkeit der wiederholten Tetanus-Schutzimpfung bei Kriegsverletzungen. Zentralbl. f. Chir. 1942, S. 1365.

SCHÖNE, G. Tetanusprophylaxe in Krieg und Frieden. Zentralbl. f. Chir. 1939, S. 1025 u. 1150.

SENST. Die Serumkrankheit und ihre Verhütung durch Verwendung angedauter Sera. Das Deutsche Gesundheitswesen 1946, H. 8 und Inaug Diss. Berlin 1944.

SNEATH, P.A.T. Die Bildung des Tetanusantitoxins auf Verabfolgung von Tetanustoxoid. J. amer. med. Assoc. Bd. 102, 1934.

SNEATH, P.A.T. u. KERSLAKE, E.S. Persistenz von Tetanusantitoxin beim Menschen nach aktiver Immunisierung. Brit. med. J. 1935, Nr. 3893.

SOMMER. Ist Tetanusprophylaxe im Industriegebiet überflüssig? Zentralbl. f. Chir. 1939, S. 1780.

SOMMER. Beitrag zur Tetanus-Prophylaxe. Arch. f. orthop. Chir. Bd. 36, 1936.

TILMANN, O. Die Bedeutung der Tetanusprophylaxe nach den Erfahrungen der letzten Zeit. Zentralbl. f. Chir. 1947, S. 1253.

TIMMERMANN, W.A. Tetanus nach prophylaktischer Seruminjektion. Nederl. Tijdschr. Geneesk. 1935, S. 5632.

TULLOCH. Proc. of the roy. soc. of London 1919 Bd. 90.

TUNZE, W. Ein Fall von Tetanus trotz prophylaktischer Injektion. Zentralbl. f. Chir. 1938, S. 2319.

ULBRICH, W. Über die Entwicklung und den Wert der vorbeugenden Einspritzung von Wundstarrkrampfserum. Inaug. Diss. Berlin 1940.

VENER, H.J. u. BOWER, A.G. Klinischer Tetanus. Behandlung von 100 aufeinanderfolgenden Fällen mit einer reinen Sterblichkeitsrate von 19%. J. amer. assoc. Bd. 116, H. 15, 1941.

VOSS, E.A. Die Verhütung der Serumkrankheit. Klin. Wochenschr. 1940, S. 1159.

WHITLENGHAM, H.J. Anaphylaxie nach Injektion von Tetanustoxoid. Brit. med. Journ. Nr. 4129, 1940.

WIX. Zur Frage der Tetanusprophylaxe. Zentralbl. f. Chir. 1939, S. 1146.

WODON, J. Ist es zweckmäßig, in der Armee die Tetanusschutzimpfung einzuführen? Arch. med. belg. Bf. 89, 1936.

WOLTERS, K.L. u. DEHMEL, H. Die Tetanusprophylaxe durch aktive Immunisierung. Zeitschr. f. Hygiene 1940 Bd. 122.

ZANNIOL, A. Anaphylaktischer Schock nach erster Seruminjektion. Riforma med .1937. H. 22.

ZÖLLER. Zur Immunität gegen Tetanus. Soc. med. d'hopitaux Seance 18. Nov. 1927,

Behandlung des Tetanus

v. ANDERSEN. Experimentelle Untersuchungen über kombinierte Antitoxin- und Metallsalzbehandlung nach Walbaum beim Tetanus. Ugeskr. Laeger 1929, S. 400.

ALSBERG. Ärztl. Verein Hamburg 1. XII. 1914.

ADRIEN, G.R.J.J. Neue Angaben über Tetanusbehandlung. Arch. med. mil. Bd. 100, 1934.

ANSCHÜTZ. 26. Tagung nordwestdeutscher Chirurgen Juni 1923.

ARRIBAT. Zur Wundbehandlung bei Tetanus. Zentralbl. f. Chir. 1929, S. 691.

ASCHOFF u. ROBERTSON. Med. Klinik 1915, Nr. 26.

BACCELLI. Statistische Resultate der Behandlung des Tetanus mit subkutanen Karbolinjektionen. Berl. klin. Wochenschr. 1911, S. 1021.

BACH. Anleitung und Indikationen zur Bestrahlung mit der Quarzlampe, 1917.

BAIS, W.S. Tetanus-Prophylaxe und Therapie. Geneesk. Tijdschr. Nederl. Indie Bd. 72, 1932.

BAKAY, L. u. KLIMKO, D. Über die Bedeutung der Tetanusinfektion in Ungarn. Orvoskepzeg Bd. 23, 1933.

BATES, CH. Die Behandlung des traumatischen Tetanus mit einem Bericht über 5 Fälle. Amer. J. Surg. Bd. 18, 1932.

BAYARD, O. Zur Therapie des Tetanus. Schweizer med. Wochenschr. 1929, S. 818

BEETZ u. DUHAMEL. Über Heilung dreier Tetanusfälle durch kombinierte, intrakranielle subdurale und intraspinale Serumeinspritzungen. M.m.W. 1917, Nr. 40.

BELIN. De l'oxydo-therapie dans le traitement du tetanos. C. R. Soc. Biol. 1918 Bd. 81

BERARD u. LUMIERE. Presse med. 1918, H. 51, S. 469.

BERGELL u. LECY. Über den Einfluß des Curare bei Tetanus. Ther. d. Gegenwart 1904, S. 396.

v. BEUST. Zur Frage der Lichttherapie des Tetanus. M.m.W. 1922, Nr. 7.

v. BEUST. Deutsche Zeitschr. f. Chir. Bf. 159.

BEYER, F.M. u. BRADLEY, W. Die muskelerschlaffende Wirkung von Myanesin. Lancet Nr. 6438.

BIANCHI, B. Ann. univers. 1871.

BOCKENHEIMER. Verhandl. Kriegschirurgentagung Brüssel 7. IV. 1915.

BÖRGER. Ausbruch einer Tetanusinfektion trotz prophylaktischer Seruminjektion. Zentralbl. f. Chir. 1934, S. 1190.

BOLOT, L. u. BOLOT, F. Über 3 Beobachtungen von schwerem, allgemeinem Tetanus mit Heilung durch Serumtherapie. Rev. de Chir. Bd. 52, 1933.

BONNET, H. u. FROMENT, P. Fünf Fälle von generalisiertem Tetanus, geheilt durch Behandlung mit Serum und Anatoxin. Bull. Acad. med. Paris Bd. 126, 1942.

BROMEIS, H. Die Avertinbehandlung des Wundstarrkrampfs. Zentralbl. f. Chir. 1932, S. 102.

BROMEIS, H. Weitere Versuche über die Verteilung des Tetanusgiftes bei seiner Wanderung im Tierkörper. Deutsche Zeitschr. f. Chir. Bd. 252, 1939.

BUZELLO. Über die bakterientötende Wirkung des Narkoseäthers. Mitt. a. d. Grenzgeb. d. Med. u. Chir. Bd. 36, H. 5.

BUZELLO. Kombinationsbehandlung des Tetanus. Zeitschr. f. ärztl. Fortbildung 1922, Nr. 14.

BUZELLO u. ENGLMANN. Zur Prophylaxe und Behandlung des Wundstarrkrampfs durch Proteinkörpertherapie im Tierversuch. Beitr. z. klin. Therapie Bd. 134, H. 2.

CABLES, H.A. Über die bei einem Tetanusfall gebrauchten Mengen von Tetanusantitoxin. J. amer. med. assoc. Bd. 110, Nr. 16.

CALMETTE. Sur l'absorption de l'antitoxine tet. par les plais. Acad. des scienoes Mai 1903.

CAMINITI, S. Experimentelle Versuche zur Behandlung des Tetanus. Policlinico sez. chir. 1936, H. 9.

CLAVEL, M.CH. u. CLAVEL, CH. Kombinierte Vaccine- und Serumtherapie bei der präventiven Tetanusbehandlung. Presse med. 1933, S. 1683.

COLE, L. Die Behandlung des Tetanus mit Curare. Lancet 1934 S. 475.,

COLE, L. Die Behandlung des Tetanus. Brit. med. Journ. 1932, Nr. 3720.

COLEMAN, G. Therapie des experimentellen Tetanus. J. inf. diseases Bd. 47, 1930.

COLSTON, J.A.C. John Hopk. hosp. bull. 1916, S. 294.

COURTMONT u. DOYON. Traitement du tetanos par les injections intraarachnoidiennes du serum antitetanique. C. R. soc. Biol. 1914 Bd. 77.

CRAGLIETTO. Arch. ital. di chir. 1921.

CRUCHET, H. Bemerkungen über die Behandlung von Tetanus, Diphtherie und anderen neurotropen Krankheiten mittels der Phylaxie-Methode, Brit. med. Journ. 1932, Nr. 3706.

DAGULF, H. Über Epivan bei Tetanus. Sv. Läkatidn. 1935, 1046.

DALOUS, F.J. u. DE BRUX, J. Die Behandlung des Tetanus mit Unterstützung durch die Anatoxintherapie. Gaz. Hop. 1942, Nr. 3—4.

DECKNER, K. Die Bedeutung der sekundären Wund- und Narbenausschneidung bei ausgebrochenem Tetanus. Zentralbl. f. Chir. 1939, S. 704.

DOMAGK u. HEGLER. Chemotherapie bakterieller Infektionen. 3. Aufl. 1944.

DREYFUSS u. UNGER. Die kombinierte Antitoxinüberschwemmungs- und Narkose-Therapie des Tetanus. M.m.W. 1915, S. 2417.

DURLACHER. Behandlung von Tetanus traumaticus mit serösem Transsudat der Bauchhöhle. M.m.W. 1914, Nr. 42.

EARLE, V.V. Evipannatrium in der Behandlung des Tetanus. Lancet 1938, S. 435.

FATTORI. Beitrag zur Behandlung des Tetanus. Policlinico sez. prat. 1927, Nr. 9.

FLOREY, H.W., HARDING, H.E., FILDES, P. Behandlung des Tetanus. Lancet 1934, S. 1036.

FLORIANI, C. Serumbehandlung des Tetanus. Semana med. 1936, S. 774.

FOURNESTRAUX, J. Der arterielle Weg in der Behandlung des Tetanus. Mem. Acad. Chir. Bd. 63, 1933.

FREEDLÄNDER. Amer. journ. of the medic. science Bd. 162, Nr. 2.

FRIEDRICH, H.G. Der Wundstarrkrampf in der Leipziger chirurgischen Universitätsklinik in den Jahren 1911—1921. Diss. Leipzig 1932.

FRITZSCHE, E. Beitrag zur intraarteriellen Serumbehandlung des Tetanus. Chirurg 1936, S. 450.

FRÖHLICH u. ZAK. Änderungen der Gewebsdurchlässigkeit. Wiener klin. Wochenschr. 1928, Nr. 45, S. 1545.

GEZOWA. Über das Rückenmark beim menschlichen Tetanus mit und ohne Magnesiumbehandlung und über Amitosen im Zentralnervensystem. Frankfurter Zeitschr. f. Pathol. 1918, Bd. 21.

GIULIANI, G.M. Über die Wirkung der Äthernarkose bei der Behandlung des Tetanus. Experimentelle Versuche. Arch. ital. Chir. Bd. 38, 1934.

GÖDECKE. Beitrag zur Tetanusbehandlung mittels intrakranieller, subduraler Seruminjektion. Zentralbl. f. Chir. 1928, S. 1027.

GRASER. Die Therapie des Tetanus. D.m.W. 1910, S. 1593.

GRASMÜCK, T. Behandlung des Tetanus mit lumbalen Injektionen von Karbolsäurelösung und kleinen Dosen Tetanusserum. Vestn. chir. Grekowa. Bd. 43, H. 30.

HAAS. Die Rektalnarkose mit E 107. D.m.W. 1927, Nr. 33.

HARTLEIB, H. Über subdurale, intracranielle Tetanusbehandlung mit Tetanusserum. Zentralbl. f. Chir. 1929, S. 130.

HEDDÄUS. Beiträge zur Heilbehandlung des Tetanus. Bruns Beitr. Bd. 96.

HEDDÄUS. Zur Tetanusbehandlung. Zentralbl. f. Chir. 1928, S. 2826.

HEIM. Natriumbicarbonat bei Tetanus. Klin. Wochenschr. 1928, Nr. 17.

HEMPEL, C. Weitere Erfahrungen über die Behandlung des Tetanus mit hohen Dosen spezifischen Serums in Avertinnarkose. Arch. f. klin. Chir. Bd. 185.

HERDING, H. Tetanus und Phenol. Bull. med. 1939, S. 281.

HETZAR, W. Zur Avertinbehandlung des Tetanus. Zentralbl. f. Chir. 1940, S. 1017.

HINTERSTÖISSER. Wundstarrkrampf. Wiener klin. Wochenschr. 1915, Nr. 7.

HOCHE, O. Zur Behandlung des Tetanus beim Kinde mit hohen intravenösen Antitoxinmengen. Zentralbl. f. Chir. 1935, S. 194.

HOFF u. SILBERSTEIN. Experimentelle Studie zur Therapie des Tetanus. Wiener klin. Wochenschr. 1928, Nr. 45.

HOLER. Wissensch. Ges. d. Ärzte in Böhmen. Wiener klin. Wochenschr. 1916, S. 211.

HORNEFFER. Tetanusbehandlung durch Antitoxineinspirtzung in den Ventrikel. D.m. W. 1918, Nr. 50.

HOTZ. Über rektale Magnesiumsulfatbehandlung beim Tetanus. Schweizer med. Wochenschr. 1921, Nr. 28.

JACOBSTHAL. Tetanus. D.m.W. 1915, Nr. 18.

JADASOHN u. STREIT. Versuch einer Tetanusbehandlung mit Traubenzucker. Klin. Wochenschr. 1925, Nr. 31.

JÄGER. Klinik, Behandlung und Prophylaxe des Tetanus. Med. Welt 1940, Nr. 26.

JAMPOLI, L. Zur Frage der Behandlung des Tetanus. Vrac. Delo. rum. Bd. 17, 1934.

JEHN. Die Behandlung schwerster Atmungskrämpfe beim Tetanus durch doppelseitige Phrenikotomie. M.m.W. 1914, S. 2048.

JESSIONEK. Lichtbehandlung des Tetanus, M.m.W. 1915, Nr. 9.

KALUGIN, P. Ein Fall von Heilung eines Tetanus durch die Quarzlampe. Kazan. med. Z. russ. 1930, Bd. 26.

KALOCSAY, K. Prophylaxe und Therapie des Tetanus. Orv. Hetil. ung. 1934, S. 651.

KARG. Die Behandlung des Tetanus mit Curare. Arch. f. klin. Chir. Bd. 29, S. 338.

KASPAR, M. Tierversuche zur Behandlung des Tetanus mit Avertin. Bruns Beitr. Bd. 145, 1929, S. 313.

KASPAR, M. Die Bedeutung des Tetanusantitoxins in Prophylaxe und Behandlung des Wundstarrkrampfs, Bruns Beiträge Bd. 164.

KAUFMANN, ROBERT. Die Behandlung des ausgebrochenen Tetanus. Rev. d. Chir. 1931, Bd. 50.

KEMPF. Die Behandlung des Tetanus mit endoneuralen Seruminjektionen und Nerven-drainage. Arch. f. klin. Chir. Bd. 106, S. 769.

KLEMMER, A.P. u. CROSLAND, E.S. Die Behandlung des Tetanus in den Hospitälern von Lancaster-Pensylvania während der letzten 30 Jahre. Amer. med. Journ. Sci. Bd. 187, 1934.

KLIENEBERGER. Klinische Erfahrungen über Tetanus auf dem westlichen Kriegsschauplatz. Verl. klin. Wochenschr. 1915, Nr. 32.

KLINCK. D.m.W. 1915, Nr. 52, S. 1563.

KNIPPEN. Erfahrungen über den Tetanus. Schmidts Jahrbücher 1915 Bd. 321, H. 2.

KOBERT. Über die subcutane Methode der Narkose durch Magnesiumsalze. D.m.W. 1915, Nr. 37.

KOCHER. Korrespondenzblatt f. Schweizer Ärzte 1912, Nr. 26.

KOCHER. Behandlung schwerer Tetanusfälle. D.m.W. 1914, Nr. 46.

KORGANOVA-MULLER, F. Die Behandlung des Tetanus. Chirurgija russ. Nr. 1, 1940.

KRAMER, E. Über die Anwendung hoher Serummengen bei ausgebrochenem Tetanus Wiener klin. Wochenschr. 1929, S. 1324.

KRAUS, R. Über den kurativen und prophylaktischen Wert des Tetanusserums. Seuchenbekämpfung 1924, H. 1.

KREUTER. Bericht über 31 Tetanusfälle nach Kriegsverletzungen. M.m.W. 1914, Nr. 255

KÜSTER. Über die Antitoxinbehandlung des Tetanus zumal mit intraneuralen Injektionen. Therapie der Gegenwart 1907, S. 49.

KÜSTER. Kriegsärztl. Abend Köln. M.m.W. 1914, Nr. 48.

KUNTZEN, H. Über gehäufte Tetanuserkrankungen in der letzten Phase des Krieges und über die Behandlung des Tetanus mit Anatoxin (Tetanus — Formol — Toxoid). Der Chirurg, Jg. 1917—18, H. 4.

LÄWEN. Zur Avertinbehandlung des Tetanus. Zentralbl. f. Chir. 1927, Nr. 38.

LÄWEN. Weitere Erfahrungen über die symptomatische Behandlung des Tetanus mit Avertin. Zentralbl. f. Chir. 1928, S. 194.

LÄWEN. Zur Behandlung und Pathologie des Wundstarrkrampfes. Zentralbl. f. Chir 1947, S. 1109.

LANDOW. Meine Erfahrungen mit der hochdosigen intramuskulären Magnesiumsulfattherapie des Tetanus. Deutsche Zeitschr. f. Chir. Bd. 190, S. 135.

LANDSBERG, M. Über die Notwendigkeit der Wundexcision bei Tetanus. D.m.W. 1931, S. 263.

LEENHARDT, E. u. CHAPTAL, J. u. LONJOU, P. Generalisierter Tetanus. Arch. Soc. Sci. med. et biol. Montpellier Bd. 10, 1929.

LEGL. Tetanusbehandlung. Med. Welt 1935, S. 1398.

LEHMANN. 26. Tagung nordwestdeutscher Chirurgen, Juni 1923.

LEHRNBECHER. Intracysternale Serumbehandlung bei Tetanus. Zentralbl. f. Chir. 1929, S. 905.

LENTI u. PAIS. Klinischer und experimenteller Beitrag zur Therapie des Tetanus. Riforma med. 1936, H. 6.

LEXER, E. Tetanus. Zentralbl. f. Chir. 1931, S. 2322.

LEYDEN u. BLUMENTHAL. Tetanus in Nothnagels Pathologie und Therapie 1910 Bd. 5.

LÖBER. Behandlung des Tetanus durch epidurale Novocaininjektion. D.m.W. 1924 S. 1152.

LOEWE, G. Zur Behandlung des Wundstarrkrampfes mit Avertin. Deutsche Zeitschr. f. Chir. Bd. 235, 1932.

LÖWI. Zur Tetanus-Immunität des Menschen. Wiener klin. Wochenschr. 1915, Nr. 47.

LONGFELLNER. Die Behandlung der Tetanus- und Lyssa-Infektion mit Diathermie und Röntgenstrahlen. Fortschr. d. Med. 1923, Nr. 7.

LOTHEISEN. Heilung von Tetanus. K. u. K. Ges. d. Ärzte in Wien. 15. X. 1915.

LOTHEISEN. Freie Verein. d. Chir. Wiens. 18. XI. 1926.

MADELUNG. Kriegsärztliche Erfahrungen in England und Frankreich. M.m.W. 1915, Nr. 11.

MAIEREN, F. Beobachtungen über die antitetanische Behandlung in einem Zeitraum von 10 Jahren. Policlinico sez. prat. 1926, Nr. 30.

MANDL, F. Wirksame Beeinflussung eines Falles von Tetanus durch sakrale Novocaininjektion. Zentralbl. f. Chir. 1924, S. 312.

MANDL, F. Zur Tetanusbehandlung mit örtlichen Betäubungsmitteln. Zentralbl. f. Chir. 1927, S. 1174.

MANDL, F. Zur Tetanusbehandlung durch epidurale Novocaininjektion. D.m.W. 1927, Nr. 19.

MANDL, F. Novocainbehandlung eines Falles von lokalem Kopftetanus. Deutsche Zeitschr. f. Chir. Bd. 179.

MANDL, F. Zur Behandlung des Tetanus mit Novocain. Zentralbl. f. Chir. 1932, S. 785.

MAYER, C.R. Soc. Biol. Paris Bd. 130, S. 1560, 1939.

MELTZER u. AUER. Anaesthesia produced by magnesium salts. Proc. of the soc. for exper. biol. and med. 1906. 24. Mai.

MESECK. Geheilter, schwerer Tetanus vom Ohr ausgehend. Klin. Wochenschr. 1926, Nr. 48.

METCHEL, J.S. Über einen mit Curarin behandelten Fall von Tetanus. Lancet 1935, S. 262.

MOSER. Ausschaltung der Kieferklemme beim Wundstarrkrampf durch örtliche Betäubung. Med. Klinik 1921.

MEYER, A. Die intraneurale Injektion bei lokalem Tetanus. Berl. klin. Wochenschr. 1975, Nr. 37.

MILLER, R.H. u. ROJEN, H. Der gegenwärtige Stand der Lehre über den Tetanus, mit besonderer Berücksichtigung seiner Behandlung. J. amer. med. Assoc. Bd. 104, 1935.

MÜLLER, J.X. Tetanusbehandlung und Prophylaxe im Lichte der modernen Errungenschaften. M.m.W. 1937, Nr. 10.

NABARRO, D. Erfolgreiche Serumbehandlung von schnell fortschreitendem Tetanus. Lancet 1932, Nr. 450.

NEGRO, R.C. u. TOLOSA, M. Zwei Fälle von Tetanus, geheilt durch Penicillin. Arch. Pediatr. Dr. 17, 1946.

NOEGERRATH u. SCHOTTELIUS. Serologische Untersuchungen bei Tetanuskranken. M.m.W. 1915, S. 1293.

OBLADEN, E. Über die Avertinbehandlung des Wundstarrkrampfes. Chirurg 1938, S. 155.
ORTH. Zur rektalen Applikation des Magnesium sulfuricum beim Tetanus. Med. Klinik 1918, Nr. 33.
PERMIN. Experimentelle und klinische Untersuchungen über die Pathogenese und die Therapie des Starrkrampfes. Mitt. a. d. Grenzgeb. d. Med. u. Chir. 1913 Bd. 27, H. 1.
PEYRE, E.L. Die gegenwärtigen Behandlungen des Wundstarrkrampfes. Presse med. 1933, S. 1982.
PILLONI, S. Tetanusbehandlung nach Bacelli. Statistischer Bericht über einen Zeitraum von 12 Jahren. Policlinico Sez. prat. 1931, S. 510.
PRIBRAM. Berl. klin. Wochenschr. 1915, S. 869.
PRIBRAM. Der Tetanus in den Kriegsjahren 1914—1915. Med. Klinik 1916, Nr. 42—43
RADZIEVSKIJ, A. Über die Serumbehandlung des Tetanus. Kiew. med. Z. Bd. 1, 1930.
RAMON, J.R. u. RICHON, R.u. KONRILSKY. S. Immunbiologische Untersuchungen über die Anatoxin-Therapie des Tetanus. Revue d'Immunol Bd. 5, 1939.
RAVINA. Soc. med. d'hopitaux Seance 25. VI. 1926.
REVERDIN u. BEUF. Lyon Chir. 1919 Bd. 16, S. 287.
RIEHL. Tetanus. Med. Klinik 1915, Nr. 2.
ROBERTSON. The prophylactic use of tetanusantitoxin. Amer. journ. of med. sc. 1916 Bd. 51.
ROBINEAU. Gaz. des hopitaux 1925, Jahrg. 1898, Nr. 59.
ROMERTZ. Über prophylaktische Injektion von Tetanusantitoxin. Volkmanns Sammlung klinischer Vorträge 1911, S. 437.
ROTHFUCHS. Zur Salvarsanbehandlung des Tetanus. M.m.W. 1915, Nr. 29.
SAEGESSER, M. Das Magnesiumsulfat in der Behandlung des Wundstarrkrampfes. Schweizer Med. Wochenschr. 1932, S. 306.
SAEGESSER, M. Der heutige Stand der Tetanusbehandlung unter besonderer Berücksichtigung der Magnesiumsulfat-Therapie. Erg. d. Chir. u. Orth. Bd. 26. 1933.
SAEGESSER, M. Das Magnesiumsulfat in der Behandlung des Tetanus. Chirurg 1938, S. 770.
SAEGESSER, M. Experimentelle Untersuchungen zur Therapie des Tetanus. Helvet. med. Acta Bd. 2, S. 710.
SCHAMONI. Avertin- und Pernocton-Anwendung beim Wundstarrkrampf. Zentralbl. f. Chir. 1930, S. 1379.
SCHMIDT. D.m.W. 1916 Nr. 33, S. 1022.
SCHÖNBAUER. Über Curare-Wirkung beim Wundstarrkrampf. Wiener klin. Wochenschr. 1921, Nr. 7.
SCHUHMACHER. Über Entgiftung von Diphtherie- und Tetanus-Toxin. D.m.W. 1915, Nr. 11.
SEHRT, E. Der Wundstarrkrampf. Med. Welt 1937, S. 1773.
SEIFERT. Avertin- und spezifische Behandlung des Wundstarrkrampfes. Bruns Beitr. Bd. 156, 1932.
SELBERG, F. Die Indikation und Gefahr der Tetanusserumeinspritzung. Zeitschr. d. ärztl. Fortbildung Bd. 27, 1930.
SHARP, J. amer. med. assoc. Bd. 13, S. 953, 1939.
SILVESTRINI. La terapia mista nell' infezione tetanica. Policlinico Sez. prat. 1925, Nr. 14.
SIMON, B.u. PATRY, G.A. Über die Rolle der peripheren Schmerzen beim Kriegstetanus Mem. Acad. Clin. Bd. 67.
SIMONS, L.H. Die Avertinnarkose bei der Behandlung des Tetanus. Geneesk. Tijdschr. Nederl. Indie Bd. 15, 1935.
SINIGEGLIA. Arch. ital. di chir. 1920 Bd. 1, H. 5 u. 6.
SOKOLOV, S. Fehler und Komplikationen bei der Prophylaxe und Behandlung des Wundstarrkrampfes. Nov. chir. Arch. Bd. 21, 1931.
SUTER. Arch. f. klin. Chir. Bd. 75, S. 113.
SUVANSA, S. Über die Behandlung des Wundstarrkrampfes mit intralumbaler Injektion von Carbol. Lancet 1931, S. 1075.

STOHR, R. Beitrag zur Behandlung des Wundstarrkrampfes mit Pernocton. M.m.W. 1930, S. 1933.

STRAUB. Zur Therapie des Tetanus mit Magnesiumsulfat. M.m.W. 1915, S. 341.

STRICKER. Erfahrungen über den Tetanus während des Weltkrieges. D.m.W. 1919, Nr. 39.

SWAIN, A. Die Behandlung des Tetanus. Chir. med. Journ. Bd. 49, 1935.

TALIANI. Heilung eines schweren Tetanus. Policlinico Sez. prat. 1928, Nr. 23.

TANGARI, C. Zur epiduralen Serumtherapie bei Tetanus. Arch. ital. Chir. Bd. 49, 1938.

TEDENAXT u. NOEL LAPEYRE. Arch. prov. de chir. Bd. 23, Nr. 8.

TEICHMANN. Die Avertinnarkose beim Tetanus. M.m.W. 1932, Nr. 4.

TSCHEBULL. Zur Therapie des Tetanus. Deutsche Zeitschr. f. Chir. 1927 Bd. 201, H. 5–6.

UNGER. Zur Behandlung des Tetanus. Berl. klin. Wochenschr. 1914, Nr. 42.

URBAN. Zur Behandlung des Tetanus. Wiener med. Wochenschr. 1917, Nr. 3.

VACCAREZZA, R.F., PERONCINIJ. u. VACCAREZZA, A.J. Rev. sud. amer. Med. Paris Bd. 3, 1932.

VACCAREZZA, M. u. H.P. VELOTE. Zweckmäßige Anwendung von Leberextrakt und Anatoxin in Verbindung mit der Tetanusbehandlung nach Dufour. Bull. med. 1935, S. 43.

WALZEL, P. Die symptomatische Behandlung des Wundstarrkrampfes mittels intravenöser Narkose (Evipan). Schweizer med. Wochenschr. 1935, S. 80.

WEST, R. Die intravenöse Anwendung des Curarins in der Behandlung des Tetanus. Lancet 1936, I.

WIEDEMANN. Tetanus traumaticus mit Antitoxin Hoechst und Blutserum eines geheilten Kranken. M.m.W. 1912, S. 196.

WIEDHOPF, O. Die wissenschaftlichen Grundlagen und die Aussichten der Tetanusbehandlung mit örtlichen Betäubungsmitteln. Bruns Beiträge Bd. 137, H. 2, 1926.

WIEDHOPF, O. Die Behandlung des Wundstarrkrampfes mit großen Heilserummengen. Deutsche Zeitschr. f. Chir. Bd. 232, 1931.

WIESEL. Zur Behandlung des Tetanus. K. u. K. Ges. d. Ärzte Wiens, 27. XI. 1914.

WOLF, A. Avertin bei Wundstarrkrampf. Zentralbl. f. Chir. 1929, S. 2200.

WYDEN. Zur Methodik der Magnesiumbehandlung des Tetanus. Deutsche Zeitschr. f. Chir. 1916, Bd. 136.

YODH, B.B. Bemerkungen über die Behandlung des Tetanus. Brit. med. Journ. Nr. 3742, 1932.

ZELLER. Zur Behandlung des ausgebrochenen Tetanus. Med. Welt 1940, Nr. 26.

ZUELZER. Glyzerinphosphorsaures Magnesium als Ersatz für das Magnesium sulfuricum bei der Behandlung des Tetanus. Berl. klin. Wochenschr. 1915, Nr. 26.

Die Prognose

ALBERT. L'association microbienne dans l'affection tetanique. Zentralbl. f. Bakt. Bd. 70, S. 451.

ASHURST. Tetanusprognose. Journ. of the americ. med. assoc. Bd. 87.

BAKAY, L. v. u. KLIMKO, D. v. Zur Tetanusfrage. Bruns Beitr. Bd. 161, 1935.

BERARD, M.L. Presse med. 1920, Nr. 38.

v. BEUST, Tetanus. Deutsche Zeitschr. f. Chir. Bd. 159, S. 102.

BODEWIG. Das Vorkommen des Tetanus im Rheinland in der Friedenspraxis und die Behandlung desselben. Beitr. z. klin. Chir. 1927, Bd. 139.

BOZZI, E. Prognostische und therapeutische Betrachtungen über 320 Fälle von Tetanusinfektion. Osp. magg. Milano Bd. 20, 1932.

CALOIN, J.K. u. GOLDBERG, A.H. Zur Prognose des Tetanus. J. amer. med. assoc. Bd. 94, 1930.

CHUDOWSZKY. IX. ungar. Chirurgen-Kongreß 1922.

GOLDSCHEIDER. Klinische Beobachtungen über Tetanus im Felde. Berl. klin. Wochenschr. 1917, Nr. 10 u. 11.

GUSSMANN. Über die in den württembergischen Heimatlazaretten beobachteten Tetanusfälle seit Kriegsbeginn bis April 1916. Beitr. z. klin. Chir. Bd. 107, S. 3.

KAWINKOCHTIS. Neue statistische Daten und Gesetzmäßigkeiten aus der Pathologie des Tetanus. Zeitschr. f. Hygiene 1922, Bd. 95.

KURTTIO, E. Über Tetanus und sein Vorkommen in Finnland. Acta soc. med. finn. Duodecim Bd. 22, H. 1, 1936.

MILLER, R.H. u. ROGERS, H. Presant status of tetanus with special regard to treatment. J. amer. med. assoc. Bd. 104, 1935.

NOEGGERATH, C. Zur Prognose und Behandlung tetanuskranker Kinder. Klin. Wochenschr. 1935, S. 814.

POZZATO. Bericht über die im Hospital Mailand von 1914—1924 behandelten Tetanusfälle. Osp. magg. 1927.

PRIBRAM, H. Der Tetanus in den Kriegsjahren 1914—15. Med. Klinik 1916, Nr. 42.

SARTORI. Erfahrungen an 50 Tetanusfällen. Policlinico Sez. prat. 1928, Nr. 7.

STRICKER. Erfahrungen über Tetanus während des Weltkrieges. D.m.W. 1919, Nr. 39.

TSCHEBULL. Zur Therapie des Tetanus. Deutsche Zeitschr. f. Chir. Bd. 201.

VENNER, H. J. u. BOWER, A.G. Klinik des Tetanus. J. amer. med. assoc. Bd. 116, 1941.

ELIASBERG, W. Epilepsie nach Tetanus. Ein Gutachten. Med. Klinik. 1931 S. 890.

FRÖHLICH U. MEYER. Über die Muskelstarre bei der Tetanusvergiftung. M.m.W. 1917 S. 289.

GUSSMANN Beitr. z. klin. Chir. Bd. 107.

GROBER. Tetanus chronicus. Mitt. a. d. Grenzgeb. d. Med. u. Chir. Bd. 10. S. 523.

MEYER u. WEILER. Über Muskelstarre und Koordinationsstörungen bei Tetanus. M. m. W. 1916 S. 1525.

HALBAN. Zur Symptomatologie des Tetanus. Mitt. a. d. Grenzgeb. d. Med. u. Chir. Bd. 1. S. 691.

Sachregister

FSC
www.fsc.org
MIX
Papier | Fördert gute Waldnutzung
FSC® C083411

Zeitfracht Medien GmbH
Ferdinand-Jühlke-Straße 7
99095 Erfurt, Deutschland
produktsicherheit@kolibri360.de